トップ専門医の「家庭の医学」シリーズ

スーパー図解

女性の頻尿・尿失禁

QOL（生活の質）向上のための最善策

【監修】
髙橋　悟
日本大学医学部泌尿器科学系主任教授

法研

はじめに

頻尿《ひんにょう》・尿失禁《にょうしっきん》は職業、家事、子育て、あるいは地域活動を通してアクティブに生活する女性を悩ます厄介な病気です。しかし長い間悩んでいながら、羞恥心《しゅうちしん》で受診をためらわれる患者さんも少なくありません。そこで「患者さんが自分の病気を正しく理解し、適切な治療を受けるために必要な情報をわかりやすくお伝えする」ことを目的に、本書『スーパー図解　女性の頻尿・尿失禁』が誕生しました。

頻尿・尿失禁という病気は直接命にかかわることはありませんが、「Quality of Life（QOL）＝生活の質」を障害する病気です。したがって、自分で対処できることをまず行い、満足できる十分な効果が得られない場合は、医師による診察をぜひ受けてください。そして医師の説明を納得するまでよく聞いて、慌てることなく、自分に合った最良の治療法を選べばよいのです。幸い本書でご紹介するように、最近の薬物療法・手術の進歩は目覚ましく、自分の生活スタイルに合わせて、治療法を選べるようになりました。

日本女性の平均寿命は85・90歳です（平成24年時）。また主な年齢における平均余命は、40歳で46・8年、50歳で37・3年、60歳で28・1年、70歳で19・3年、80歳で11・4年です。もし今、頻尿・尿失禁で悩んでいらっしゃるならば、どうぞご自分の年齢と比較してみてください。

そして、これから先こんなに長い期間を悩みながら、生活する自分を想像してみてください。きっと恥ずかしいからと我慢したり、あきらめていては、かけがえのない人生がもったいないと気づかれることでしょう。

男性の頻尿の主な原因が前立腺《ぜんりつせん》肥《ひ》大症《だいしょう》であるのに対して、女性の頻尿・尿失禁の原因の多くは、実は妊娠・出産で生じた骨盤底《こつばんてい》の障害なのです。つまり母親になるための代償という言い方ができるかもしれないのです。ですから、女性にとって決して恥ずかしい病気ではないということをぜひご理解頂きたいと思います。

今私たちの外来には、毎日初めて受診する患者さんがたくさんいらっしゃいます。どうぞ、少しだけ勇気をもって、かかりつけ医、あるいは専門医の診察を受けてください。頻尿・尿失禁で悩む多くの女性が、最良で、かつ満足できる治療を受け、一日も早く快適な生活を送れるようになるために、本書がお役に立てば望外の喜びです。

最後に本書の刊行にあたり、取材、構成で協力いただいた鈴木智子氏、企画から出版までの間終始、適切なサポートをいただいた（株）法研　制作部出版事業課の市田花子氏に深謝いたします。

平成25年4月1日

桜の残る日本大学医学部キャンパスにて　髙橋　悟

第1章 頻尿・尿失禁ってどんな病気？

The first chapter

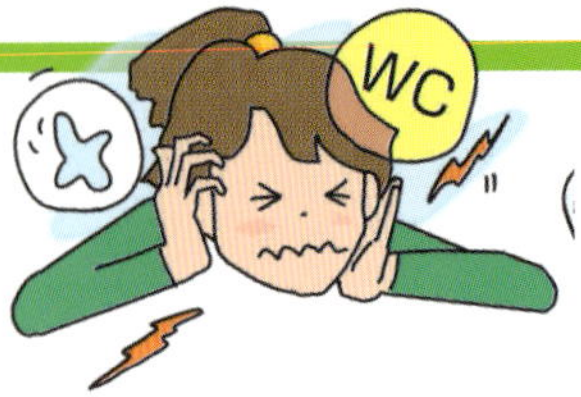

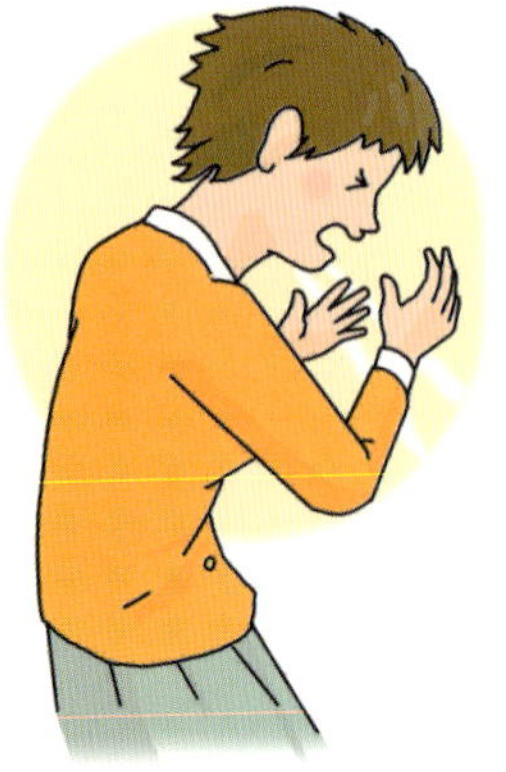

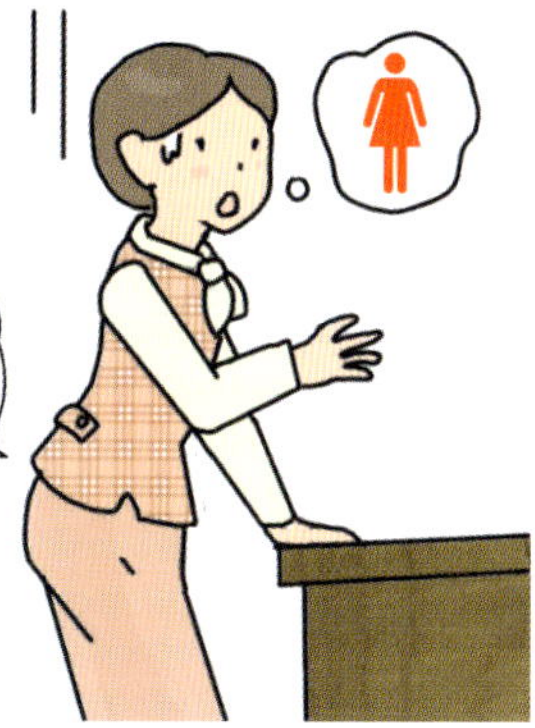

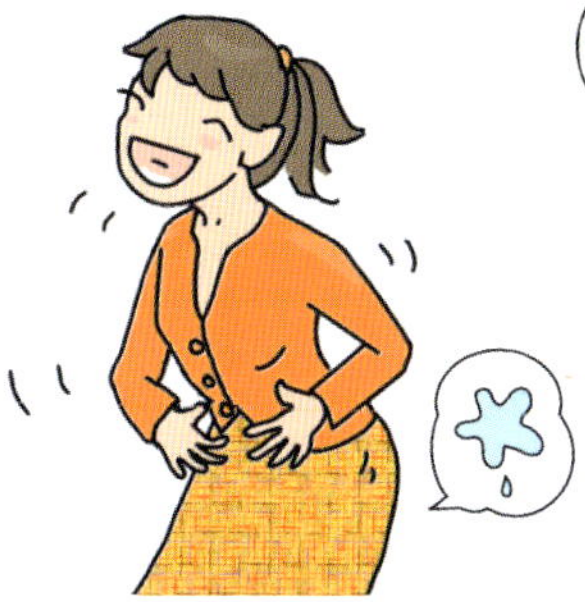

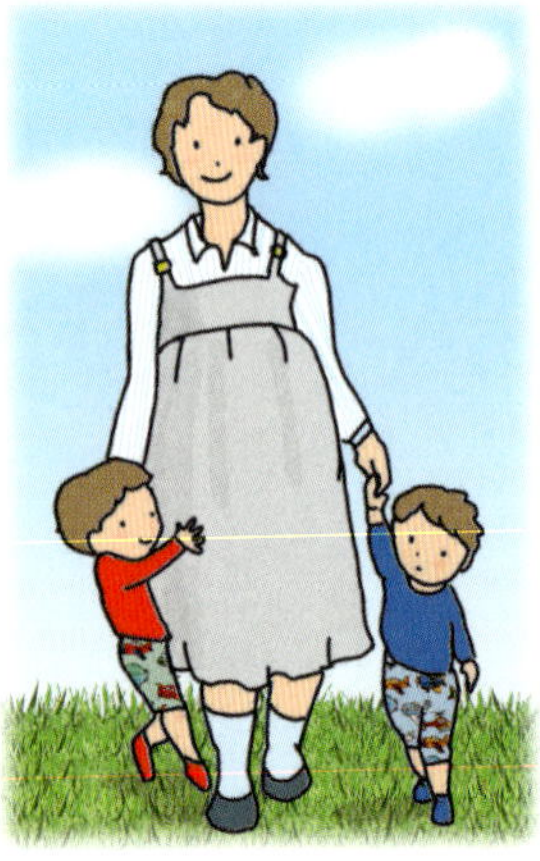

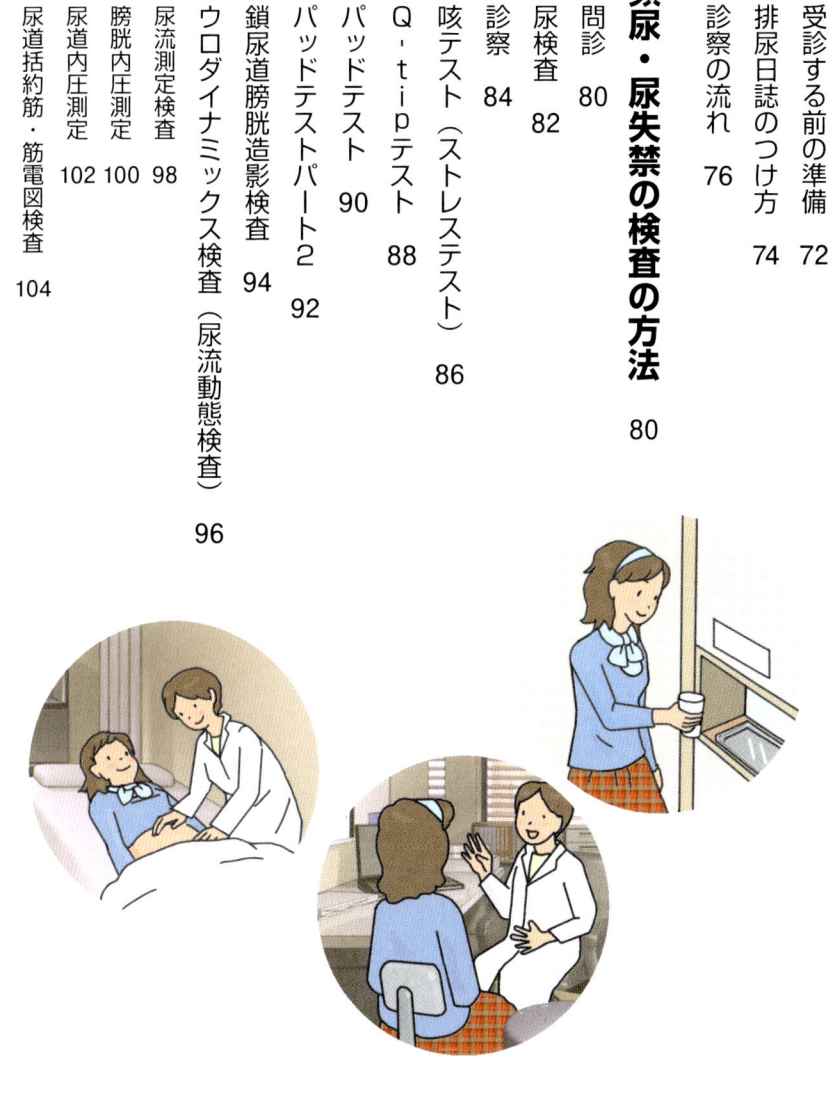

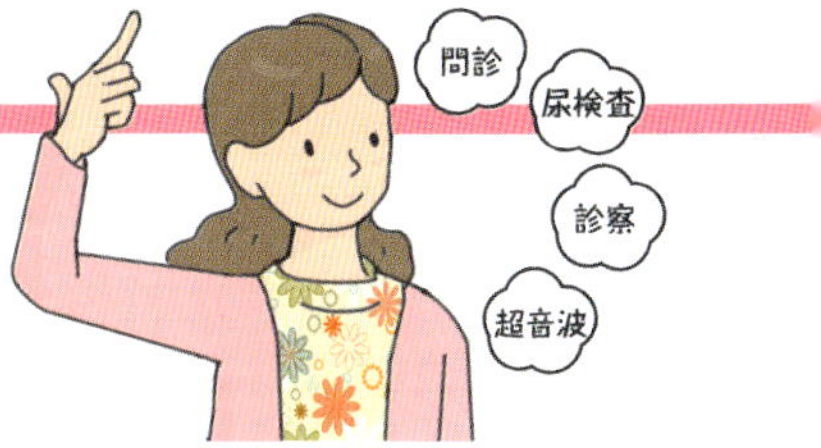

頻尿・尿失禁の検査の方法　80

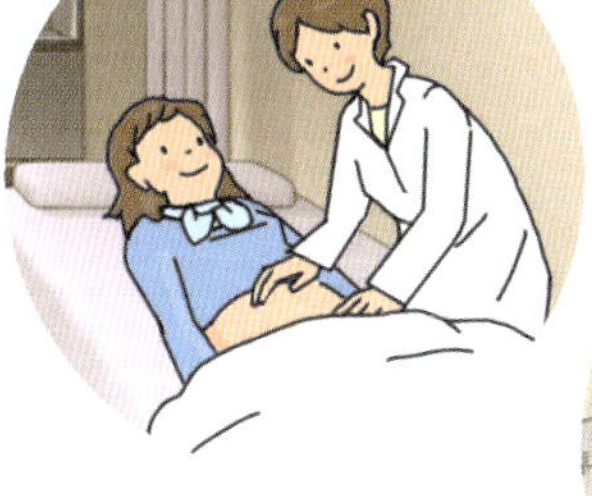

第3章 頻尿・尿失禁の治療法

The third chapter

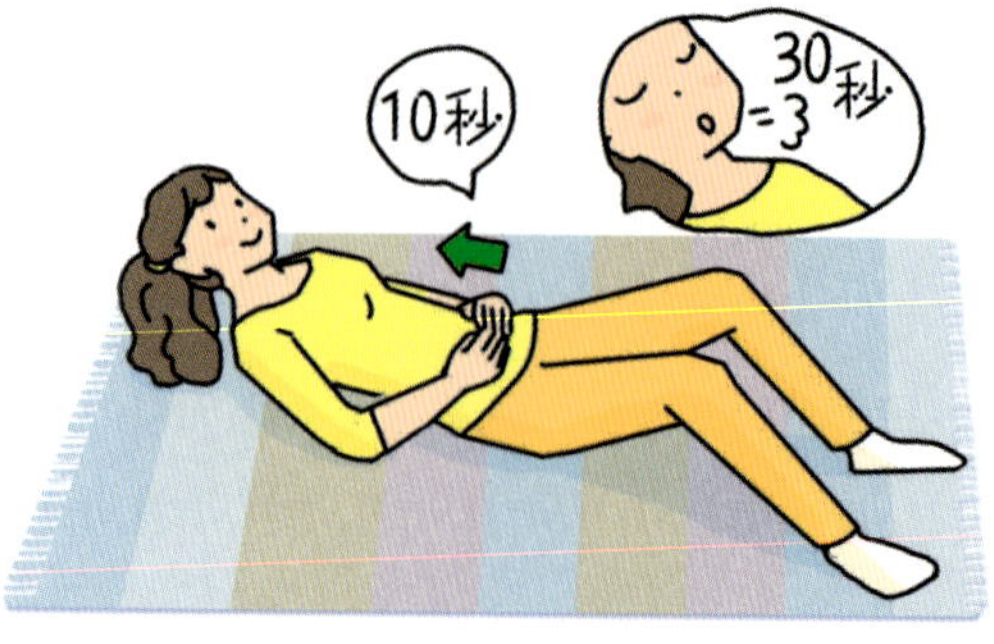

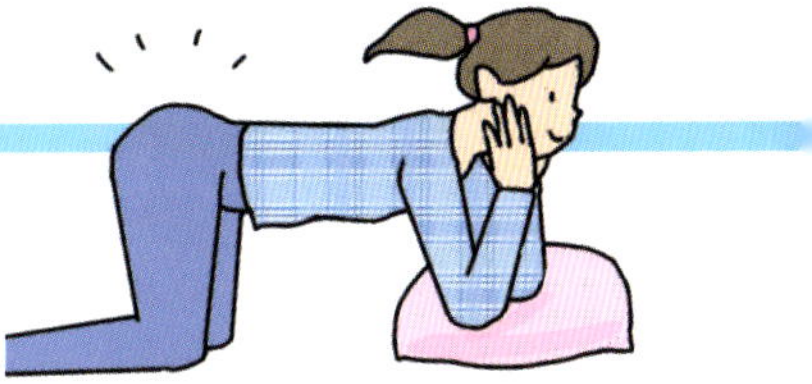

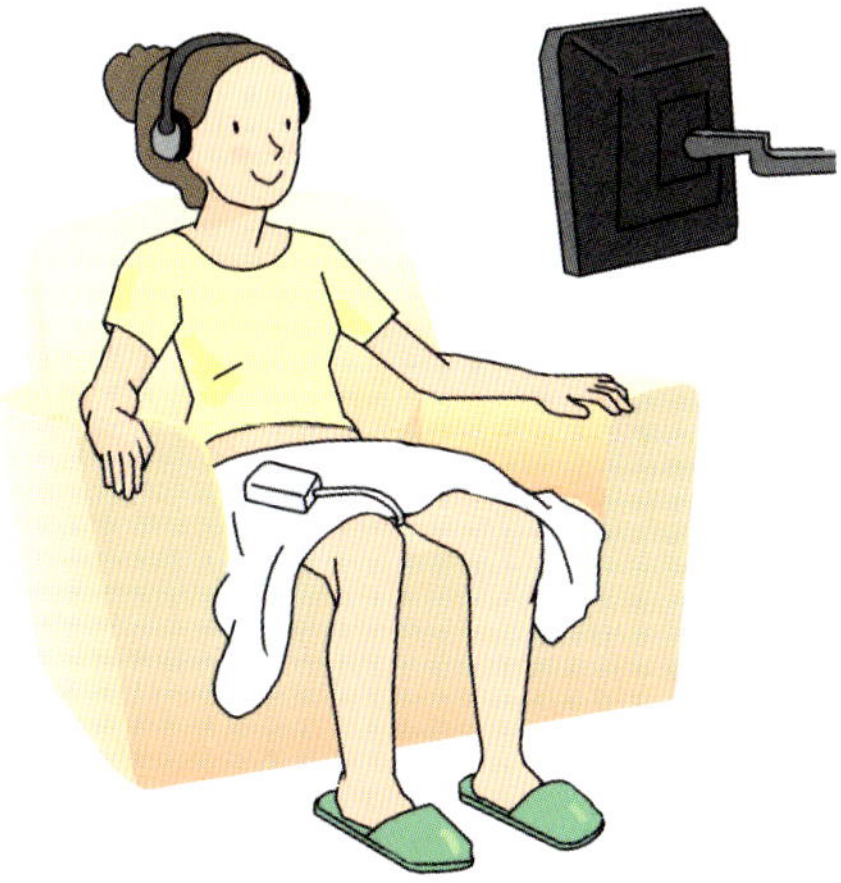

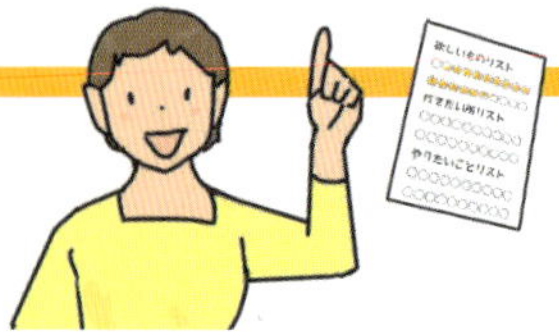

第4章 The fourth chapter
毎日を快適にする改善テクニック

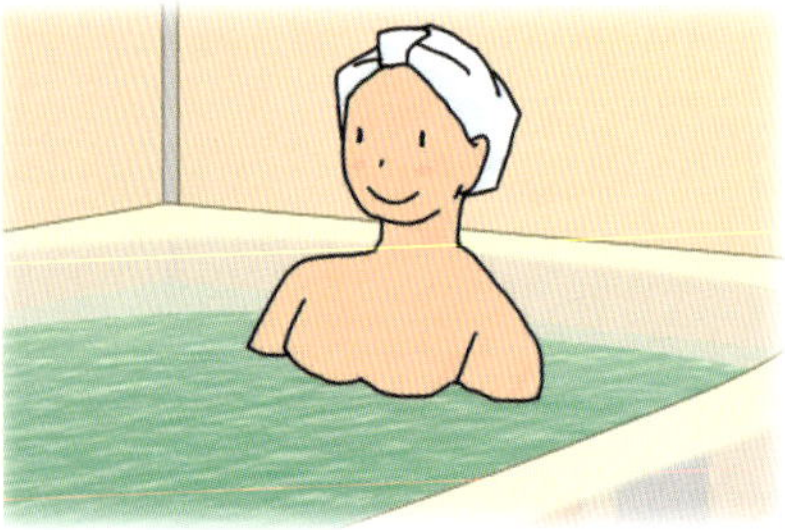

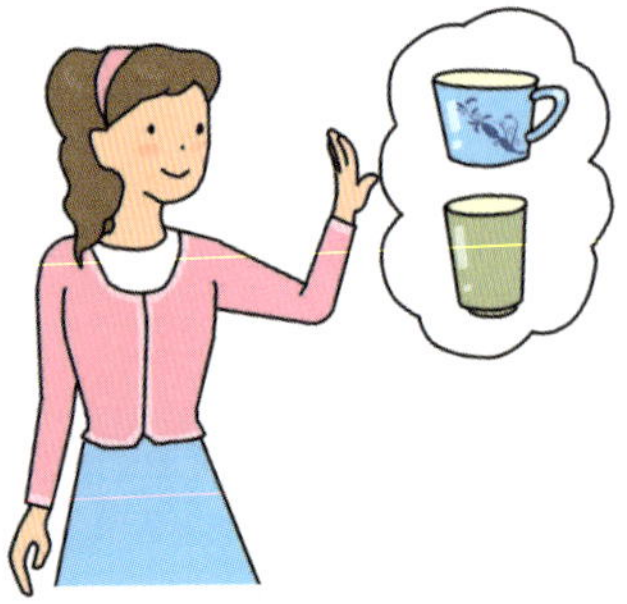

●本文中に＊がふってあります。読み進むうえでの参考にしてください。

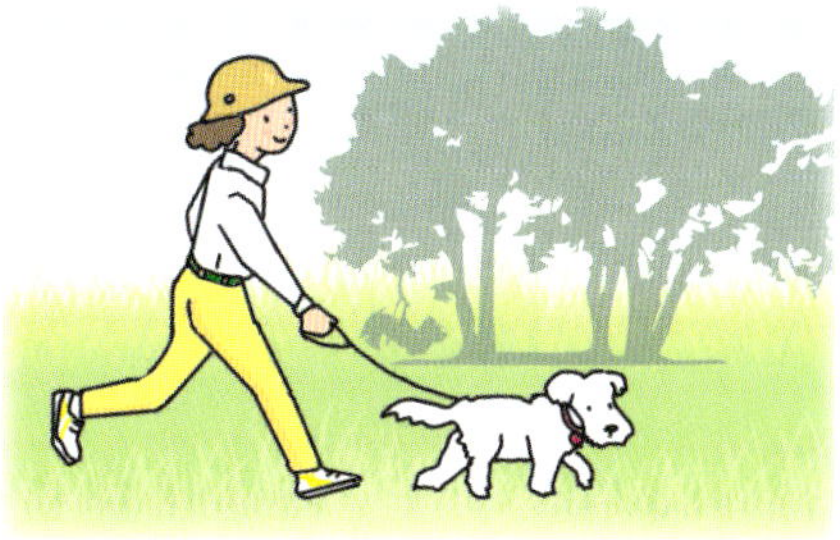

装丁　石原雅彦
カバー／本文イラスト　つるみゆき
本文イラスト　横山　史
本文デザイン／ＤＴＰ　宮嶋まさ代
編集協力　有限会社フリーウェイ
鈴木智子
津田淳子

第１章

The first chapter

頻尿・尿失禁ってどんな病気？

トイレに頻繁に通ったり、尿がもれたりすることはあっても、よくあることだと毎日を過ごしていませんか？　しかし、それは治療が可能な病気なのです。頻尿・尿失禁についての理解を深め、より快適な生活を送りましょう。

尿のトラブルで困っている女性は多い

30代、40代の女性も経験

トイレが近い、何度も行きたくなる「頻尿《ひんにょう》」、ふとした拍子《ひょうし》に尿がもれてしまう「尿もれ」「尿失禁《にょうしっきん》」。これらの排尿《はいにょう》に関するトラブルは、悩んでいても口に出すのが恥ずかしいため、１人で悶々《もんもん》としている人が多いようです。でも、決して恥ずかしいことではありませんし、珍しいトラブルでもありません。日本では、成人女性の３人に１人、数にして４００～５００万人が尿失禁を経験しているといわれ、よくある症状といえます。

また、もれるところまではいかなくても頻尿で悩んでいる人も少なくありません。

尿失禁というと、中高年の女性に多いトラブルのように思われがちですが、意外にも20～30代の女性でも1～2割の人が経験しているという報告があります。頻尿・尿失禁は、シニア世代だけではなく、若い女性にも、また男性にも見られる症状なのです。

治療すれば改善できるのに、実際に受診する人はわずかしかいません。ほとんどの人は「年のせいだから仕方がない」「治りっこない」と諦めたり、「こんなことで受診するのは恥ずかしい」と思ったりして、ひたすら我慢しているのです。

しかし、頻尿・尿失禁はれっきとした病気ですから、悪化する前に治療しなければなりません。まず、このことをしっかりインプットしてください。

尿もれ経験のある人はこんなにいる

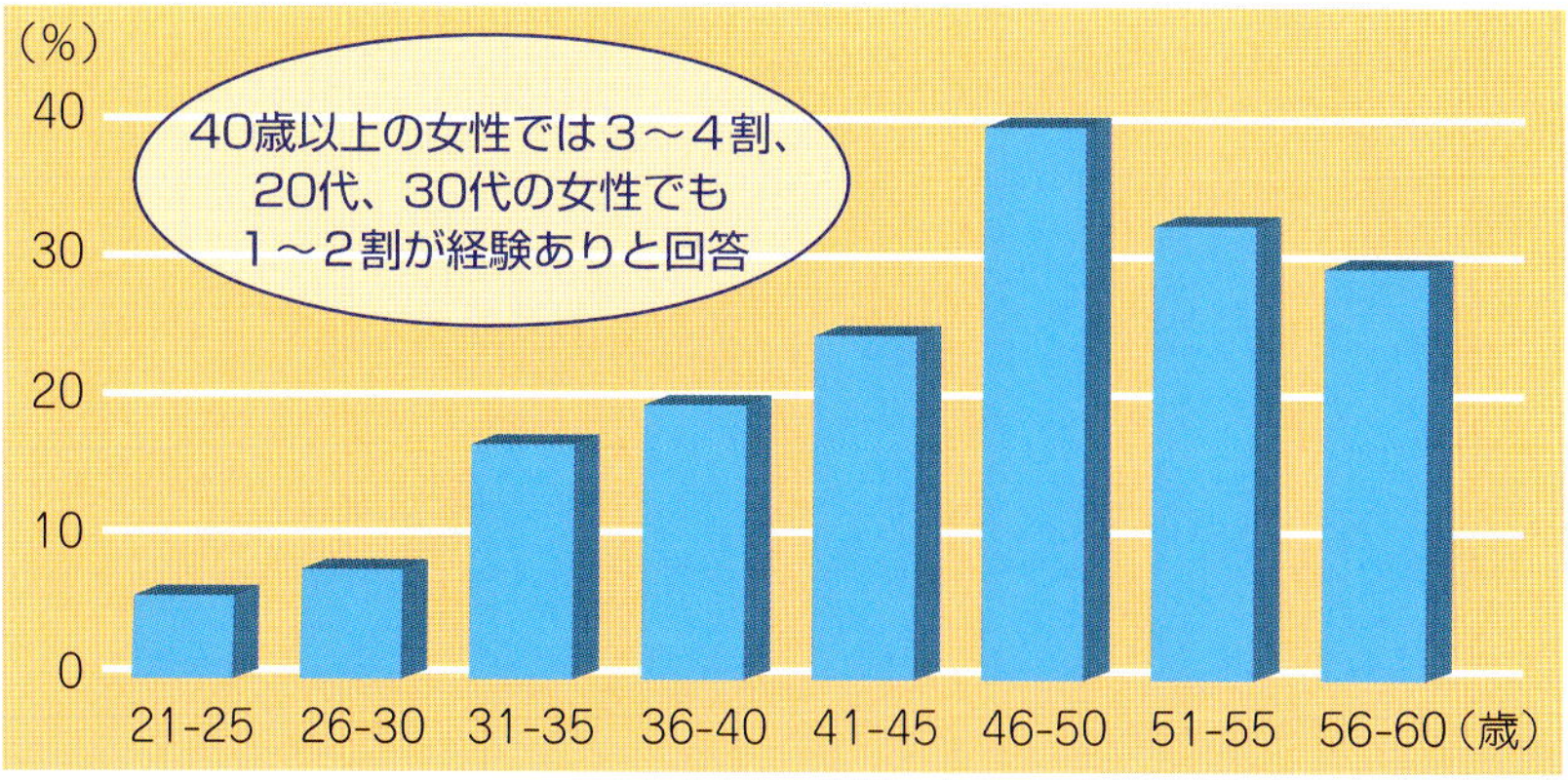

21歳～ 65歳までの日本の看護師3730人のアンケート調査
（別府ら、日本ウロギネコロジー研究会誌２巻（１）2005）

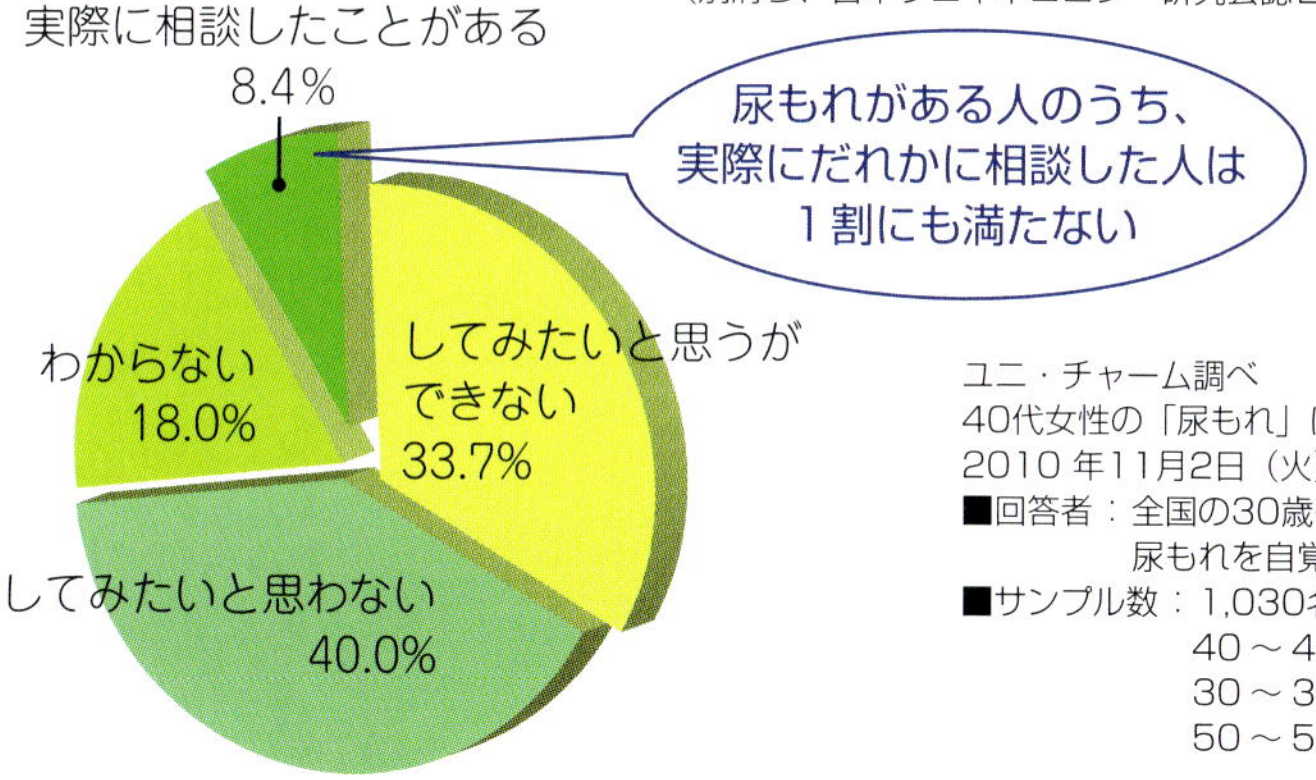

ユニ・チャーム調べ
40代女性の「尿もれ」に関する意識調査
2010 年11月2日（火）～ 3日（水）
■回答者：全国の30歳～ 59歳の現在、
尿もれを自覚している女性
■サンプル数：1,030名
40 ～ 49歳 618名
30 ～ 39歳 206名
50 ～ 59歳 206名

排尿症状がある人の割合（女性）

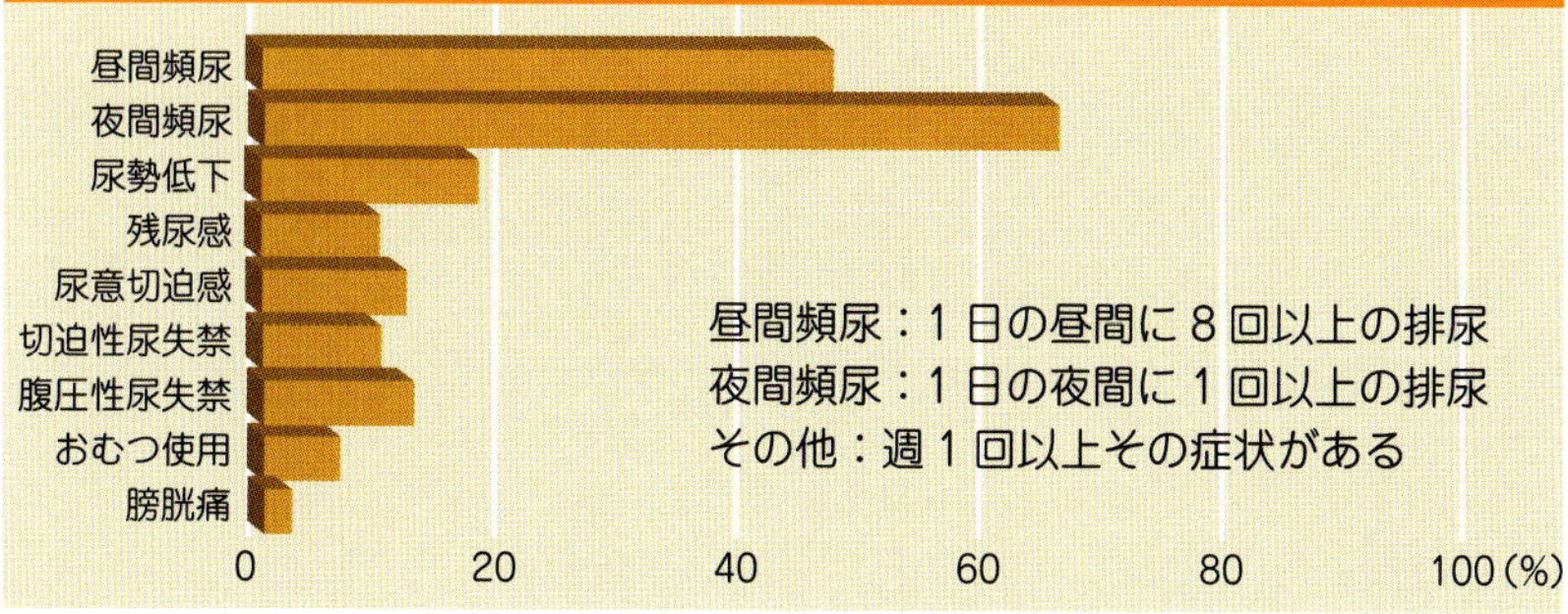

本間之夫ほか「日本排尿機能学会誌」2003より

＊ウロギネコロジー（Urogynecology：泌尿器婦人科学）

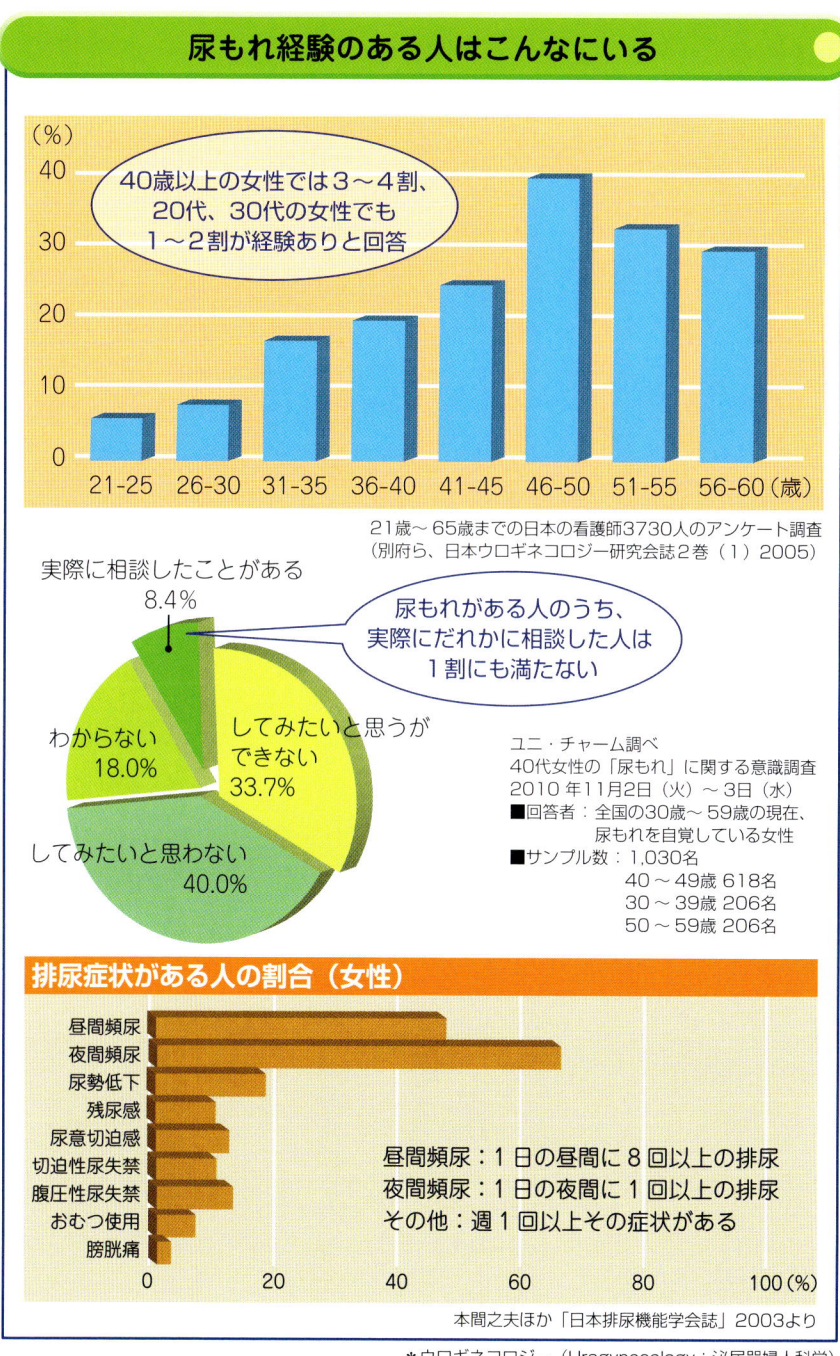

頻尿と尿失禁

頻尿とは、しばしばトイレに行きたくなり、排尿回数が増えるものです。頻尿の定義は、日中は8回以上、夜間は1回以上となっていますが、本人が特に困っていなければ治療の必要はありません。ただし、頻尿の裏になんらかの病気が隠れていることもありますので、他の症状がないかどうか注意してください。

頻尿と尿失禁は密接な関係があります。

頻尿の主な原因は過活動膀胱《かかつどうぼうこう》（ＯＡＢ　22ページ）です。なんらかの原因で膀胱が過敏になり、尿意が頻繁に起こります。過活動膀胱は尿失禁の原因にもなります。

このほかに、腹圧性尿失禁のある人が「失禁してはいけない」という心配から頻尿になることがあります。一般には、尿が１５０～２００㎖ぐらいたまると尿意を感じます。しかし、４００～５００㎖ぐらいまではためられますので、この時点ではまだ切迫感はなく余裕があります。３００㎖ほどたまったら、そろそろ出さなくてはとトイレに向かうのがふつうです。

しかし、尿失禁があると、もらさないようにしようとして、意識して早め早めにトイレに行くようになります。少しでも尿意を感じたり、外出先でトイレを見たりすると、念のために出しておこうという気持ちになるのです。こうして早めに排尿する癖がつくと、しだいに膀胱は尿をためる力が弱くなり、少しの尿量でも尿意を感じるようになります。つまり頻尿になるのです。

このように尿失禁に悩むあまり頻尿となることもあり、頻尿と尿失禁は深く関わり合っているのです。

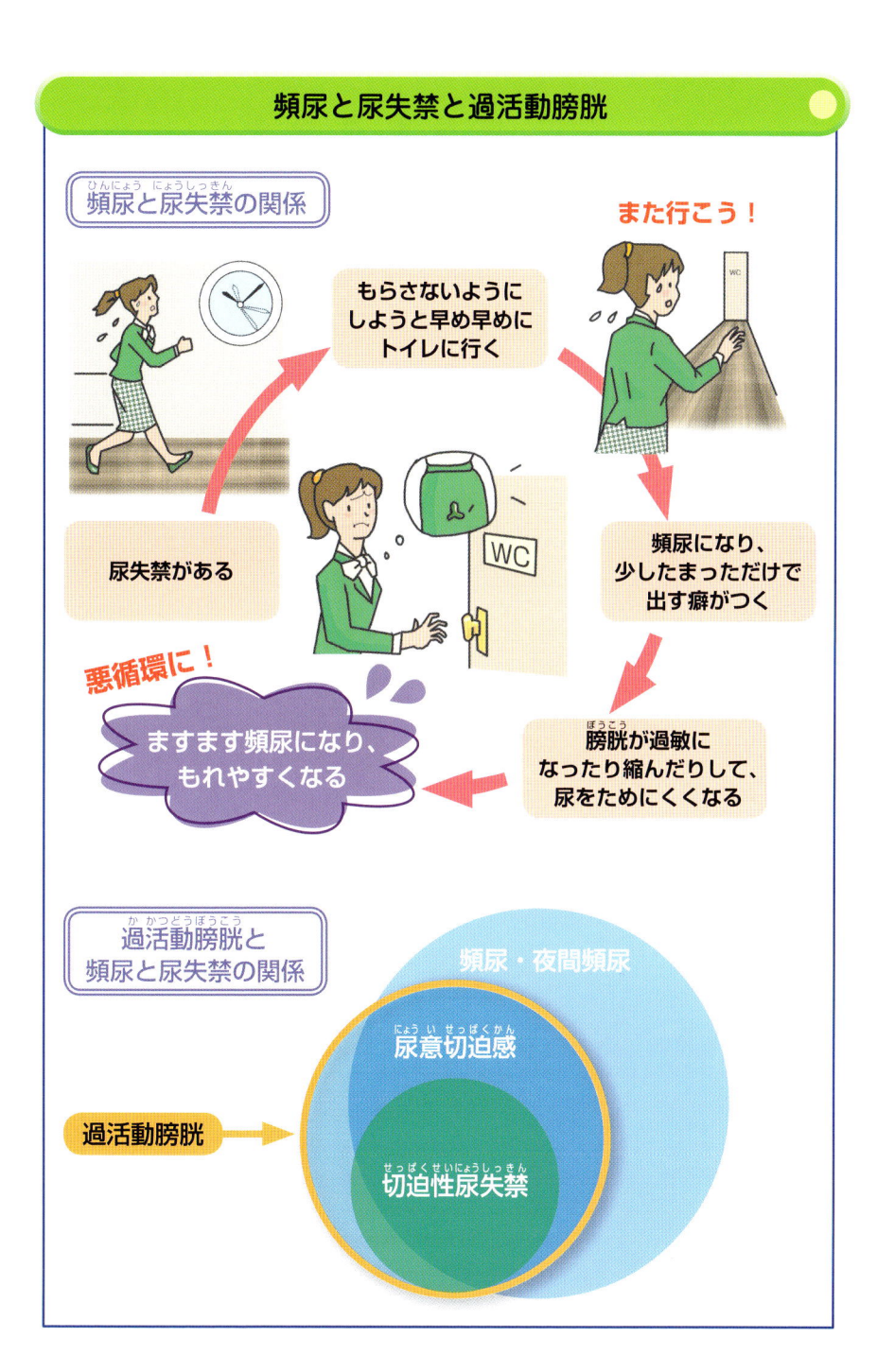

頻尿と尿失禁と過活動膀胱

頻尿《ひんにょう》と尿失禁《にょうしっきん》の関係

過《か》活動膀胱《かつどうぼうこう》と頻尿と尿失禁の関係

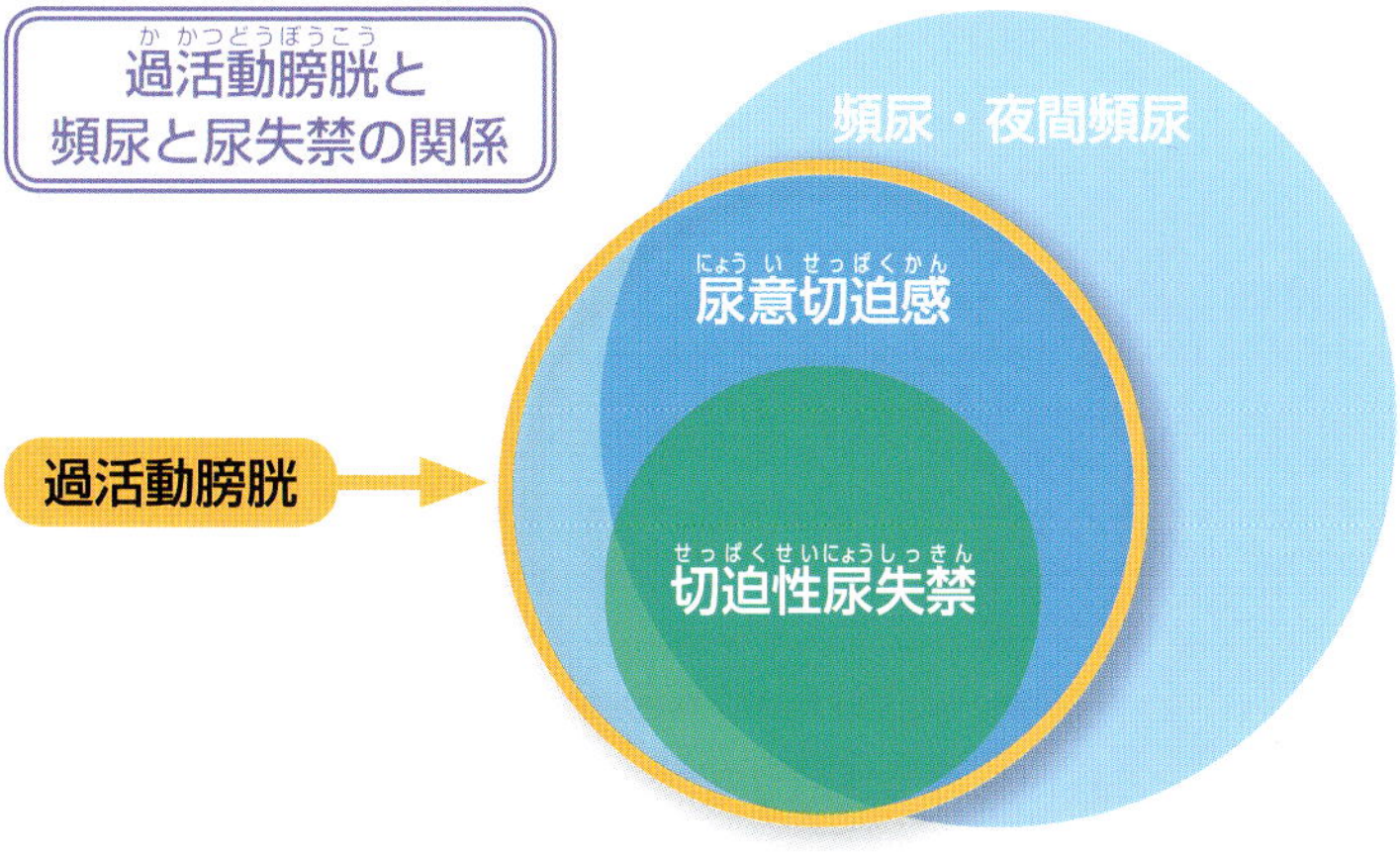

正常な排尿を知っておこう

頻尿は女性にはよくある症状で、自覚している人も多いことでしょう。では、正常な排尿とはどういうものをいうのでしょうか。自分の排尿とどう違うのかチェックしてみましょう。

おおむね次のような状態であれば、正常な排尿といえるでしょう。

●特におなかに力を入れなくても排尿できる。
●尿に勢いがあり、30秒ぐらいで終わる。
●途中で尿が途切れたりしない。
●残尿感《ざんにょうかん》がない。
●排尿後すぐにまた行きたくなったりしない。
●自分の意思でコントロールできる。

年齢や季節、精神状態によって、排尿回数は異なってきますが、通常、日中は5～7回程度、夜間は0～1回です。排尿回数が少なすぎても腎臓《じんぞう》に負担がかかります。

夜間とは就寝から起床までをいいます。夜間はよく眠れるように「抗利尿《こうりにょう》ホルモン」*が働き、尿を濃縮して尿量を減らします。日中に比べて排尿回数が少なくてすむのはこのためです。

しかし、加齢とともに、このホルモンの分泌が低下したり、腎臓の機能が低下したりして、夜間に作られる尿の量が増えるので、トイレに起きる回数も多くなります。ただし、2回、3回と起きても、その後すぐに眠れて特に困っていないのなら問題はありません。

正常な排尿ってどんなもの？

1日の尿量

約1000～2000㎖

1回の排尿量

約200～400㎖

1回の排尿時間

30秒ぐらい

1日の排尿回数

昼間　5～7回
夜間　0～1回

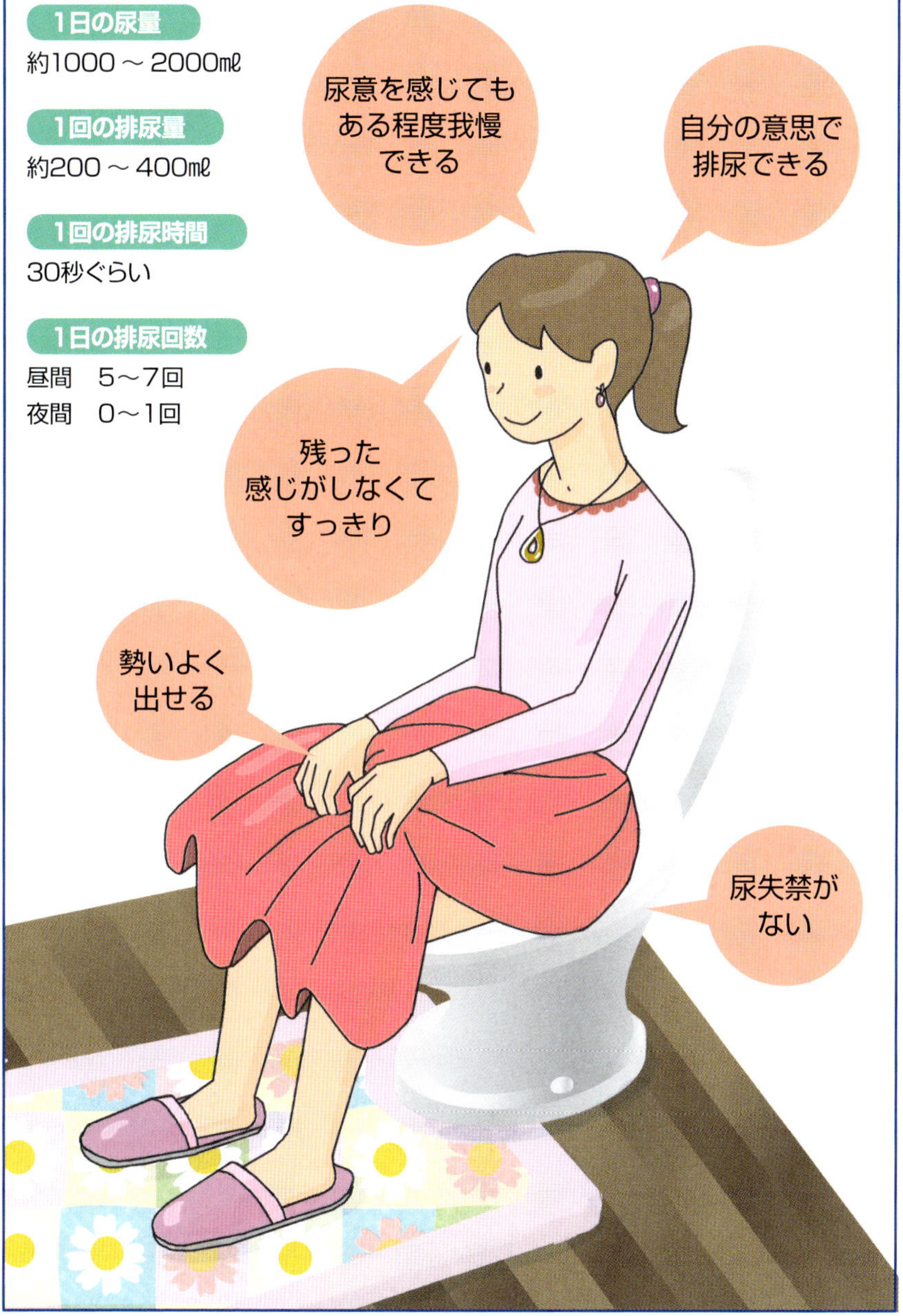
尿意を感じてもある程度我慢できる
自分の意思で排尿できる
残った感じがしなくてすっきり
勢いよく出せる
尿失禁がない

頻尿はなぜ起こる？

頻尿の主な原因としては、過活動膀胱（22ページ）や尿失禁のほか、膀胱炎や尿道炎などの*尿路《にょうろ》感染《かんせん》症《しょう》があります。急にトイレが近くなり、排尿時に痛みを感じるようなら、まず膀胱炎が疑われます。膀胱に炎症が起きて過敏になっているため、少ししか尿がたまっていなくてもすぐに行きたくなるのです。

また、最近知られるようになった間質性膀胱炎《かんしつせいぼうこうえん》（26ページ）にも、激しい頻尿が見られます。尿がたまってくると痛みや不快感が起こるので、行かずにはいられないのです。膀胱炎と症状が似ていますが、間質性膀胱炎は細菌性ではなく、抗菌薬は効きません。膀胱が萎縮《いしゅく》することがあるので、*膀胱水圧拡張術や薬物療法、食事療法、膀胱訓練などで改善を図ります。

更年期になると、女性ホルモンの分泌が低下し、骨盤底《こつばんてい》がしなやかさを失ってゆるんできます。そのため、骨盤臓器脱《こつばんぞうきだつ》（28ページ）が起こりやすくなり、尿が出にくくなって、頻尿が起こることがあります。さらに60代になると、尿道《にょうどう》が萎縮して狭《せま》くなることがあり、これも頻尿の原因になります。

また、心因性（28ページ）の頻尿もあります。緊張するとトイレに行きたくなる、という人は多いものです。尿失禁を起こしたのを機に、またもらすのではないかと不安でたまらずトイレにばかり行っている、というのも、心因性の一種といえるでしょう。

最近は、血液をサラサラにするために、あるいは美容のためになどとして、水分を大量にとる人が増えています。水分をとればとるほど健康によい、というわけではありません。過剰摂取すれば、当然尿量が増えて頻尿になります。

主な頻尿《ひんにょう》の原因

膀胱が小さい	すぐにいっぱいになるので何度も出さなくてはならない
過活動膀胱	突然耐え難い尿意におそわれるため行かずにはいられない
腹圧性尿失禁	もらさないためにトイレに行く回数が増える
水分の過剰摂取	尿量が多くなるので排尿回数も増える
尿路感染症	膀胱が過敏になるため、少ししかたまっていなくてもすぐに行きたくなる
間質性膀胱炎	尿がたまると痛みや不快感におそわれるので行かずにはいられない
骨《こつ》盤《ばん》臓《ぞう》器《き》脱《だつ》	子宮や膀胱が下がってくるため、尿が出にくくなり、トイレの回数が増える
糖尿病	のどが渇いて水分をたくさんとるため、尿量が多くなる
子宮筋腫	膀胱が筋腫に圧迫されて頻尿になる
便秘	たまった便に膀胱が圧迫されて頻尿になる
心因性	ストレスや緊張で行く回数が増える
薬の副作用	血圧降下剤や利尿薬などで尿量が増えることがある

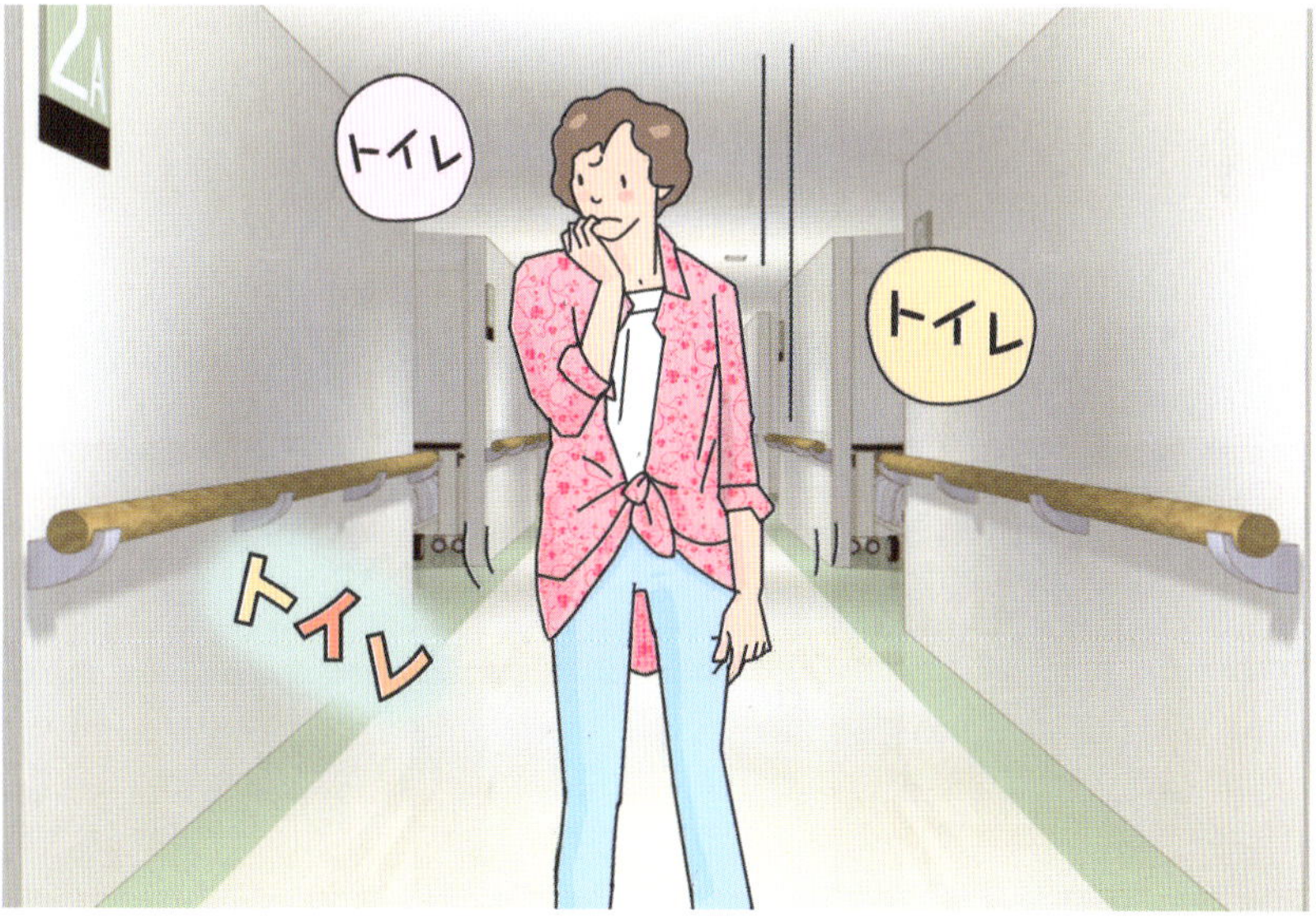

過活動膀胱と尿失禁

過活動膀胱の定義

国際禁制学会（International Continence Society：ＩＣＳ）という排尿に関する医学会では、「過活動膀胱（Overactive Bladder＝ＯＡＢ）とは尿意切迫感を主症状とし、通常は頻尿や夜間頻尿を伴い、場合によっては切迫性尿失禁を伴う症候群」と定義しています。次のような症状があると、過活動膀胱と診断されます。

①尿意切迫感

突然強い尿意がわきおこり、我慢できなくなります。行きたいと思うと、何をおいてもトイレに駆け込まなくてはなりません。尿意切迫感は過活動膀胱には必須の症状です。

②頻尿

日中8回以上トイレに通い困っているものを「昼間頻尿」、夜間眠っているときに1回以上トイレのために起きて困っているものを「夜間頻尿」といいます。過活動膀胱には、通常これらの頻尿が伴います。

③切迫性尿失禁

突然起きる強い尿意のために、トイレに間に合わなくてもれてしまうものです。

過活動膀胱には、この切迫性尿失禁があるケースと、ないケースがあります。そして切迫性尿失禁を生じている場合には、重症な過活動膀胱といえます。

過《か》活《かつ》動《どう》膀《ぼう》胱《こう》かどうかどうかチェックしてみよう！

次の症状がどれくらいの頻度でありましたか？　この1週間のあなたの状態にもっとも近いものを質問ごとに1つだけ選んで、点数の数字を○で囲んでください。

質問	症状	点数	頻度
1	朝起きたときから寝るときまでに、何回くらい尿をしましたか？	0	7回以下
		1	8～14回
		2	15回以上
2	夜寝てから朝起きるまでに、何回くらい尿をするために起きましたか？	0	0回
		1	1回
		2	2回
		3	3回以上
3	急に尿がしたくなり、我慢が難しいことがありましたか？	0	なし
		1	週に1回より少ない
		2	週に1回以上
		3	1日1回くらい
		4	1日2～4回
		5	1日5回以上
4	急に尿がしたくなり、我慢できずに尿をもらすことがありましたか？	0	なし
		1	週に1回より少ない
		2	週に1回以上
		3	1日1回くらい
		4	1日2～4回
		5	1日5回以上
合計点数			点

チェックの見方

①質問3が2点以上
②合計点数が3点以上
両方にあてはまる人は過活動膀胱と診断されます。

合計点数	5点以下の人	軽症
	6～11点の人	中等症
	12点以上の人	重症

過活動膀胱診療ガイドライン

40歳以上の女性の1～2割が過活動膀胱

過活動膀胱の原因は、大きく「神経因性《しんけいいんせい》」と「非神経因性《ひしんけいいんせい》」とに分けられます。前者は脳と膀胱を結ぶ神経回路のトラブルによって起きるもの。原因となるのは脳血管障害や脊髄《せきずい》の障害などの後遺症です。後者はそれ以外のもので、加齢による排尿機能の低下や骨盤底の衰えなどがあげられますが、ほとんどは原因不明です。

日本排尿機能学会の調査（２００３年）によると、過活動膀胱は40歳以上の12・４％に見られ、全国で約８１０万人の患者さんがいると推定されています。この約半数が切迫性尿失禁を伴っていると考えられています。年齢とともに過活動膀胱に悩まされている人は増え、80歳以上では、ほぼ３人に１人となっています。

また、２００４年に40歳以上の女性５００人を対象に行われた調査では、過活動膀胱が疑われる人は2割に達し、約半数が、外出時に常に不安を感じる、夜間頻尿（30ページ）のために睡眠不足になる、と回答しています。また、３人に1人は、趣味やレジャーを十分に楽しめない、人と会ったり団体行動を避けるなど、行動に制限を受けています。精神的にイライラしたり、自信を喪失して落ち込んだりする人も多く、仕事や家事に支障をきたしている人もいます。

このように、生活の質が落ちているにもかかわらず、医療機関を受診している人は2割程度しかいません。過活動膀胱の原因はまだよくわかっていませんが、後述の行動療法や薬物療法、骨盤底筋体操《こつばんていきんたいそう》などで改善できます。健康的な生活を取り戻すため、ぜひ受診してください。

年齢とともに増える過活動膀胱

過活動膀胱の年齢別性別有病率

この調査での過活動膀胱の条件　頻尿　：１日８回以上　尿意切迫感　：週１回以上

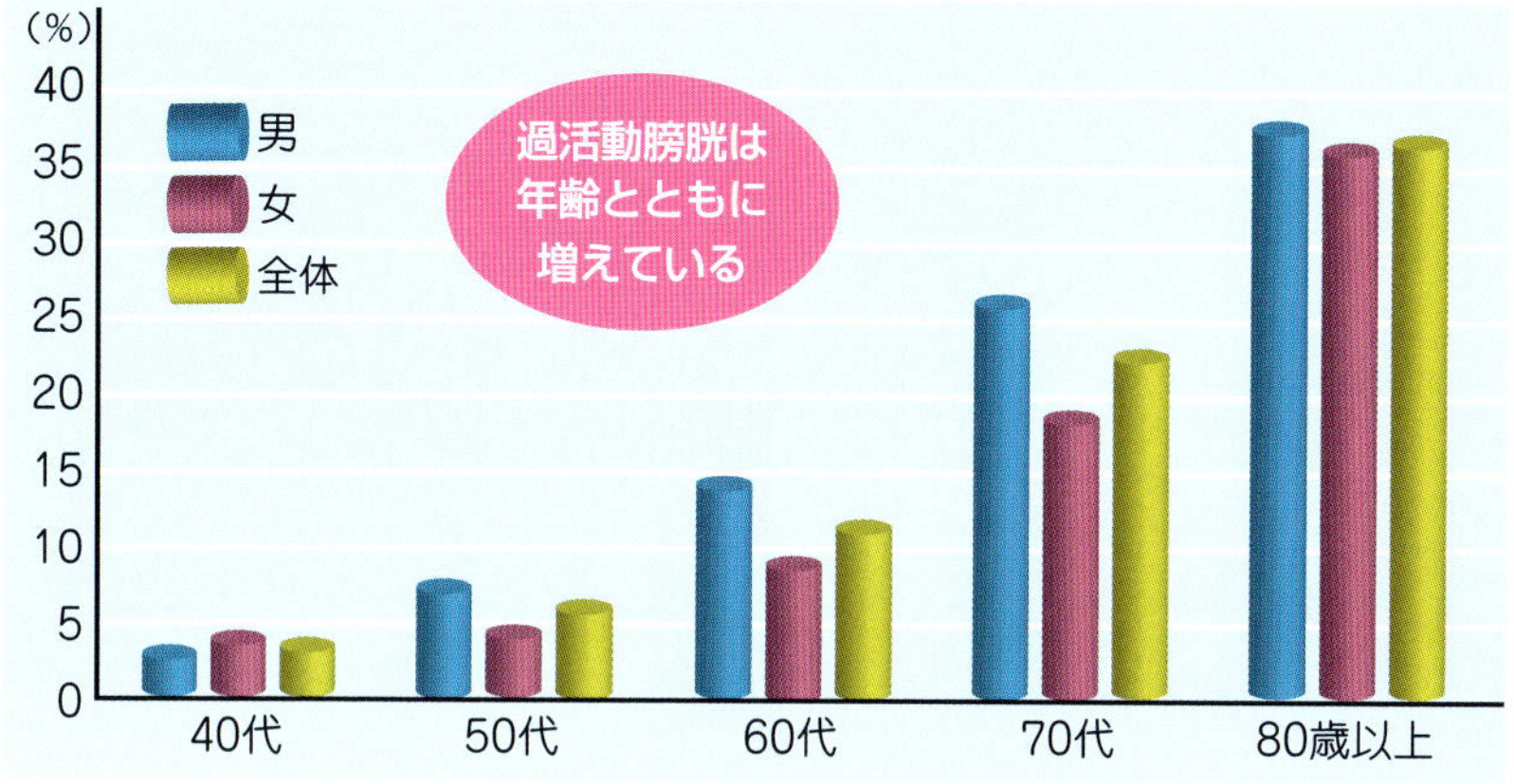

本間之夫ほか「日本排尿機能学会誌」14（2）：266，2003

過活動膀胱はこんな状態になっている

少ししかたまっていないのに、出さずにはいられない

膀胱そのものが小さくなっていて、すぐにいっぱいになってしまう

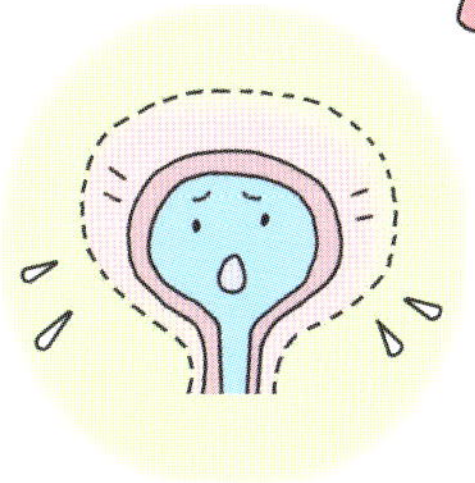

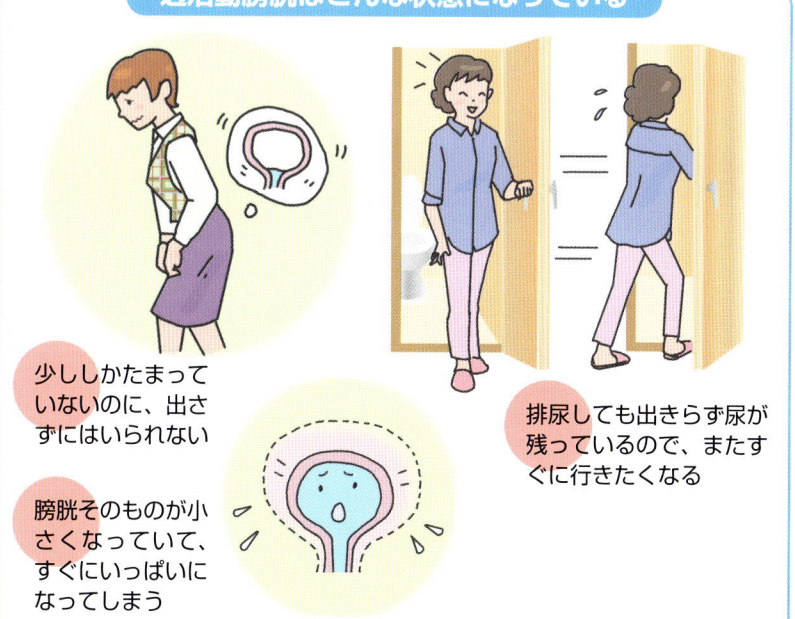

排尿しても出きらず尿が残っているので、またすぐに行きたくなる

間質性膀胱炎《かんしつせいぼうこうえん》

原因不明の膀胱の炎症

頻尿の原因の一つとして、「間質性膀胱炎」があげられます。

間質性膀胱炎とは、尿をためておく膀胱に原因不明の炎症が起こり、トイレが近くなったり（頻尿）、トイレに行ってもすっきりしない（残尿感）、下腹部の痛みなどの症状があらわれます。

尿が膀胱にたまると、強い痛みが生じるのが特徴で、排尿後に痛みは軽くなります。しかし、まめにトイレに行くことで痛みを感じない場合もあるので、注意が必要です。病気が進行すると、膀胱が萎縮して小さく硬くなり、蓄尿能力《ちくにょうのうりょく》が下がってしまいます。

通常の膀胱炎は細菌によるものなので抗生物質で治りますが、間質性膀胱炎には効果がありません。尿検査をしても異常が見られないことが多いのですが、膀胱がんなどの、症状が似ているほかの病気ではないことを確認するためにも、内視鏡検査や尿細胞診《にょうさいぼうしん》などの検査を受けることが必要です。

内視鏡検査を行うと、点状の出血や、ハンナー潰瘍と呼ばれるただれが確認できます。

間質性膀胱炎は、40歳以上の女性に多くみられますが、男性や、若い人、子どもに発症することもあり、病気が広く知られるようになって、患者数も増加しています。

治療は膀胱水圧拡張術などで膀胱を拡張し、外科的に炎症を切除し、薬物治療が行われます。慢性化するケースが多いので気長に治療を続け、生活に支障のないところまで症状を抑え、改善していきます。

間質性膀胱炎《かんしつせいぼうこうえん》の治療法

水圧拡張	麻酔をして萎縮した膀胱を水圧で拡張する。外来でも治療可能。拡張してもまた萎縮してしまい、再び抗アレルギー薬を必要とすることもある
薬物療法	抗うつ薬、抗ヒスタミン剤など
膀胱内注入療法《ぼうこうないちゅうにゅうりょうほう》	抗凝固剤であるヘパリンや局所麻酔薬である塩酸リドカインを膀胱内に注入して萎縮を防ぐ。通常は水圧拡張の補助的な治療として、1～4週間くらいの間隔で、外来で定期的に行う
膀胱拡大術《ぼうこうかくだいじゅつ》 **膀胱摘出術《ぼうこうてきしゅつじゅつ》**	他の治療法ではなかなか効果が上がらず、症状が強いときに腸管を用いて膀胱を大きくしたり、あるいは膀胱そのものを摘出したりする場合もある。しかし、術後も痛みが続いたとの報告もあり、手術には慎重な検討が必要
膀胱訓練《ぼうこうくんれん》	トイレに行きたいと思ったら、ほんの少し我慢してみて排尿の間隔をのばしていく。排尿日誌をつけながら行うと効果的

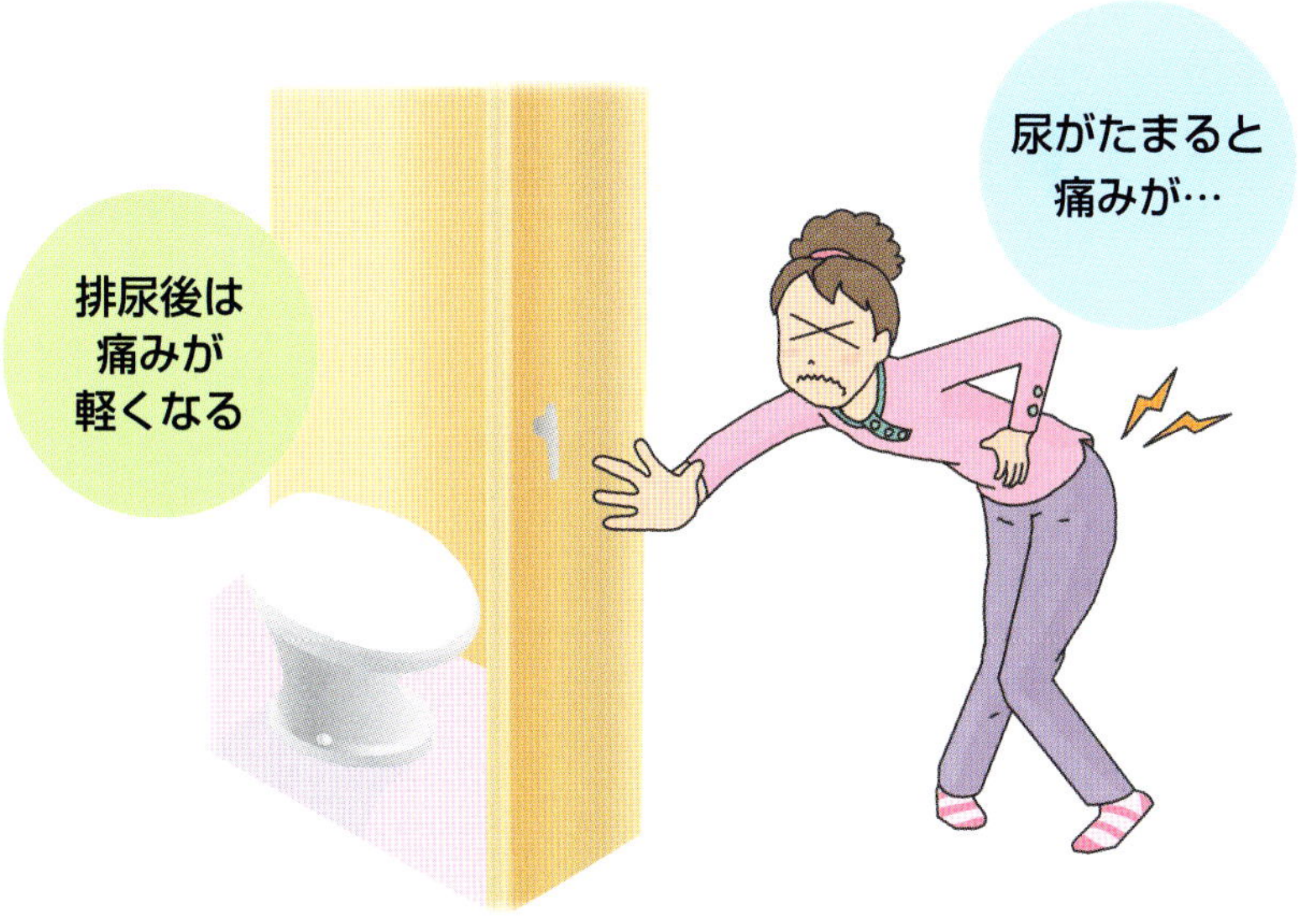
尿がたまると
痛みが…
排尿後は
痛みが
軽くなる

骨《こつ》盤《ばん》臓《ぞう》器《き》脱《だつ》や心因性の頻尿

その他の頻尿の原因

頻尿の原因としては、そのほかにも、骨盤臓器脱、心因性のものなどがあります。

骨盤臓器脱とは骨盤底がゆるんで、骨盤内にある膀胱や子宮、直腸などの臓器が腟《ちつ》からはみ出してくるものです。脱出した臓器によって「膀胱瘤《りゅう》」「直腸瘤」「小腸瘤」「子宮脱」などと呼ばれます。股間《こかん》に違和感がある、お風呂で洗っていると何か出ているものに触れた、なんとなく何かが下がっているような不快感がある、などの症状があれば、骨盤臓器脱が疑われます。下がってきた臓器に尿道が圧迫されて、尿が出にくくなったり、頻尿や尿失禁を起こすこともあります。

軽度の場合は骨盤底筋体操で改善できます。すでに腟から出てしまっているときは、ペッサリーを挿入したり、クッションで下垂《かすい》した臓器を支えたり、根治《こんち》を目指して手術を行います。ただし、手術で膀胱瘤が治っても、次は直腸瘤が起こるという場合もあります。治ったからと安心しないで、肥満や便秘の解消に努め、骨盤底を傷めない生活を送るように心がけましょう。

また、緊張するとトイレに行きたくなるなどの症状が頻繁に起こったり、頻尿の原因となる疾患などの異常がない場合、心因性と診断されます。「トイレに行きたくなったらどうしよう？」と思うだけで尿意を感じたり、逆にいつでもトイレに行ける環境では起こらないこともあります。抗不安薬などで改善しますが、緊張と排尿行為を結びつけない訓練なども必要です。

骨盤臓器脱《こつばんぞうきだつ》と心因性頻尿《しんいんせいひんにょう》の特徴

骨盤臓器脱

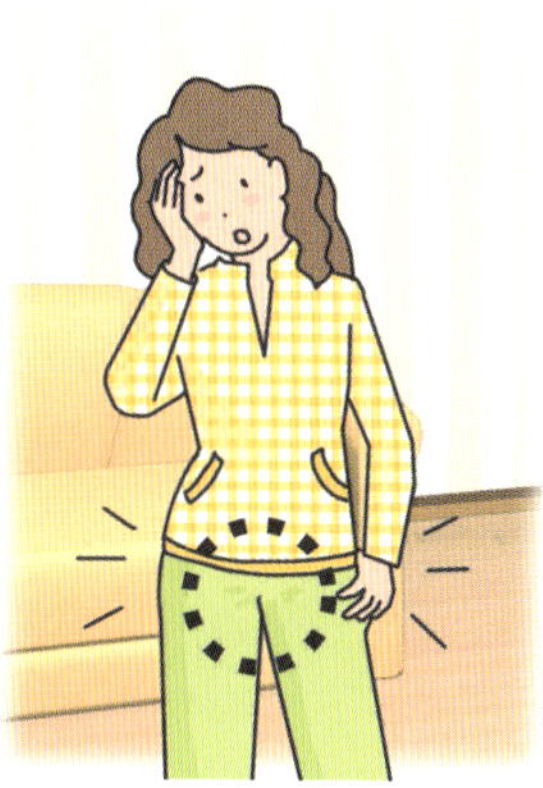

何か股間に違和感や不快感がある

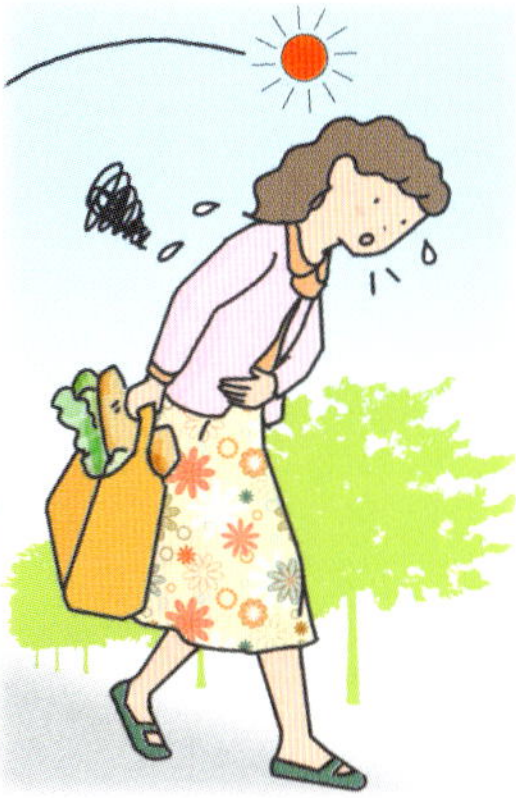

午後になるにつれて症状が強くなる

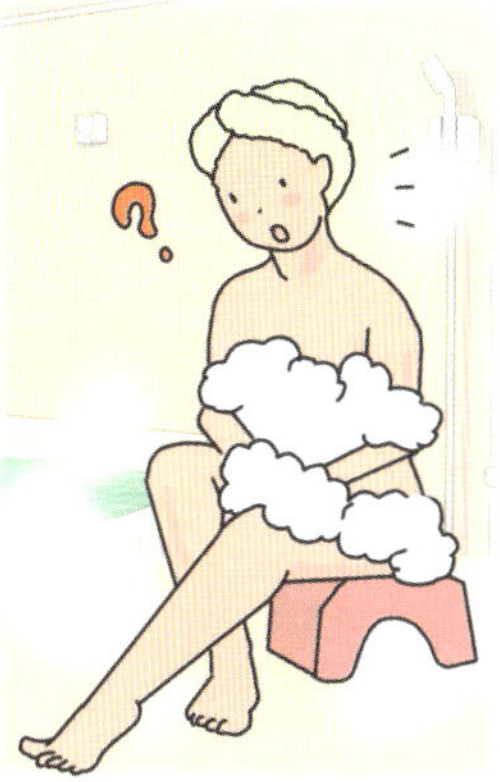

お風呂で洗っていると何かに触れる

心因性頻尿

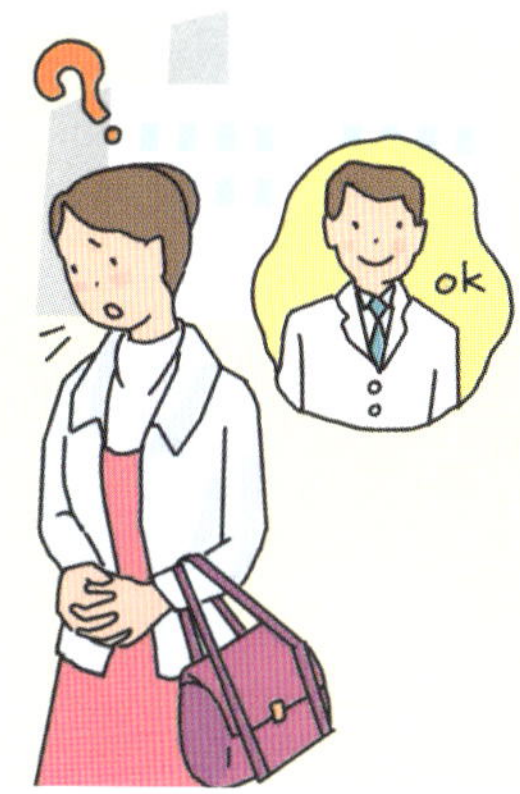

検査では特に異常が見つからない

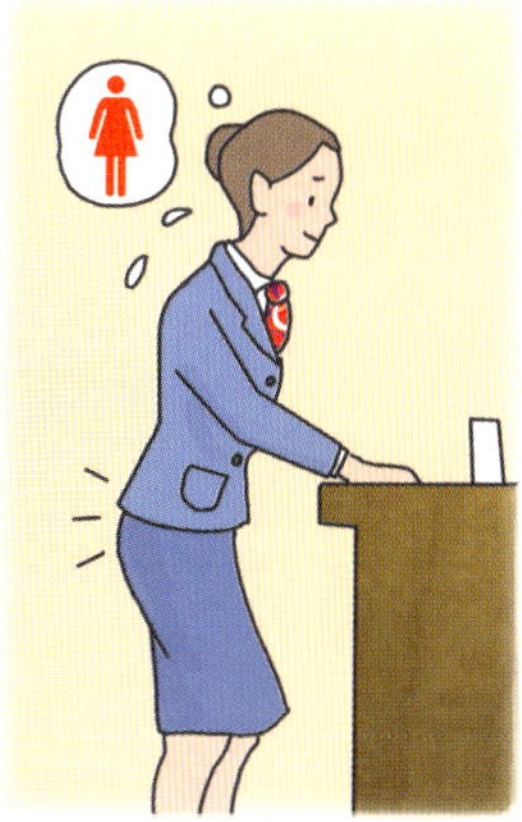

緊張するとトイレに行きたくなる

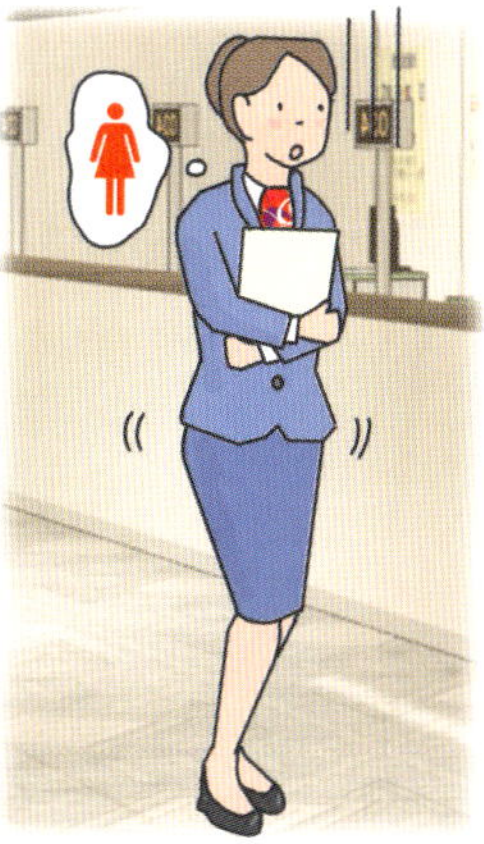

悪化すると、たいして緊張しなくてもよい場面でも尿意が起きる

夜間頻尿《やかんひんにょう》

夜間頻尿の主な原因

夜間頻尿とは、就寝後、排尿のために一晩に1回以上起きなければならず、日常生活に支障をきたす状態をいいます。主な原因として次のようなものがあげられます。

①夜間多尿　夜間の尿量が多くなっているものです。通常は昼間に比べて夜間の尿量は減りますが、加齢によって抗利尿ホルモンの分泌が低下したり、腎臓の機能が衰えたりすると、夜間に作られる尿が増えてしまいます。

また、日中の水分の過剰摂取、高血圧や心臓病の薬などによって起こることもあります。

②機能的膀胱容量の減少　過活動膀胱や間質性膀胱炎などで、膀胱にためられる尿量が少なくなったものです。ちょっとたまっただけで尿意を感じるので、夜間も頻繁に起きることになってしまいます。

③睡眠障害　眠りが浅いとふとした拍子に目が覚め、トイレに行くことが多くなります。このような場合、本人は尿意のために起きたと錯覚しがちです。睡眠時無呼吸症候群《すいみんじむこきゅうしょうこうぐん》によって、夜間頻尿になることもあります。夜間頻尿は、このような原因がいくつか重なって起きることが多いものです。

なお、多尿や機能的膀胱容量の減少は、日中の頻尿の原因にもなります。1日の尿量が基準（次ページ参照）を超える場合は多尿と考えられます。そのいちばんの原因は水分のとりすぎです。水分を大量にとれば当然尿量も増えます。糖尿病や腎機能障害、*尿崩症《にょうほうしょう》などによって多尿になることもあります。

夜《や》間《かん》頻《ひん》尿《にょう》と多尿の主な原因

夜間頻尿

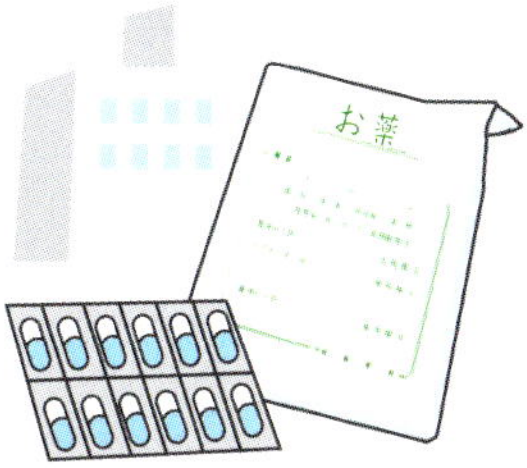

❶夜間多尿——夜間の尿量が多い

- 加齢によって夜間の尿量を減らす抗利尿ホルモンの分泌が低下している
- 尿を濃縮する腎臓の機能が衰えている
- 昼間に水分をとりすぎている。特に夕方以降、たくさんとっている
- 高血圧や心臓病の薬などを飲んでいる
- 足がむくんでいる（68ページ）

❷機能的膀胱容量の減少——
膀胱に少ししか尿をためられない

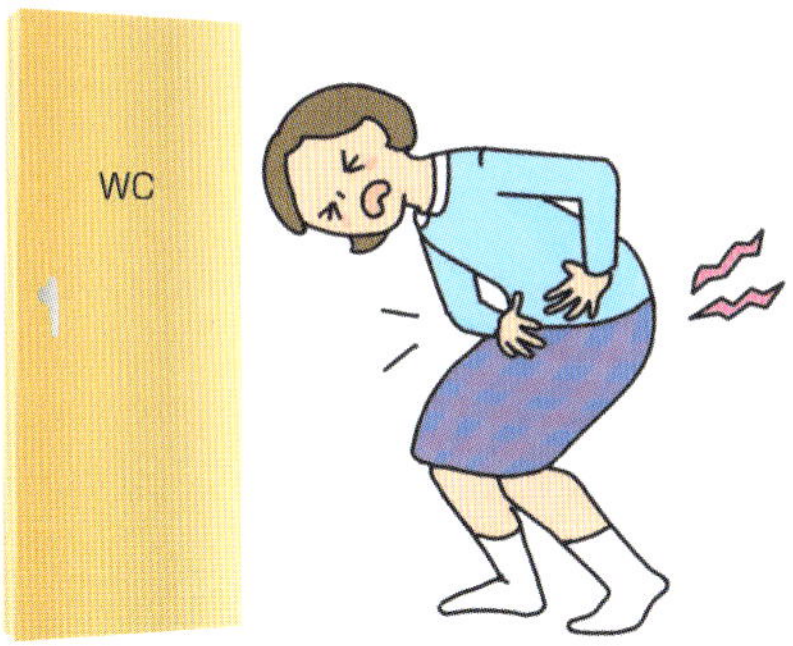

過活動膀胱や間質性膀胱炎がある

❸睡眠障害——
眠りが浅くて夜中に何度も目が覚める

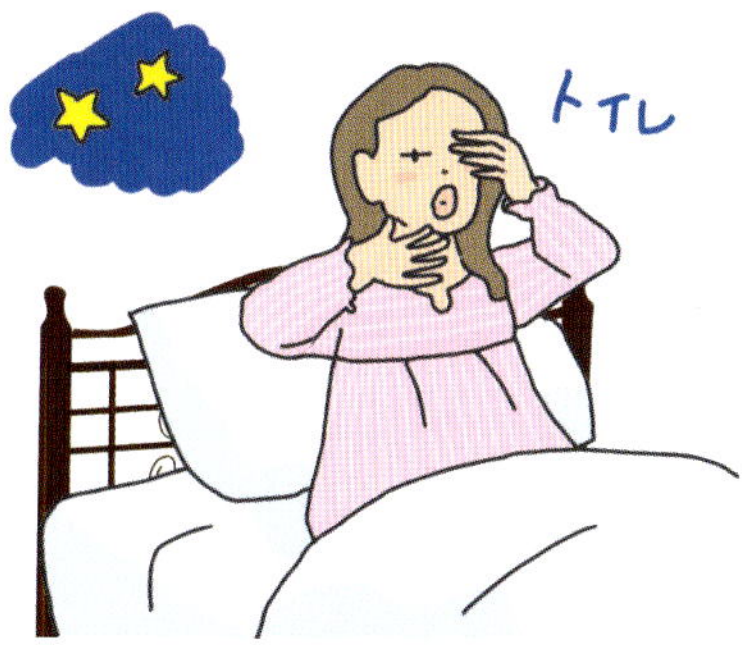

起きたついでにトイレに行くだけなのに、トイレのために起きたと勘違いしている

多尿

多尿の基準尿量　１日あたり　体重（kg）×40㎖
つまり体重60kgの人は2400㎖以上の排尿があれば多尿です。

❶水分の過剰摂取

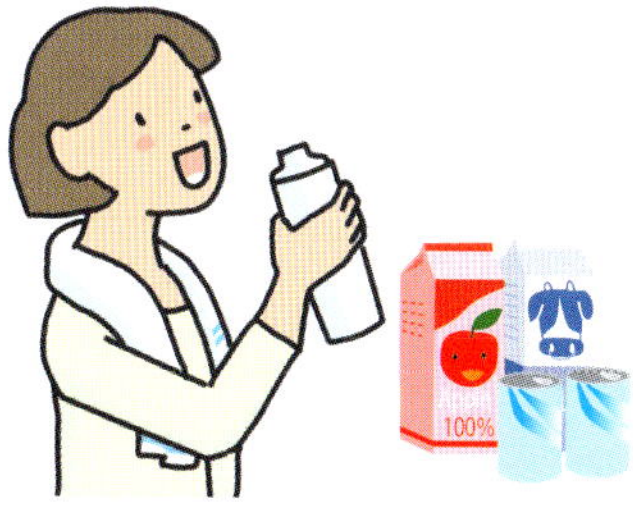

❷糖尿病や腎機能障害、尿崩症などの病気

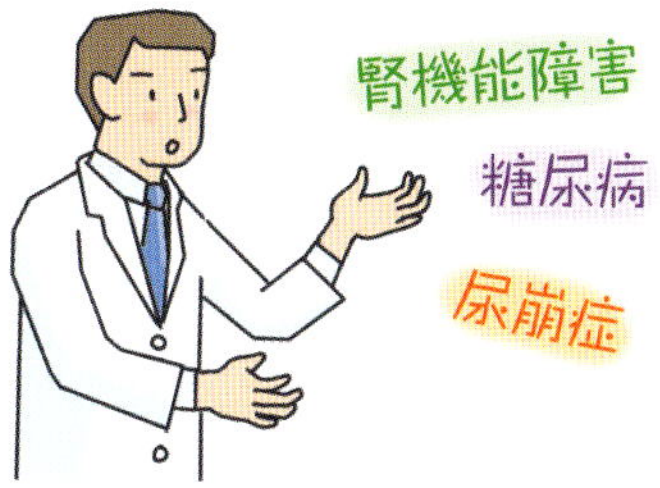

これも尿失禁の症状？

尿失禁の定義

国際禁制学会では、「尿失禁とは、客観的に認められる、無意識あるいは不《ふ》随《ずい》意《い》な尿もれで、社会的にも衛生的にも問題になる状態」と定義しています。

ちょっと難しく聞こえますが、簡単にいえば「尿失禁とは、トイレ以外の場所で、しようと思っていないのに尿が出てしまい、生活するうえで困ったことが起きたり、衛生上でも問題になるものをいう」と定めているのです。つまり、排尿のコントロールができず、思わぬときに思わぬ場所でもれてしまうというわけです。「客観的に認められる」というのは、視覚や触覚、検査などでもれたとわかる、「不随意な」は、自分の意思に反して、ということです。

尿がもれるといっても、症状はさまざまですし、量もそれぞれです。下着がびっしょり濡れてしまうこともあれば、ちょっと湿ったぐらいのこともあります。たくさんもれたら尿失禁、ショーツにしみたぐらいでは尿失禁とはいわない、というわけではありません。量の多少にかかわらず、意に反してもれる場合はみんな尿失禁です。ですから、「いつもちょっともれるだけだから、私はだいじょうぶ」と高をくくってはいけません。それもりっぱな尿失禁なのです。放置していると、どんどん悪化してしまう恐れがあるので、出ている人は、放置せず改善に努めましょう。原因にもよりますが、軽いうちなら、骨盤底筋体操などのケアで完治可能なケースがたくさんあります。

自分の尿失禁をチェックしてみよう！

多くの女性が尿失禁を経験しています。

自分はどんなときにもれたか、尿失禁のためにどんなふうに生活が変わったか、意識が変わったか把握しておきましょう。

① くしゃみや咳をしたときにもれる	はい	いいえ
② 重いものを持ちあげたり小走りになるともれる	はい	いいえ
③ スポーツをするともれる	はい	いいえ
④ 強い尿意におそわれて、トイレが間に合わなかったことがある	はい	いいえ
⑤ もう少しのところで、我慢できずにもれてしまったことがある	はい	いいえ
⑥ 冷たい水に触ると、急にトイレに行きたくなる	はい	いいえ
⑦ 日中、10回以上トイレに行く	はい	いいえ
⑧ 夜間、トイレのために2回以上起きなくてはいけなくてつらい	はい	いいえ
⑨ 尿失禁のために、スポーツや旅行を十分に楽しめない	はい	いいえ
⑩ 尿失禁のために気分が落ち込むことがある	はい	いいえ
⑪ いつもトイレの場所が気になる	はい	いいえ
⑫ これ以上悪化したらどうしようと不安を感じる	はい	いいえ

いくつかでも「はい」に該当した方は「尿失禁」または「尿失禁予備軍」の可能性があります。正しい知識を持ち、改善に努めましょう。

一方、全部またはほとんどに「いいえ」と答えた方は、今のところ、尿失禁を心配する必要はありません。本書を読んで予防しましょう。

尿失禁はどんなときに起こる?

では、どんなときにもれてしまうのでしょう?

もれ方やもれるタイミングは人それぞれです。立ち上がったり歩いたりするだけでもれるという人もいますし、トイレまであと少しのところで我慢できなくてもれてしまう、という人もいます。

もっとも多いのは、くしゃみや咳をしたときにもれるタイプです。思わずおなかに力が入った瞬間、止める暇もなく出てしまうのです。くしゃみ連発の花粉症の季節は、そのたびにもれるので、ショーツを何度も履き替えなくてはいけない、と訴える方もいます。

また、尿失禁は運動中も起こりやすいものです。エアロビクスをしていて飛んだり跳ねたりしたとき、テニス中に踏ん張ってボールを打ち返したときなどにもれるという話をよく聞きます。夢中でスポーツをしていると、どうしてもコントロールが難しくなるのです。

また、バスに乗り遅れまいと小走りをした、信号が変わりそうになったので速足になったなど、とっさの動きをしたときにもれる人もいます。もれないように意識しているときはだいじょうぶでも、突発的に何かが起こったときには、コントロールがききにくくなるようです。

人によっては、排尿後や眠っているときにもれる人もいますし、水に触れたり水音を聞いたときや、寒さが引き金になることもあります。

自分はどういうときにもれやすいか、思い返してみましょう。尿失禁にはタイプがあり（38ページ）、改善するためには、自分のタイプを知っておく必要があります。

どんなときに尿もれがありますか？

（複数回答）

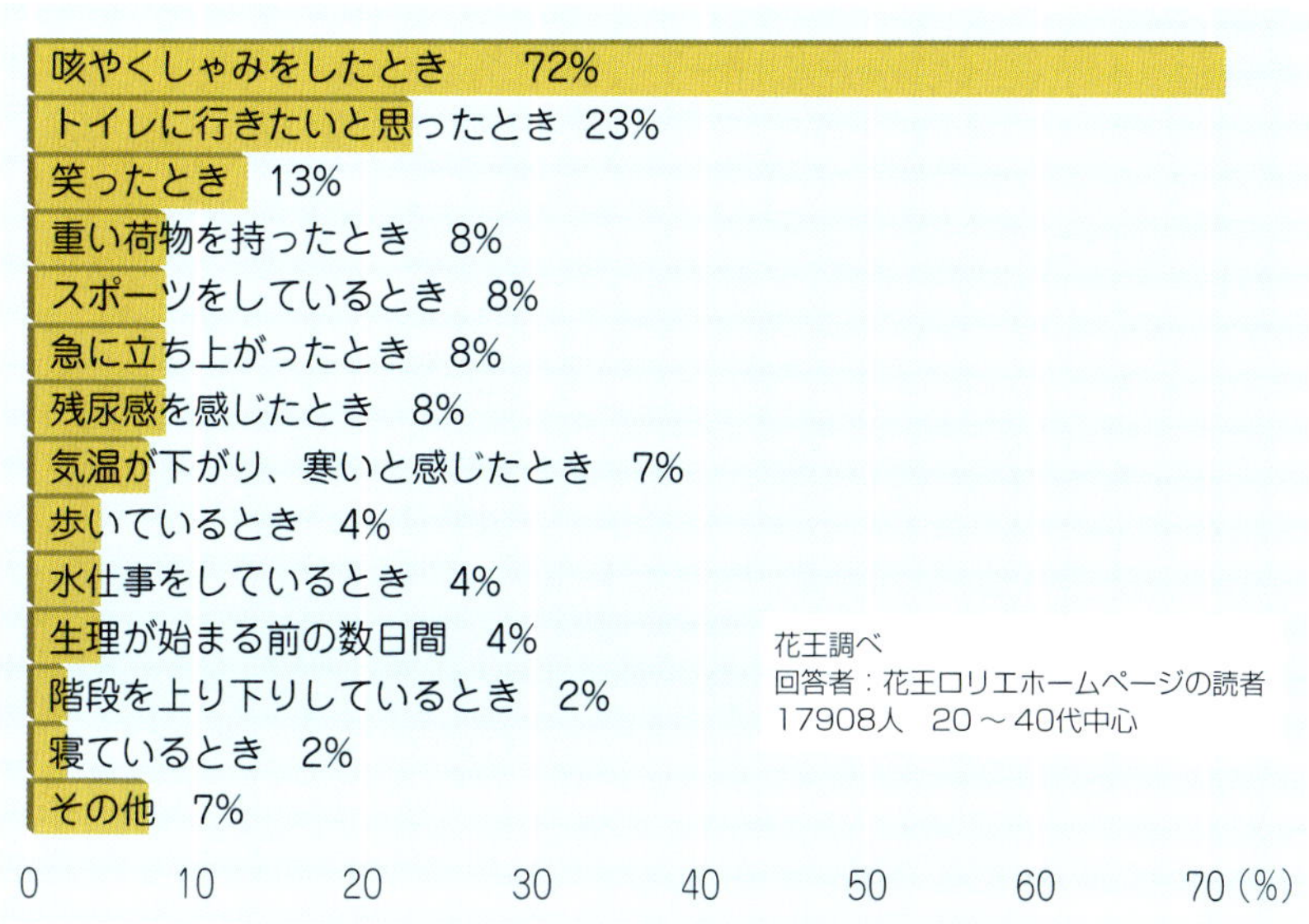

尿もれが起こりやすいシーン

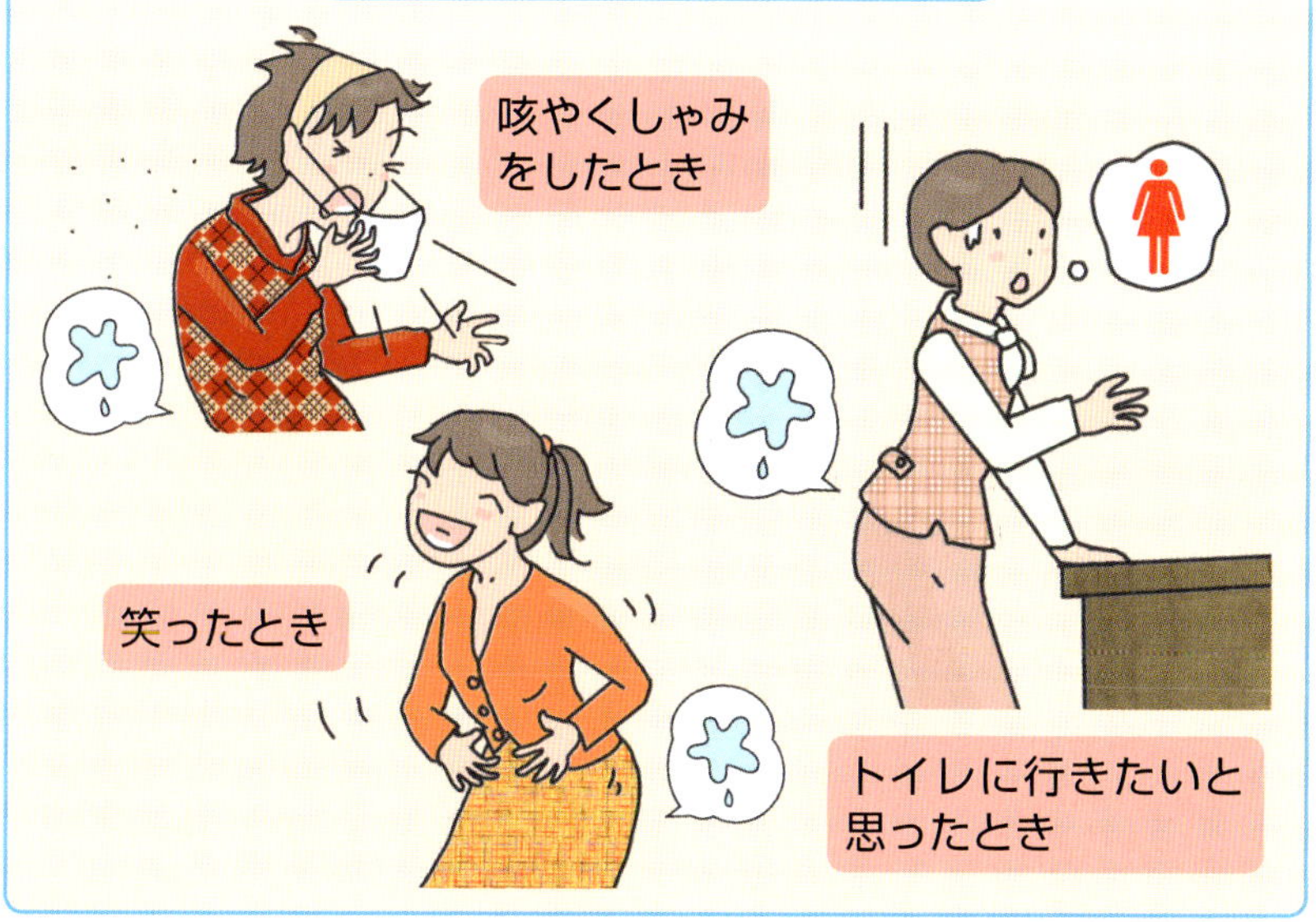

咳やくしゃみをしたとき
トイレに行きたいと思ったとき
笑ったとき

日常生活で困ること

思わぬときに思わぬ場所でもれてしまうわけですから、日常生活で困ることは多々出てきます。たとえわずかな量でも、下着が濡れているのは気持ちがいいものではありません。もし、量が多ければ、洋服が汚れ、他人の目にも、おもらしとわかってしまうかもしれません。

尿失禁の大きな問題は精神的なショックや自信の喪失です。いつも尿失禁を気にしていなければならないのは、想像以上にストレスがたまります。

旅行やスポーツなどの趣味も、心の底から楽しめなくなってしまうのです。外出や人前に出ることにも、消極的になりがちです。

大半の人は、市販のパンティライナーや尿もれ専用パッド、尿失禁用パンツなどで、とりあえず外にはもれないような処置をしてしのいでいます。でも、常にパッドをしなければならないのは、うっとうしいし、においがもれているのでは、と心配にもなる人もいるでしょう。

また、通気性もよくないので、不衛生になり、ただれたり、病原菌に感染しやすくなることもあります。

たしかに尿失禁は命にかかわる病気ではなく、痛みがあるわけでもありません。しかし、放っておくと生活の質（クオリティー・オブ・ライフ＝ＱＯＬ）は確実に落ちていきます。

恥ずかしい、怖いなどで受診をためらう人は多いのですが、慢性的な尿失禁に悩む人の多くは受診して適切な治療を受けさえすれば、症状が改善します。受診については次章以降で詳しく説明します。

日常生活で困ること

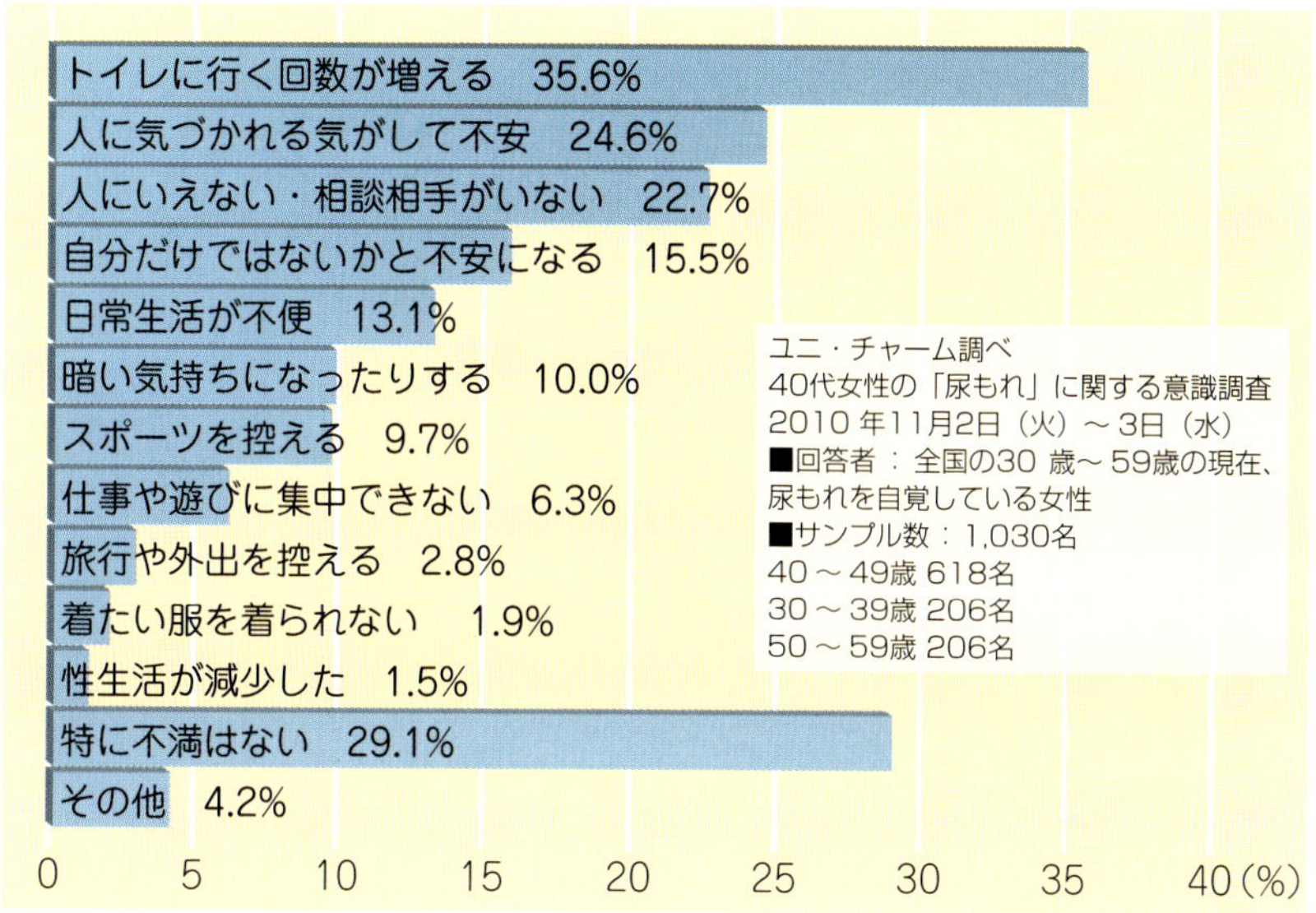
トイレに行く回数が増える　35.6%
人に気づかれる気がして不安　24.6%
人にいえない・相談相手がいない　22.7%
自分だけではないかと不安になる　15.5%
日常生活が不便　13.1%
暗い気持ちになったりする　10.0%
スポーツを控える　9.7%
仕事や遊びに集中できない　6.3%
旅行や外出を控える　2.8%
着たい服を着られない　1.9%
性生活が減少した　1.5%
特に不満はない　29.1%
その他　4.2%
0　5　10　15　20　25　30　35　40（%）
ユニ・チャーム調べ
40代女性の「尿もれ」に関する意識調査
2010 年11月2日（火）～3日（水）
■回答者 ： 全国の30 歳～ 59歳の現在、尿もれを自覚している女性
■サンプル数 ： 1,030名
40 ～ 49歳 618名
30 ～ 39歳 206名
50 ～ 59歳 206名

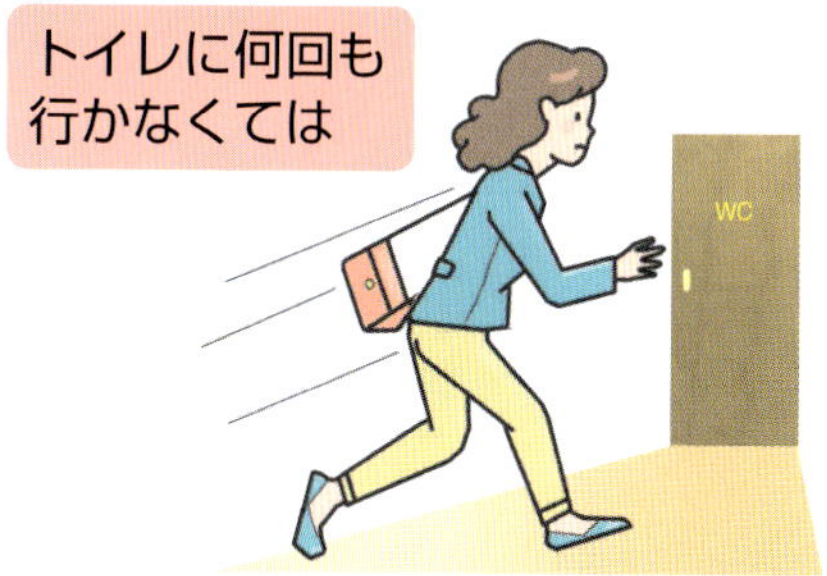
トイレに何回も
行かなくては
WC

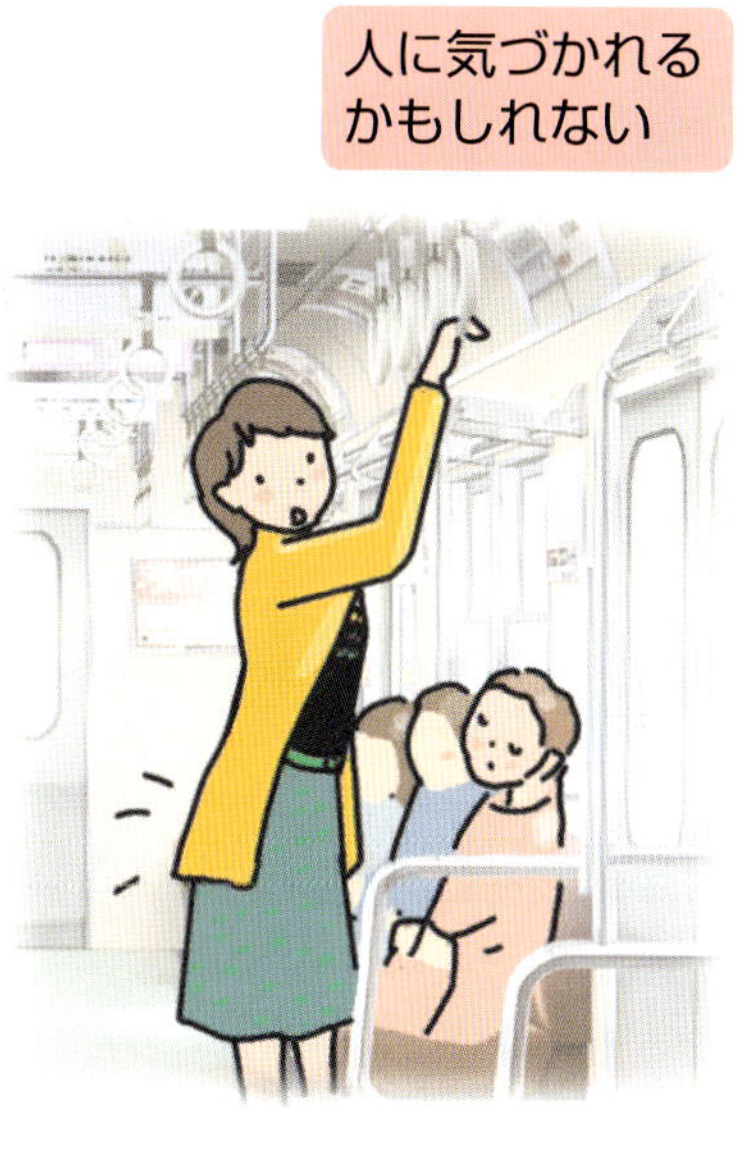
人に気づかれる
かもしれない

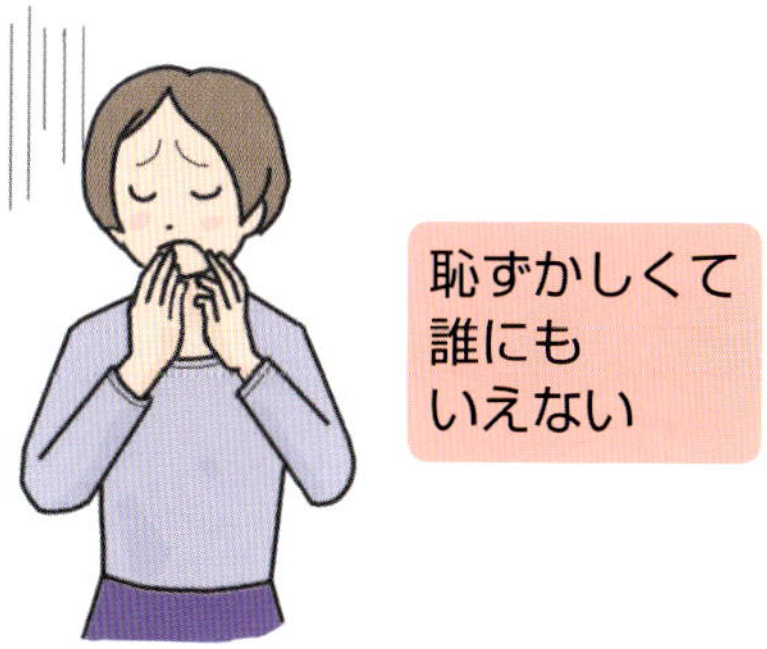
恥ずかしくて
誰にも
いえない

尿失禁にはいろいろなタイプがある

一口に尿失禁といっても、さまざまなタイプがあります。原因やもれ方によって、大きく次の4つに分けられます。

①腹圧性尿失禁《ふくあつせいにょうしっきん》　おなかに力が入ったはずみにもれてしまう。
②切迫性尿失禁《せっぱくせいにょうしっきん》　トイレに行きたいと思ったら我慢できずにもれてしまう。
③溢流性尿失禁《いつりゅうせいにょうしっきん》　尿があふれて絶えずチョロチョロともれてしまう。
④機能性尿失禁《きのうせいにょうしっきん》　体が不自由だったり、認知症があったりしてもらしてしまう。

このうちもっとも多くみられるのは、①の腹圧性尿失禁と②の切迫性尿失禁です。その両方を持っている混合型もあります。この2つについては後ほど説明しましょう。

③の溢流性尿失禁は、前立腺肥大症になった男性によく見られるもので、女性はさほど多くはありません。ただし、子宮や直腸など骨盤内の大きな手術をした後や、糖尿病、また重症の子宮脱によって起こることがあります。

このタイプの特徴としては、ふだんから尿に勢いがない、残尿感があってすっきりしない、尿意がよくわからない、おなかに力を入れないと尿が出ない、などがあげられます。なんらかの原因で尿がスムーズに出ないため、満杯になるまで膀胱にたまってしまい、あふれ出てくるのです。

④の機能性尿失禁には、脳梗塞などで手足の運動機能に障害があり、トイレに行くのに時間がかかってもらしてしまう、認知症でトイレと間違えて部屋でもらしてしまう、などのケースがあります。

尿失禁の４つのタイプ

①腹圧性尿失禁《ふくあつせいにょうしっきん》

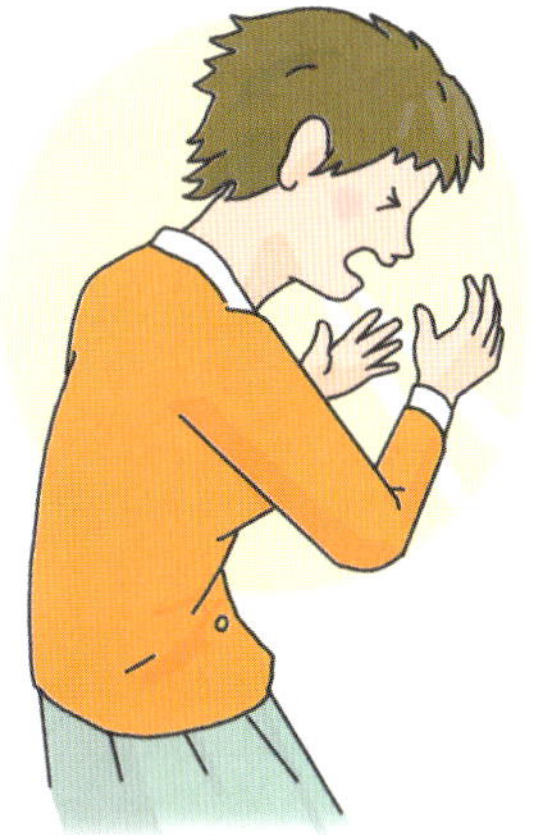

咳やくしゃみなど、おなかに力が入ったはずみにもれてしまう

②切迫性尿失禁《せっぱくせいにょうしっきん》

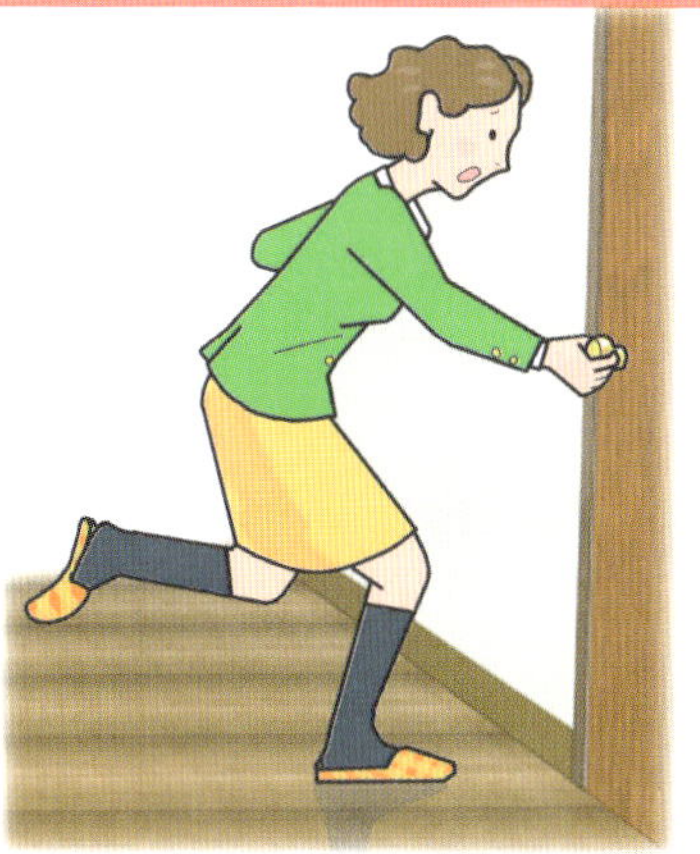

突然尿意が起こり、トイレにたどりつく前にどうしても我慢できずにもれてしまう

③溢流性尿失禁《いつりゅうせいにょうしっきん》

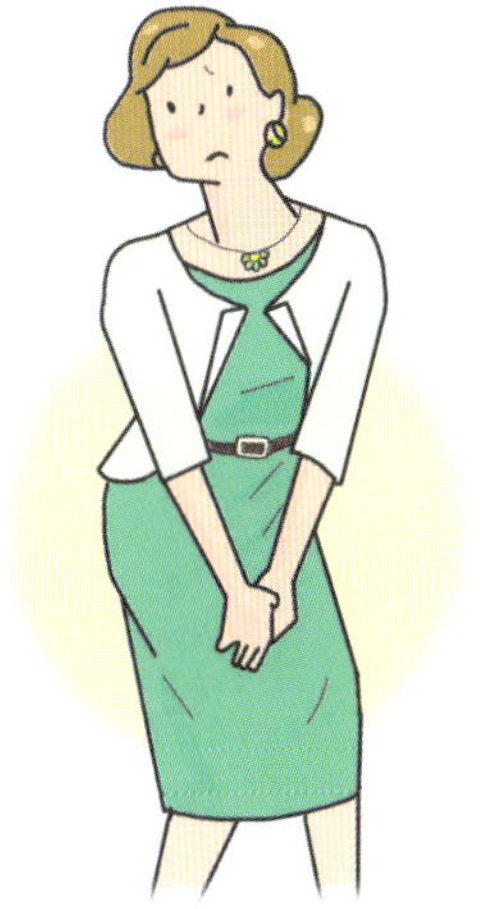

ふだんから尿がスムーズに出にくく、絶えず少しずつもれている

④機能性尿失禁《きのうせいにょうしっきん》

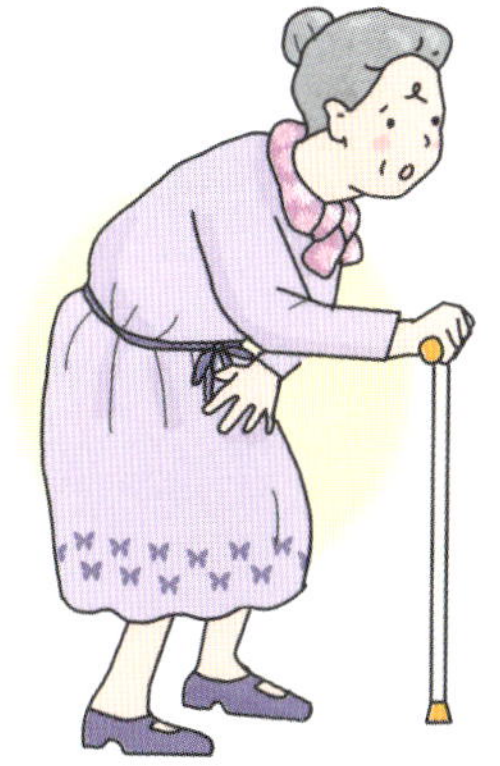

体に障害があり、移動に時間がかかって、トイレにたどりつく前にもれてしまう。認知症でトイレがわからず、トイレ以外のところでもらしてしまう

咳やくしゃみでもれる腹圧性失禁

腹圧性尿失禁は女性にはもっともよく見られるもので、尿失禁の患者さんの大半を占めています。何かの拍子におなかに力が入ると、もれてしまいます。

特に40歳以上の人、2回以上の出産経験がある人、太っている人などは腹圧性尿失禁を起こしやすいので注意が必要です。また、妊娠中や出産直後の人も、このタイプの尿もれを見ることがあります。

妊娠中は胎児に膀胱や骨盤底が圧迫されるため、尿失禁が起こりやすくなります。しかし、出産してしまえば元に戻りますので、妊娠中の尿失禁は気に病む必要はありません。

出産直後の尿失禁は、出産時に骨盤底の筋肉が傷むことによって起こります。これも一時的なもので、産後4ヵ月ぐらいでたいていは自然に治ります。ただ、中にはいつまでも治りきらずに尿もれが続いたり、年をとってから再発することもあります。

腹圧性尿失禁の場合、いちばん起こりやすいのは、咳やくしゃみをしたときです。大笑いしたときにちょっぴりもれるという人もいます。また、スポーツをしたとき、重い物を持ち上げたときなども起こりがちです。はじめはくしゃみをしたときにわずかにもれる程度でも、進行すると、ただ「歩く」とか「階段の上り下りをする」というような日常の動作でも、もれるようになります。もれる頻度も増して尿もれパッドが手放せなくなることもあります。

腹圧性尿失禁は、骨盤底筋体操（110ページ）や手術（124ページ）などの治療を行えば完治も可能です。あきらめないで受診してください。

女性の尿失禁の割合

圧倒的に腹圧性尿失禁が多い

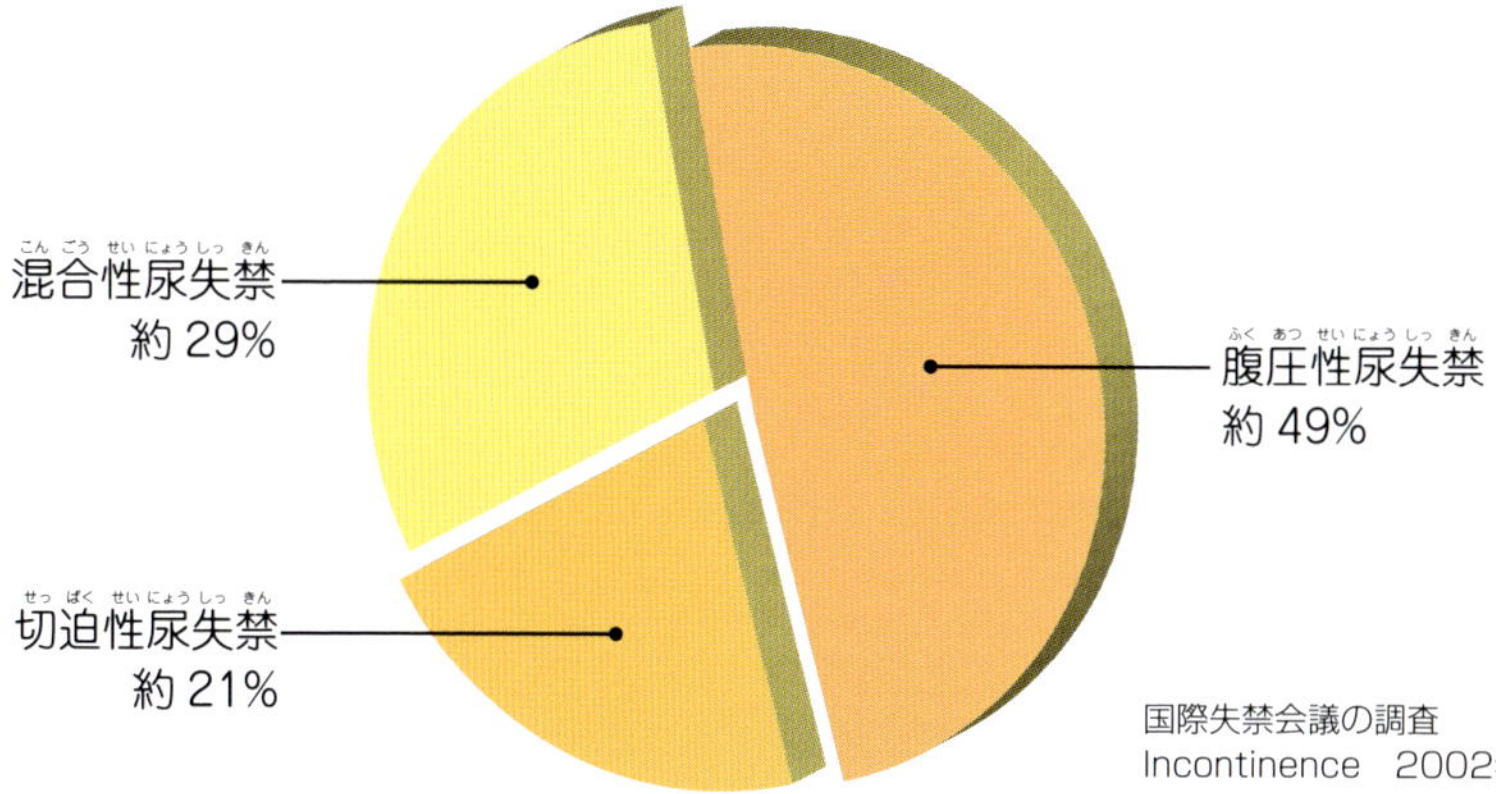

国際失禁会議の調査
Incontinence　2002年

腹圧性尿失禁になりやすい人の特徴

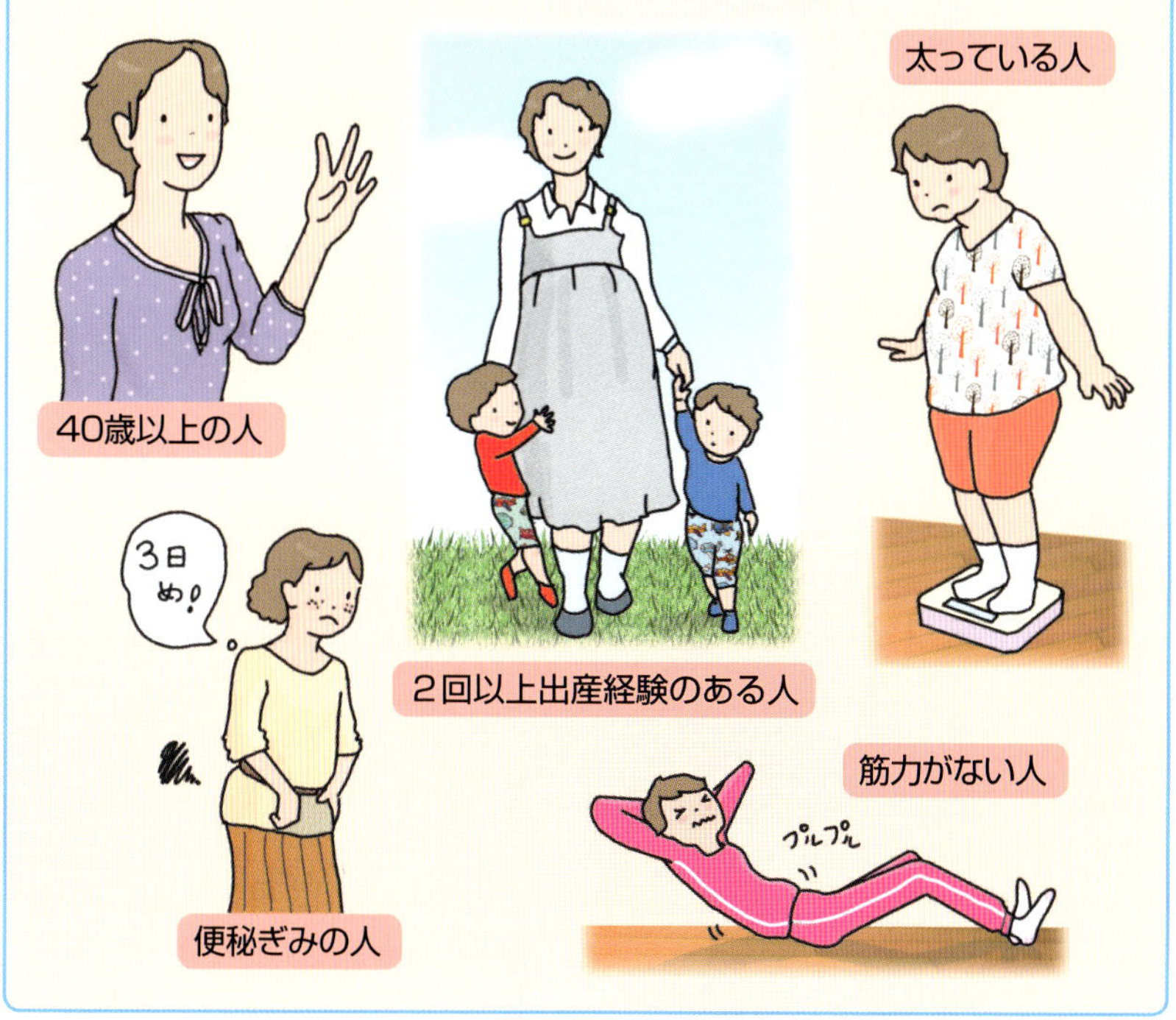

40歳以上の人
2回以上出産経験のある人
太っている人
3日め!
便秘ぎみの人
筋力がない人
プルプル

我慢できずにもれる切迫性尿失禁

腹圧性尿失禁に次いで多いのが切迫性尿失禁で過活動膀胱の一つの症状です。行きたいと思うと我慢ができず、トイレにたどりつくまでにもれてしまいます。

普通は、尿意を感じてもしばらくは我慢できます。たとえばテレビドラマを観ているときにトイレに行きたくなっても、CMが始まるまで待ってから行っても間に合います。自分で排尿をコントロールできるわけです。

ところが、切迫性尿失禁の場合は、急激に尿意がわき起こり、すぐさま行かないと間に合いません。必死の思いでトイレに駆け込んでも、下着をおろす直前に出てしまうこともあります。機能性尿失禁のように移動に時間がかかるわけではなく、機敏に動けるのに間に合わないのです。

また、膀胱にさほど尿がたまっていなくても強い尿意がわき、もれてしまいます。こうなると、外出先ではまずトイレの場所を確認し、早め早めに行くようにしなければなりません。行きたくなってからでは遅いのですから非常に不便ですし、不安も大きくなります。

切迫性尿失禁は、脳卒中の後遺症や*パーキンソン病などの脳の病気によって起こったり、*膀胱炎で膀胱が過敏になって起こることもありますが、脳にも膀胱にも特に異常がないのに起こるケースも少なくありません。

この切迫性尿失禁に前述の腹圧性尿失禁が合併することも多く、これを「混合性尿失禁」といいます。切迫性・腹圧性・混合性の3つが、女性の尿失禁のほとんどを占めています。

切迫性尿失禁《せっぱくせいにょうしっきん》の特徴

突然の激しい尿意

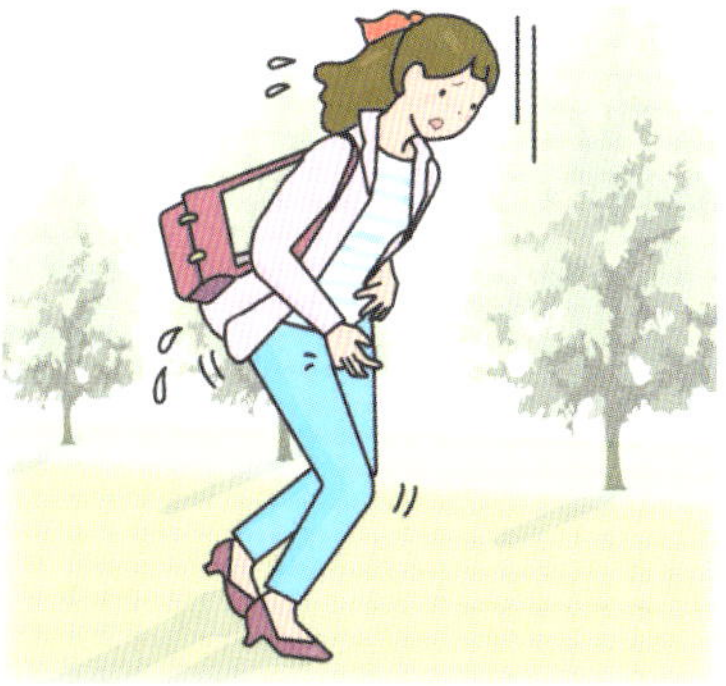

急激に尿意におそわれ、我慢できずにもれてしまう

あと少しなのに

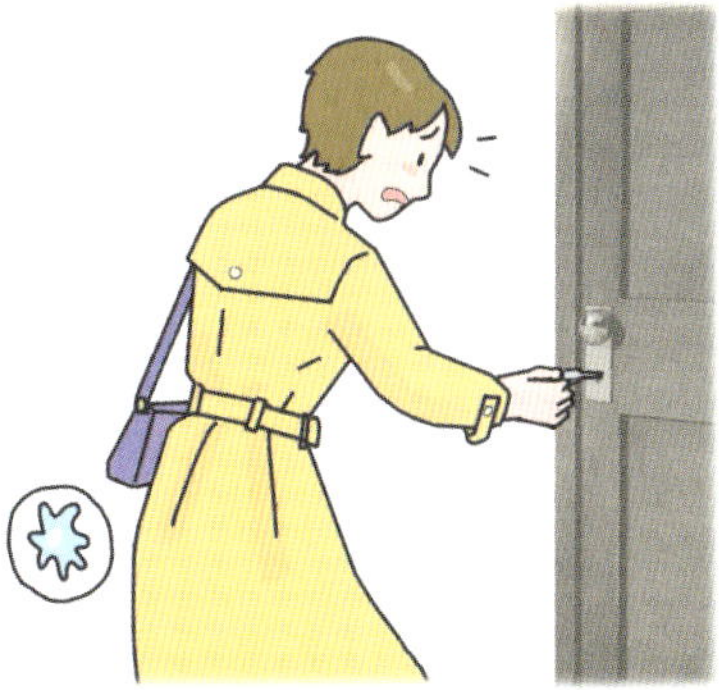

急いで帰宅して、玄関の鍵を開けようとするともれてしまう

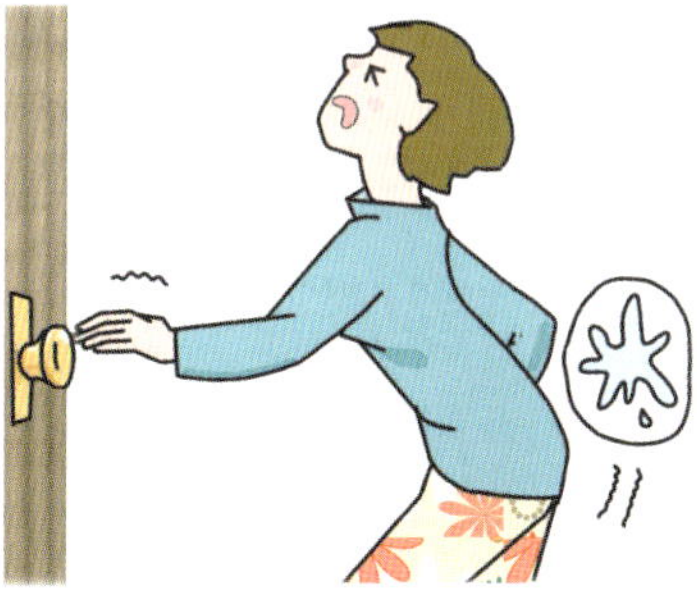

必死にトイレにたどり着いて、ドアノブに手をかけたときにもれてしまう

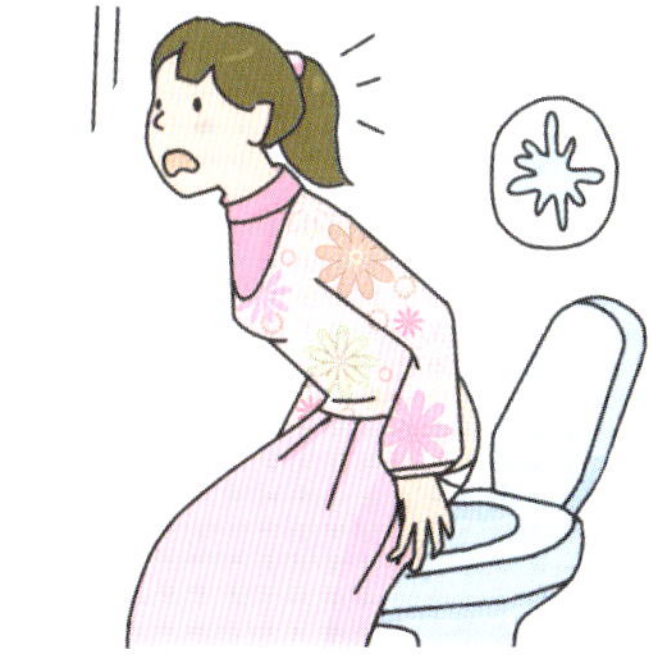

トイレの中で下着をおろそうとしたときにもれてしまう

冷たい刺激で

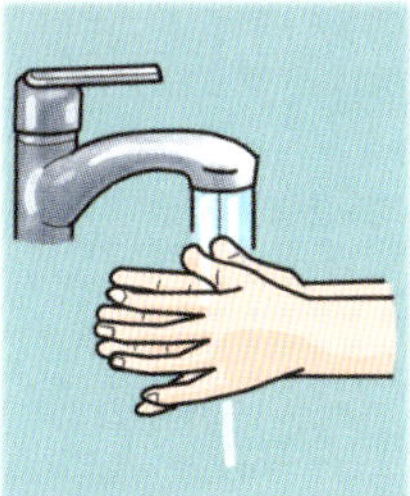

冷たい水に触れたり、寒い場所に出たりすると、尿意が起こりもれてしまう

頻尿も

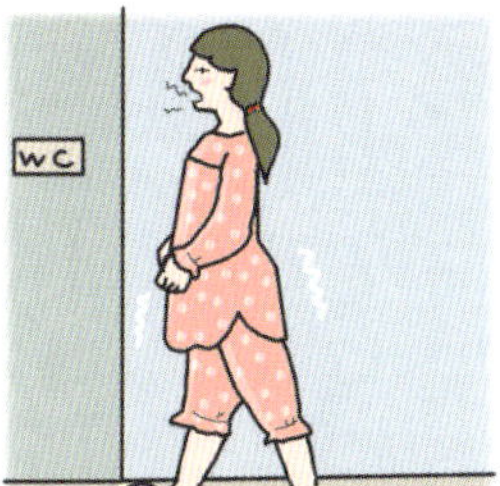

トイレが近い。就寝中も2回以上トイレに起きる

あなたの尿失禁はどのタイプ？

このように、トイレ以外の場所でもれてしまう、という現象は同じでも、もれるシーンやもれ方はさまざまです。まずは自分の尿失禁がどのタイプなのか知ることが大切です。それによって対策が異なってくるからです。

もっとも多い腹圧性尿失禁は、軽度なら、骨盤底筋体操を正しく行えば治せます。そうとわかれば希望がわいて、がんばってやってみようという気になるのではないでしょうか。重度の人も、今はさまざまな治療法が開発されていますので、治癒《ちゆ》は可能です。ぜひ、専門機関で受診してください。

切迫性尿失禁は、まず原因を調べ、病気がある場合はその治療を行い、病気がない場合は薬物療法で尿失禁を改善していきます。骨盤底筋体操も有効です。

混合性尿失禁は、どちらの症状が主かを見極め、症状が強いほうに合わせて対策を講じます。

溢流性尿失禁は、原因になっている病気を突き止めることが先決です。それがわかったら、その病気に応じた治療を行います。

また、機能性尿失禁は、膀胱や骨盤底筋など排尿に関わる機能に問題があるわけではなく、運動機能や脳の機能の障害によって起こります。この場合は専門家によるリハビリなどが必要です。

では、チャートで自分のタイプを確かめ、さらに尿失禁のレベルをチェックしてみましょう。現状を把握するのがはじめの一歩です。

あなたはどのタイプ？

尿失禁にはいろいろなタイプがあります。まずあなたがどのタイプか、調べてみましょう。

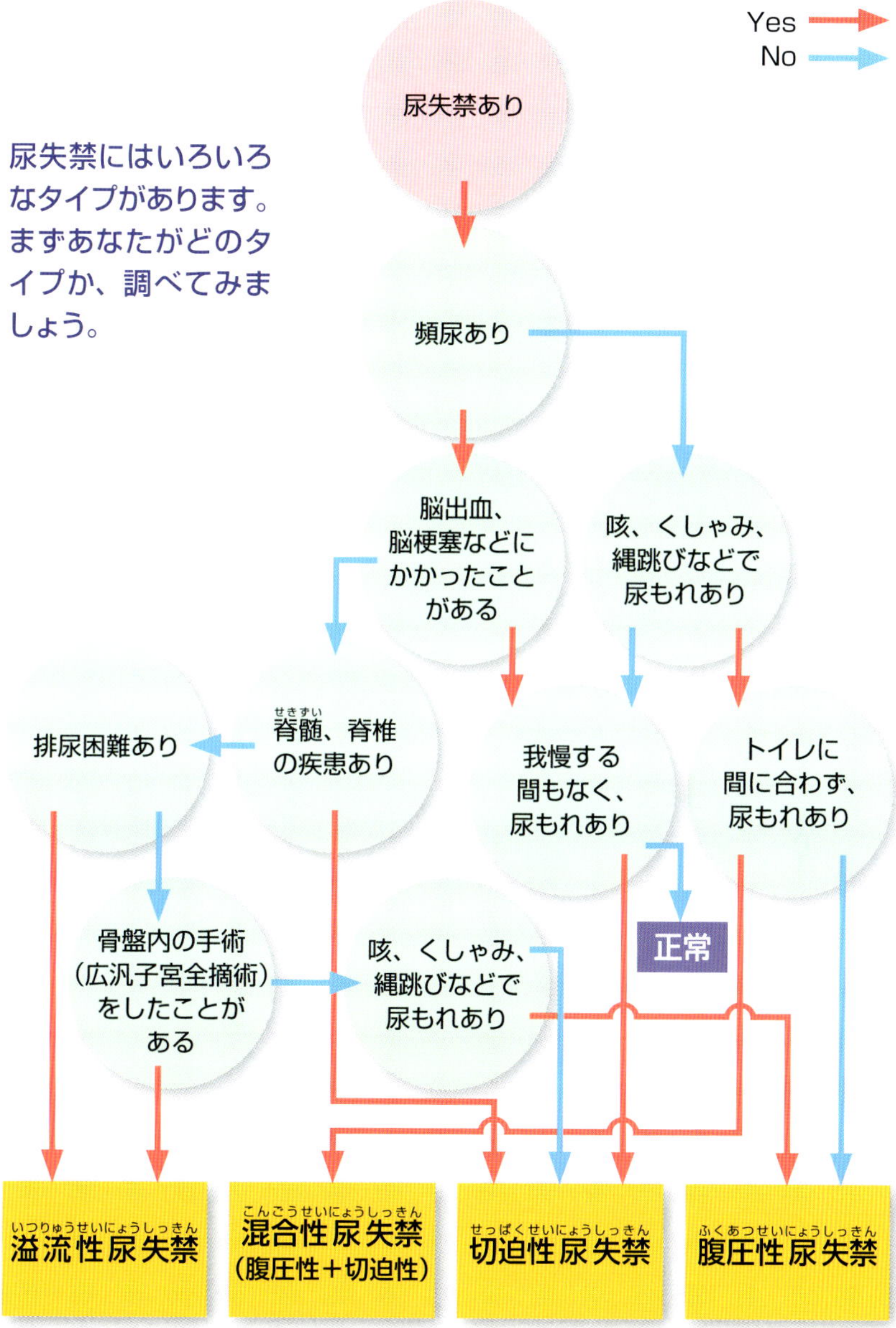

＊「プライマリケア診断マニュアルNo.1」より

頻尿・尿失禁が起こるメカニズム

知っておきたい排尿のしくみ

尿を作り排泄《はいせつ》するのは泌尿器の役割です。泌尿器は、「腎臓」「尿管」「膀胱」「尿道」から成っており、これらの器官が協調して働いてくれているおかげで、私たちはスムーズに排尿できるのです。１日の尿の量は約１０００～２０００㎖、健康な成人の１回の排尿量は、約３００㎖といわれています。

まず、腎臓が全身から集められた血液をろ過します。必要な成分は再吸収され、最終的に不要になったものが尿になります。こうして腎臓で作られた尿は尿管へと送り出され、蠕動《ぜんどう》運動によって膀胱に送られます。

膀胱は伸び縮みする袋のような臓器で、尿をためる機能と、排泄を助ける機能を持っています。我慢すれば、５００㎖くらいの尿をためられますが、通常は２５０～３００㎖ほどたまると、「いっぱいになったよ」という信号が、膀胱から脳に送られます。これによって尿意が起こり、私たちはトイレに行くのです。準備ＯＫとなると「よし、出していいよ」という信号が脳から膀胱と尿道に送られます。すると尿道が開き、同時に膀胱がポンプのように収縮して尿を押し出します。

腎臓は24時間休みなく働き、１分間に平均１㎖くらいの尿を作ります。ですから、もし膀胱にためる機能がなかったら、あるいは尿もれを防ぐしくみがなかったら、常に尿は少しずつもれっ放しになっているというわけです。人間の体は実にうまくできていますね。

排尿のしくみ

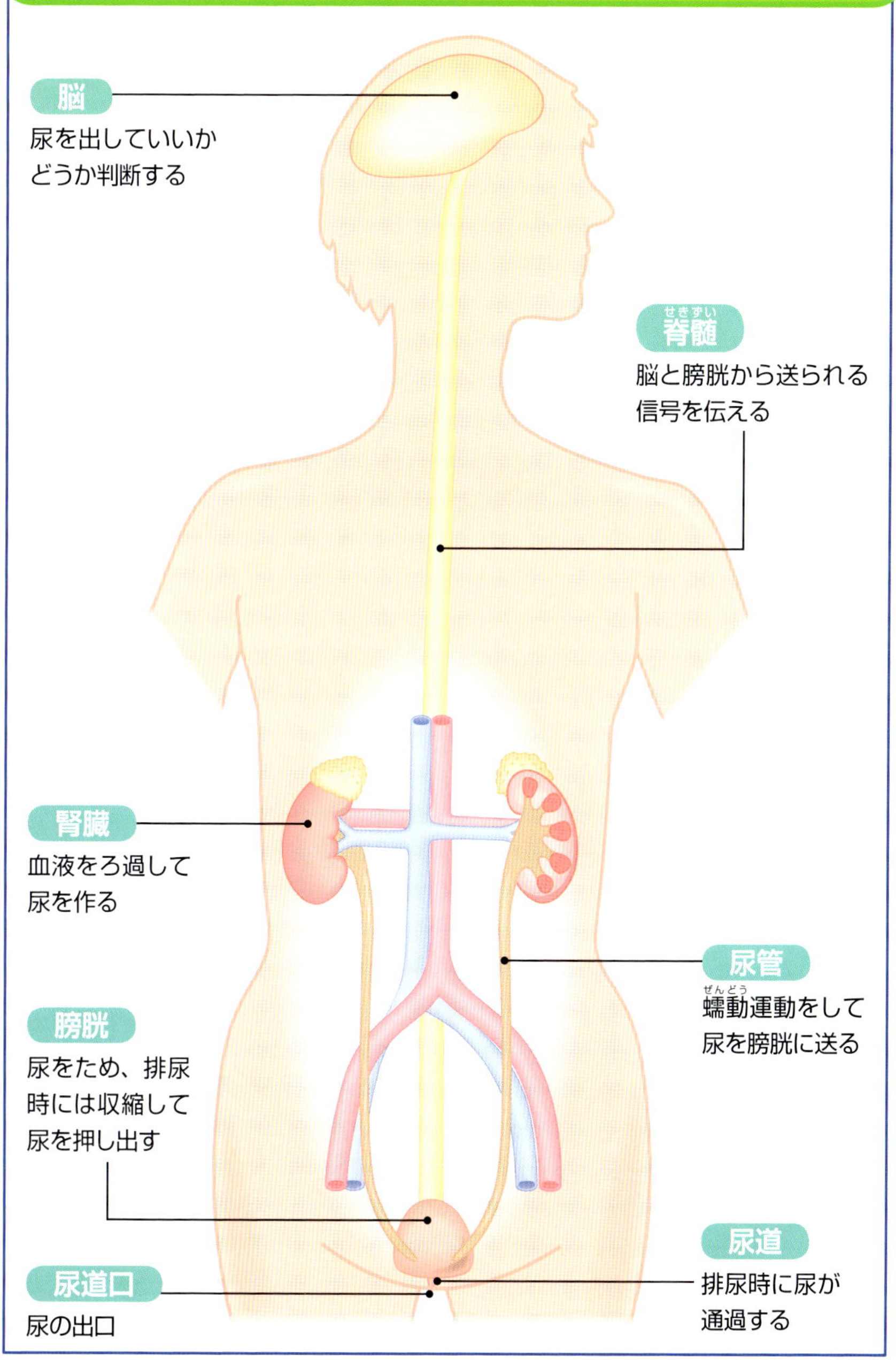
脳
尿を出していいかどうか判断する
脊髄《せきずい》
脳と膀胱から送られる信号を伝える
腎臓
血液をろ過して尿を作る
尿管
蠕動《ぜんどう》運動をして尿を膀胱に送る
膀胱
尿をため、排尿時には収縮して尿を押し出す
尿道
排尿時に尿が通過する
尿道口
尿の出口

排尿をコントロールするメカニズム

では、どのように排尿をコントロールしているのか、もう少し詳しく見てみましょう。

膀胱は三層の筋肉からできています。尿が膀胱にたまっていくときは主に自律神経の交感神経が働き、膀胱の筋肉はゆるんで徐々に広がっていきます。逆に、尿道の筋肉は尿をもらさないようにしっかり閉じています。

尿道の周りには、内尿道括約《かつやく》筋という平滑《へいかつ》筋と、外尿道括約筋という横紋《おうもん》筋があります。前者は内臓や血管壁の筋肉と同じで自分の意思で動かせませんが、後者は手足の筋肉と同じで動かせます。

尿をためているときは、無意識のうちに内尿道括約筋が尿が出るのを抑え、さらに自分の意思で外尿道括約筋をきゅっと締めて、もれを防いでいます。いわば二重ロック方式になっているのです。

尿がある程度膀胱にたまると、脊髄の神経を通して脳に信号が送られ、尿意が起こります。しかし、すぐにトイレに行けないときは「まだ出したらダメ」という指令が、脳から膀胱と尿道に送り返されるのです。すると、外尿道括約筋や骨盤底の筋肉などが連携して尿道を締め、もらさないようにがんばります。私たちが我慢できるのはこのためです。

準備が整って「出してもいいよ」という指令が出たときは、主に副交感神経が働き、尿道がゆるむのと同時に膀胱の筋肉が収縮して尿を押し出します。

このように、脳、神経、膀胱、尿道が、「ゆるめる」「締める」を協調して行い、「蓄尿《ちくにょう》（尿をためること）」と「排尿」をコントロールしているのです。

排尿は脳と神経、膀胱、尿道の共同作業

尿をためているとき

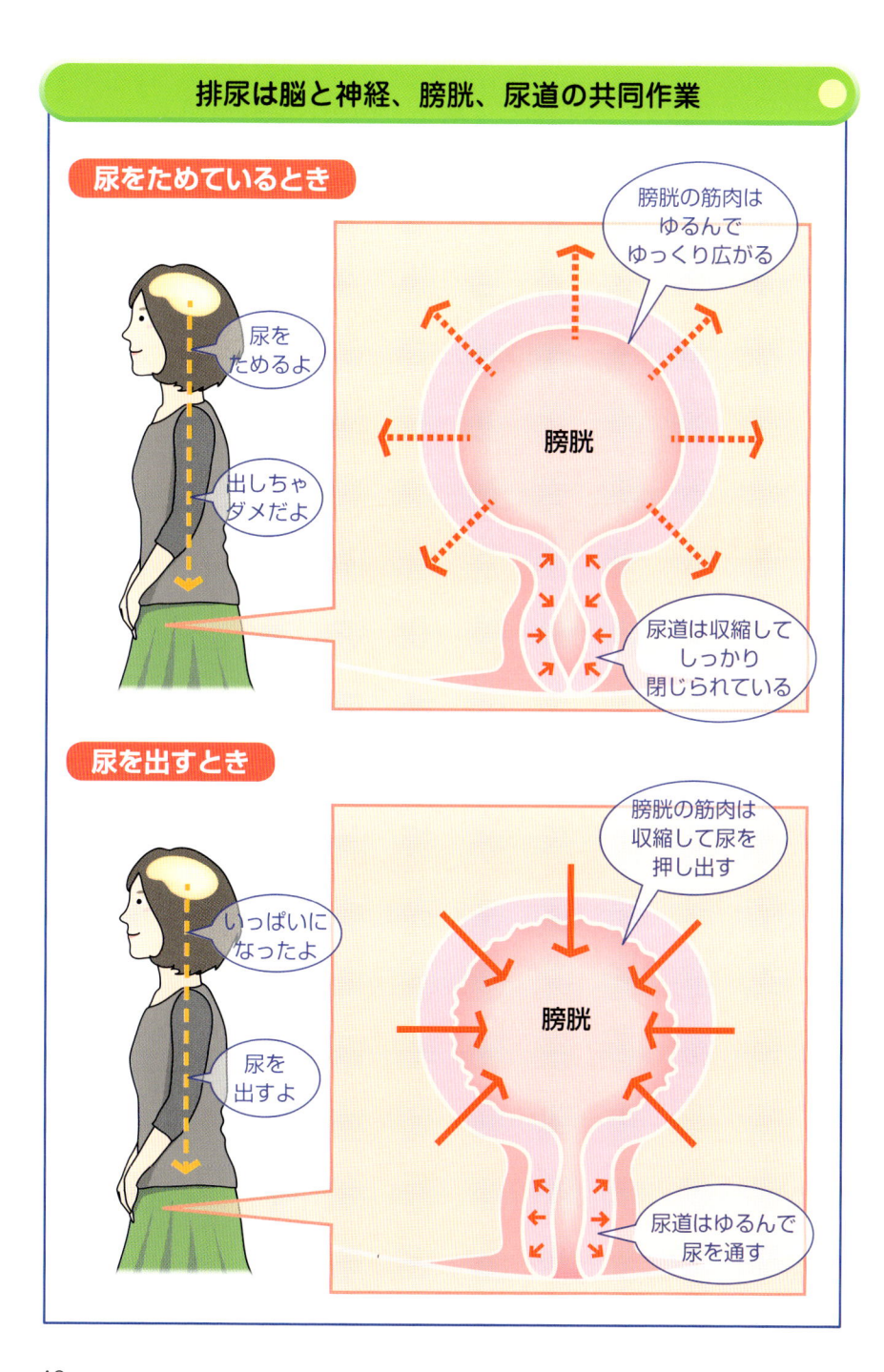

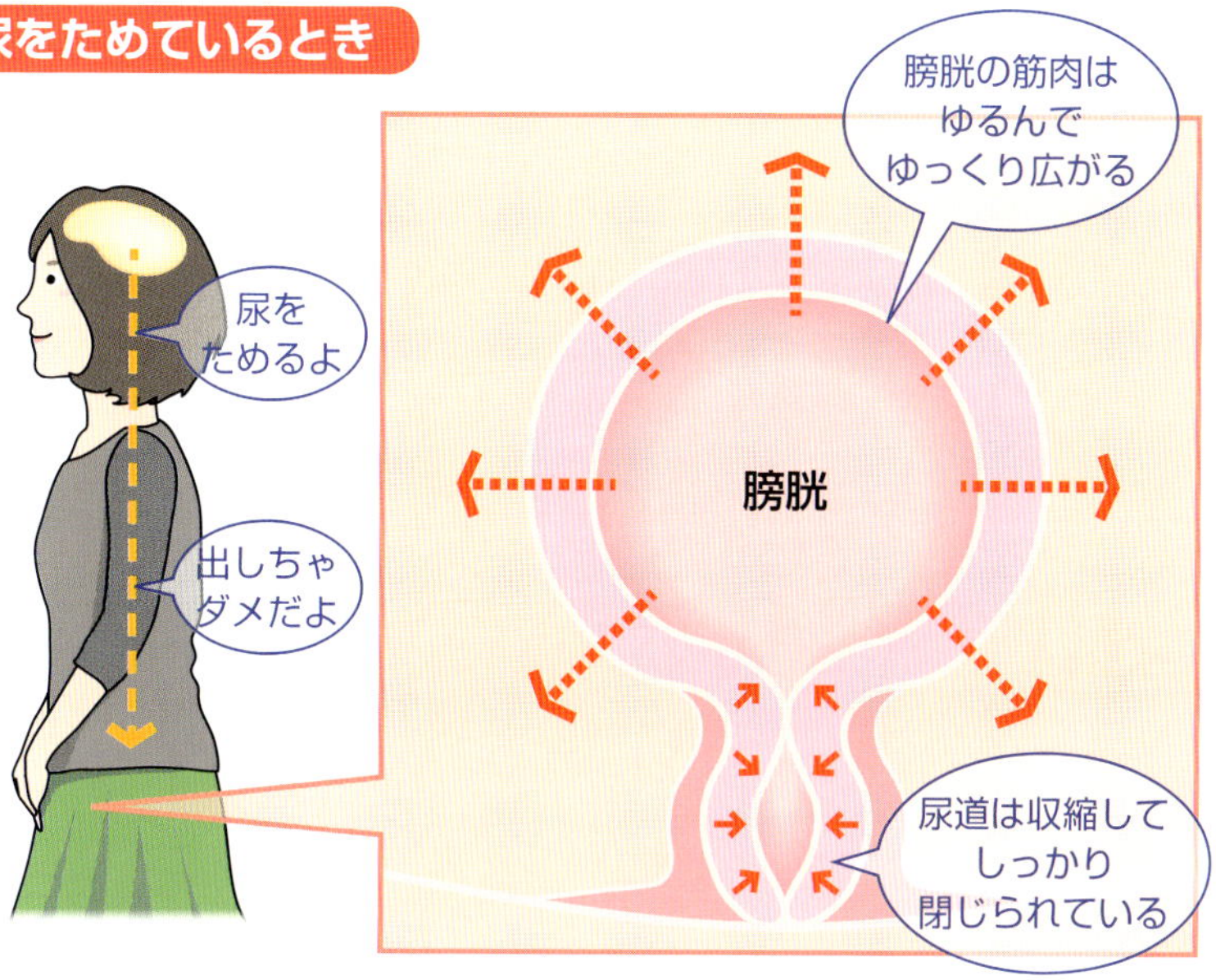

尿を
ためるよ
出しちゃ
ダメだよ
膀胱の筋肉は
ゆるんで
ゆっくり広がる
膀胱
尿道は収縮して
しっかり
閉じられている

尿を出すとき

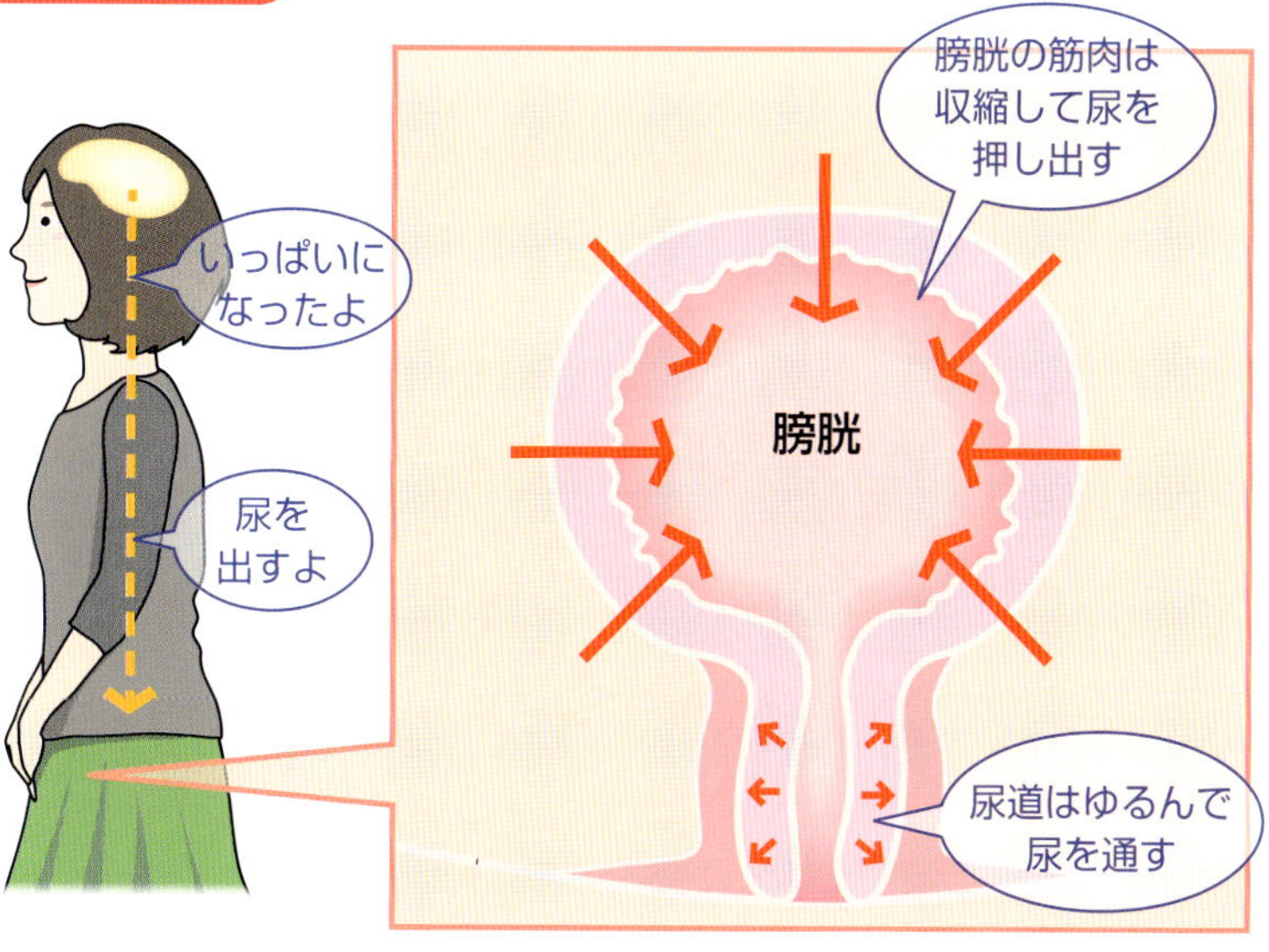

いっぱいに
なったよ
尿を
出すよ
膀胱の筋肉は
収縮して尿を
押し出す
膀胱
尿道はゆるんで
尿を通す

骨盤底のしくみ

今排尿のしくみをお話ししましたが、実は泌尿器以外にも、排尿に深くかかわっている部分があります。それは骨盤底です。骨盤は知っていても、骨盤底は初耳という方も多いのではないでしょうか。骨盤底とはその字が表すとおり、骨盤の底にあたる部分です。骨盤の中は、おなか側から膀胱と尿道、その後ろに子宮と膣、いちばん後ろに直腸と肛門という配置になっています。

これらの臓器をしっかり支えているのが骨盤底で、たくさんの筋肉や靭帯《じんたい》、筋膜《きんまく》などから成っています。この骨盤底を構成している筋肉や靭帯、筋膜をまとめて「骨盤底筋群」といい、恥骨から尾骨までハンモックのように張り渡されています。骨盤底というと、何か硬い骨のようなイメージがありますが、筋肉でつくられた膜と考えるとわかりやすいでしょう。

人間は直立二足歩行ですから、重力によって内臓などの臓器が下に引っ張られます。骨盤底がないと、臓器が垂れ下がり、体の外に飛び出してしまうおそれがあります。それを防ぐために、人間が直立二足歩行をするようになったときに、しっぽを動かしていた根元の筋肉が変化して、骨盤底になったといわれています。

骨盤底筋群には自分の意思で動かせるものがあり、尿がもれそうになると、尿道括約筋と協調して、膀胱の出口や尿道をきゅっと締めます。

このように、骨盤底は内臓や膀胱が下がらないようにしっかり支えるとともに、尿失禁を防ぐ手助けをしているのです。肛門括約筋とも協調して、便失禁を防ぐ役割も担っています。

骨盤底のしくみ

健康な骨盤底

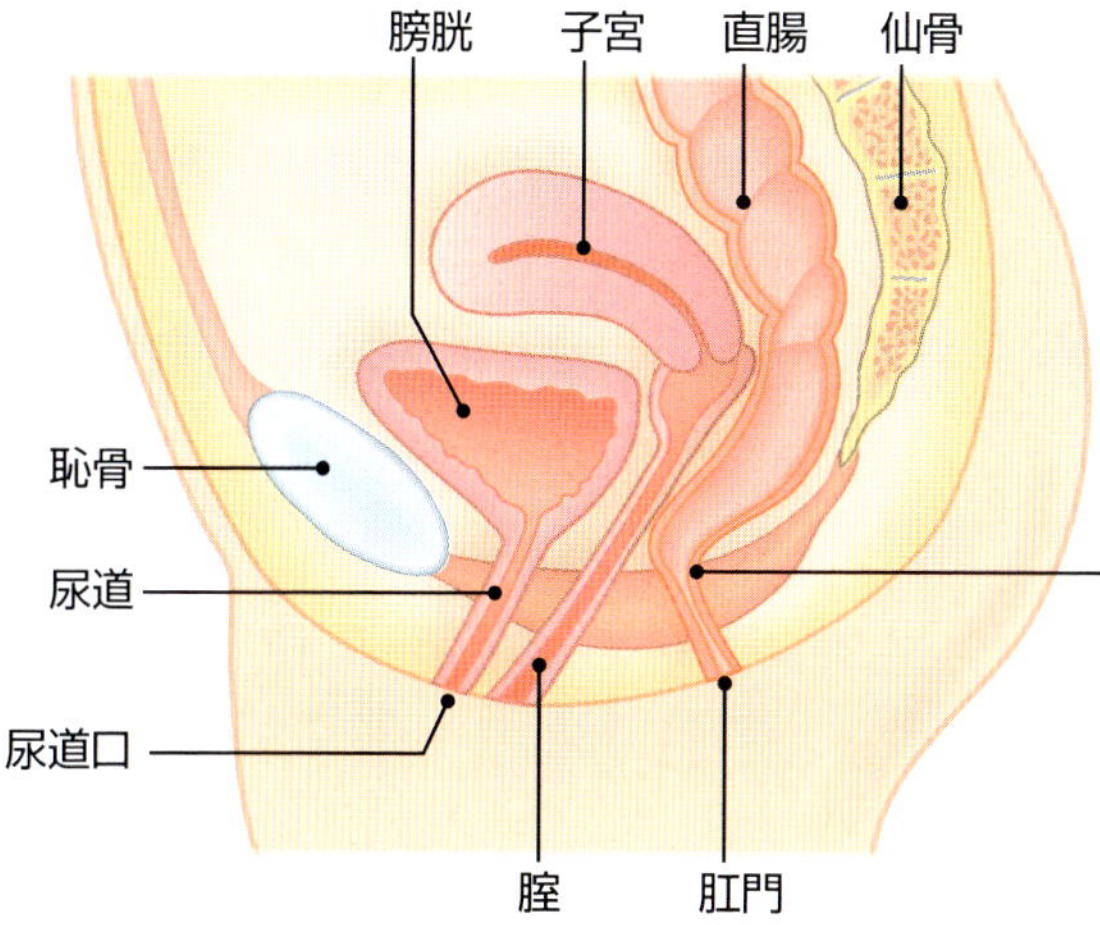

尿道括約筋と強調して、もれを防いでいる

骨盤底

骨盤底はたくさんの筋肉や靭帯、筋膜からできている、ハンモックのようなもの

骨盤底がゆるむと…

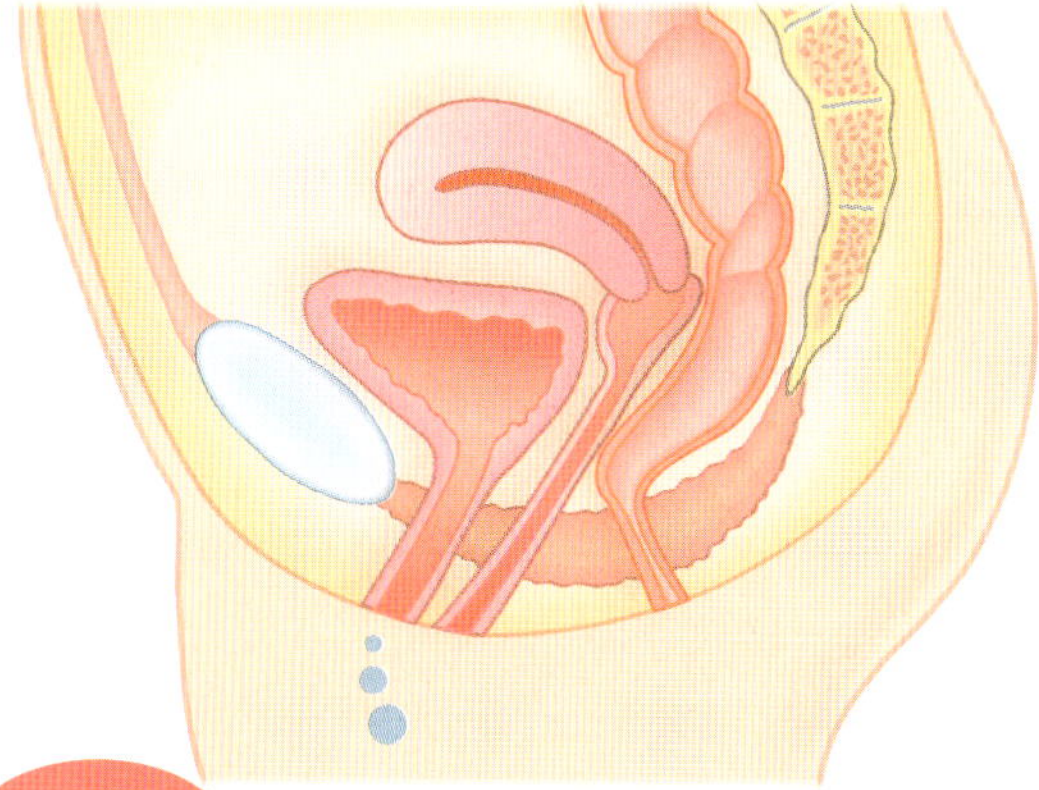

女性は、尿道、膣、肛門と管が3つも貫通していてゆるみやすい

主な働き

- ●内臓が落ちないようにしっかり支える
- ●膀胱がずれたり下がったりしないように安定させる
- ●尿や便がもれないように手助けする

尿失禁はなぜ起こる？

尿失禁の原因はさまざまです。タイプによっても異なりますし、複数の要因が重なっていることもあります。

排尿には、脳、神経、膀胱、尿道、さらに骨盤底が複雑にかかわっています。私たちはふだん何気なく排尿をしていますが、無意識のうちにさまざまな信号が発令され、それに従って筋肉が適切に動いて、無事完遂《かんすい》されるのです。逆にいうと、このうちどれか一つでもうまく働かなければスムーズに排尿をコントロールできず、尿失禁が起こりやすくなります。

もともと女性は男性に比べ、もれやすい構造になっています。なぜなら、尿道がずっと短いからです。男性の尿道は、尿だけではなく精液の通路にもなっており、長さが20㎝ほどあります。しかも出口は前立腺で囲まれ、L字型に曲がっています。一方、女性の尿道は4㎝ぐらいしかなく、まっすぐ外に向かっています。これだけでも、もれやすいのがわかりますね。

さらに、女性にはもれやすい条件がもう一つあります。女性は出産をするため、骨盤底が傷みやすくなっているのです。今述べましたように、骨盤底には重要な役割がありますので、傷んだり、ゆるんだり、働きが悪くなると、どうしても尿失禁しやすくなります。

この骨盤底のダメージが原因で尿失禁が起こることが多いのですが、骨盤底のダメージは出産のほか、加齢による筋力の低下、脳や神経の障害などで起こることもあります。

それではタイプ別に原因を見ていきましょう。

泌尿器の構造

男性の尿道

尿道の長さは20cmもある
膀胱の出口を前立腺が取り囲み、尿もれしにくい代わりに前立腺肥大で尿が出にくくなりやすい

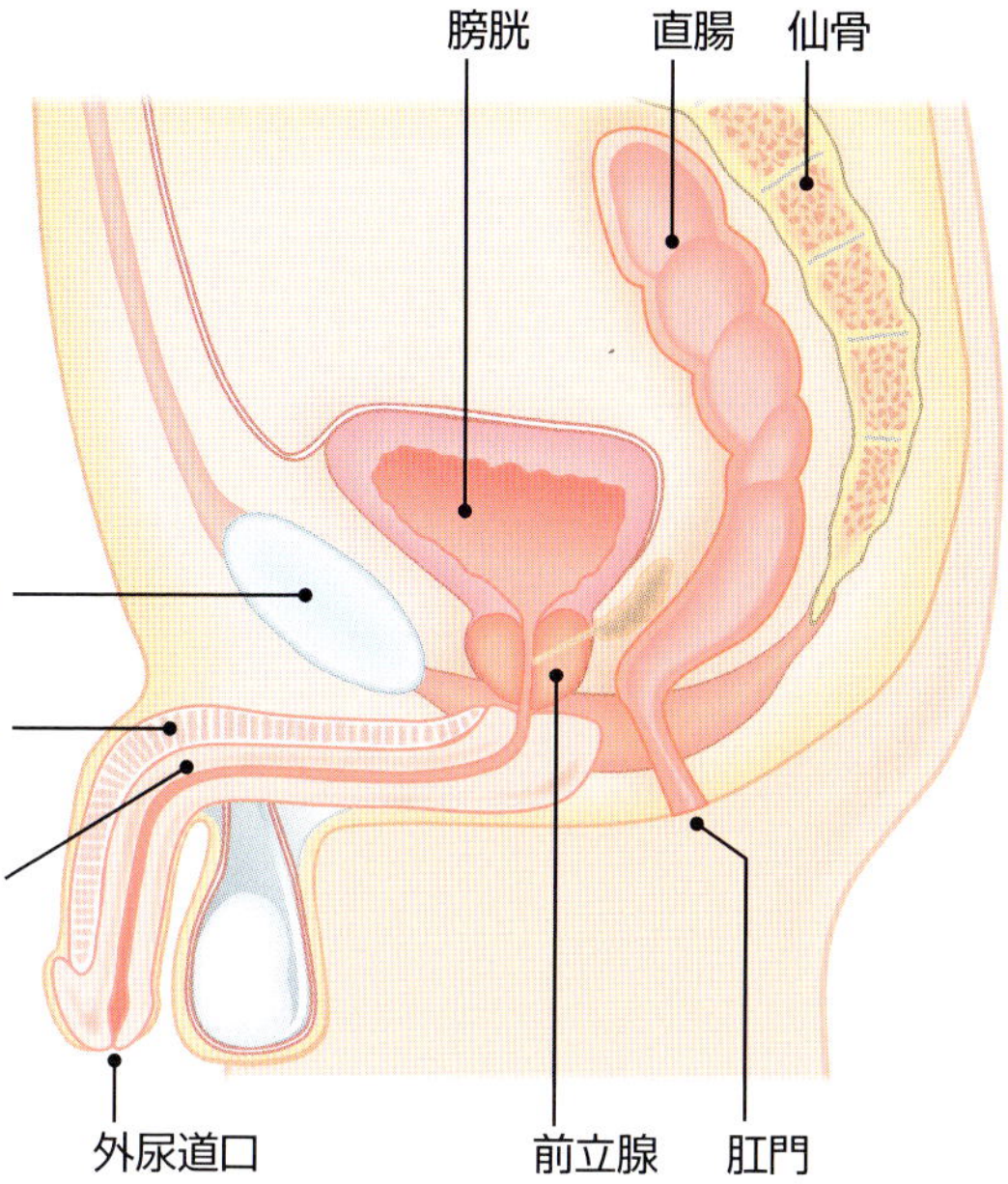

女性の尿道

尿道は４cmほどと短い
しかもまっすぐなのでもれやすい

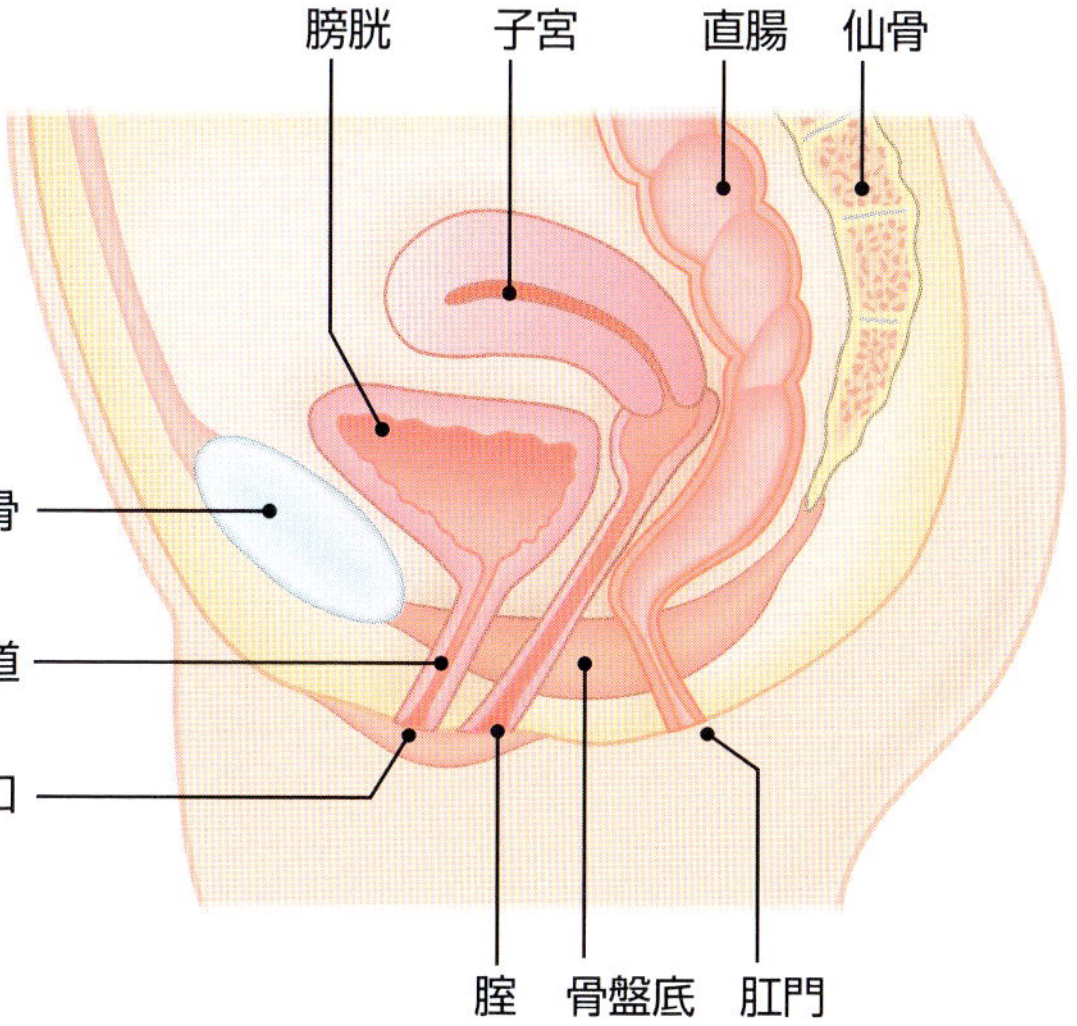

尿道の締まりが悪くて起こる腹圧性尿失禁

女性にもっとも多く見られる腹圧性尿失禁は、尿道を十分に締められないことから起こります。ふつうなら腹圧がかかっても、瞬間的にそれ以上の力でぎゅっと尿道が締めつけられるので、尿がもれることはありません。水道の栓もしっかり締めていると水もれしませんが、締め方が弱いとぽたぽた落ちてしまいますね。これと同じで、締め方が不十分だからもれてしまうのです。

尿道をきちんと締められなくなる主な原因として、骨盤底のゆるみと尿道括約筋の機能低下があげられます。

骨盤底は膀胱や尿道をしっかり支える働きをしています。これがゆるんでたわんでしまうと、膀胱も尿道もグラグラと不安定な状態になり、下がってきたり、後ろ側に倒れ込んだりします。こうなると、膀胱の出口が開きやすくなり、尿道を締めつける力も十分に働かなくなります。このため、腹圧がかかったとき、尿が出ようとする力を抑えきれなくなるのです。

しかし、多少骨盤底がゆるんでいても尿道括約筋の締まりがよければ、食い止められるはずです。それがもれてしまうのは、尿道括約筋の機能が衰え、十分に締められないからです。尿失禁するかしないか、最後の鍵を握っているのは、尿道括約筋の能力です。

この筋肉が出産時に引っ張られて傷ついたり、加齢によって弱っていると、腹圧がかかった瞬間に締めきれずにもれてしまいます。

腹圧性尿失禁は、たいていの場合、どちらかの理由でというより、この2つが重なって起こります。

腹圧性尿失禁《ふくあつせいにょうしっきん》の主な原因

骨盤底がゆるんで尿道を締めきれない

正常な状態

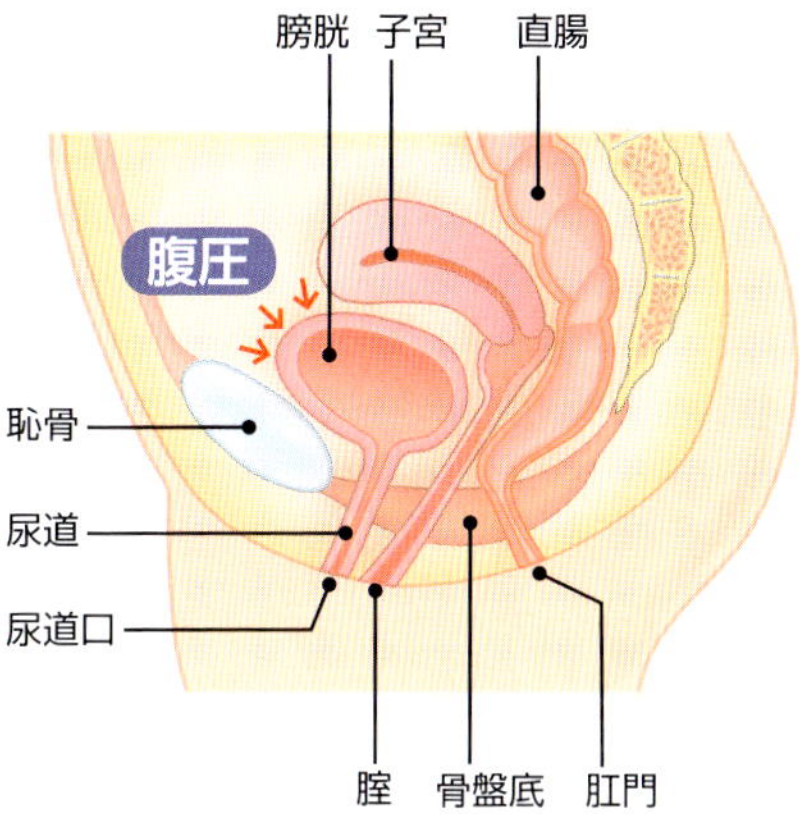

膀胱に腹圧がかかっても、骨盤底筋群が尿道をしっかり支える

骨盤底がゆるんだ状態

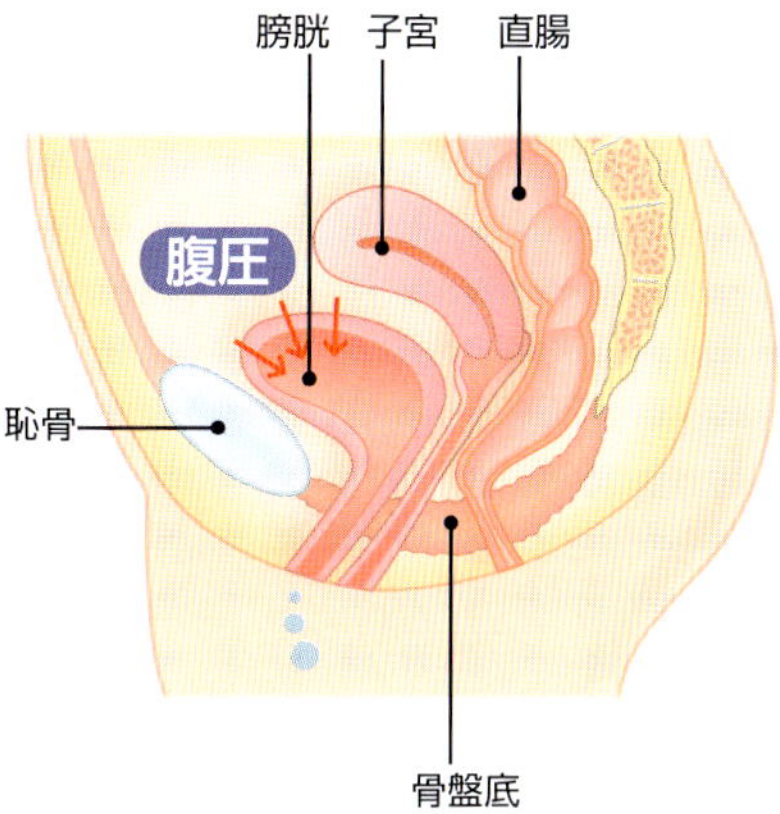

尿道がグラグラして膀胱が腟側に倒れ込んでいる。腹圧がかかると、膀胱の出口も尿道も開きやすくなり、もれてしまう

尿道括約筋《にょうどうかつやくきん》の締まりが悪い

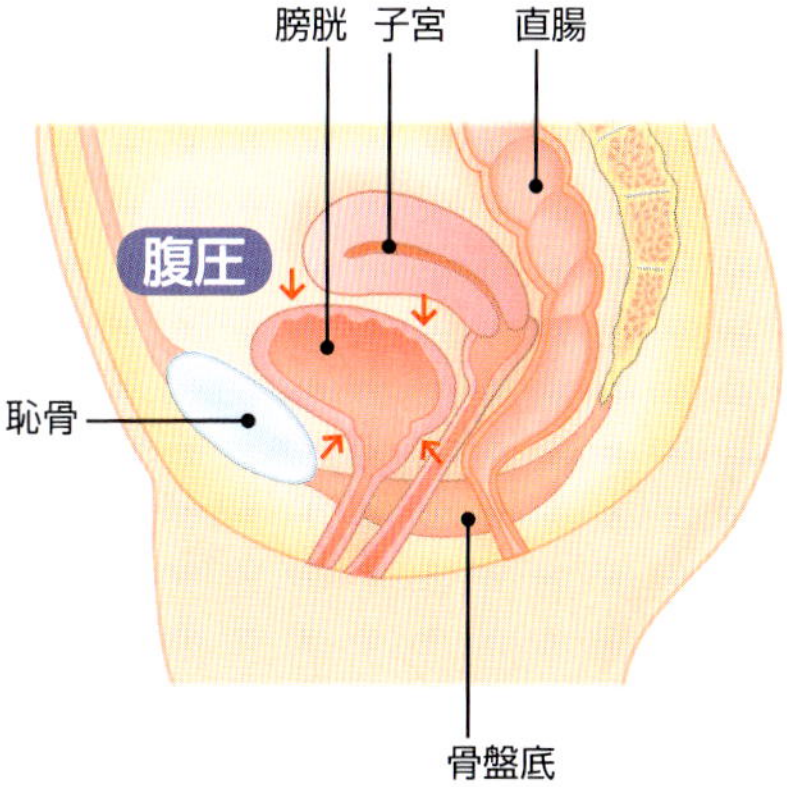

尿道括約筋の機能が衰えると、十分に締められず、もれてしまう

骨盤底がゆるむ原因

骨盤底がゆるむ原因としては、妊娠、出産、女性ホルモンの分泌低下、加齢による筋力低下、肥満などがあげられます。

妊娠中は3キロもある胎児と、胎盤や羊水を支えているのですから、骨盤底には大きな負担がかかります。そのうえ、出産時にぐーっと引き伸ばされ、筋肉が薄くなり、ゆるんでしまうのです。産後に尿失禁が起こりやすいのはこのためです。

でも、若いときは回復も早く、ふくらんだ子宮が数ヵ月でまた元の大きさになるように、伸びきった骨盤底の筋肉も、4ヵ月ぐらいで元に戻ります。ただ、一度傷んでしまった筋肉は完全には治りにくく、加齢とともにゆるみやすくなります。経産婦に腹圧性尿失禁が多いのは、出産によって骨盤底がダメージを受けているからだと考えられます。

さらに、更年期や閉経期前後になると、女性ホルモンの分泌が低下します。なかでもエストロゲンには、尿道の筋肉やそのまわりの筋肉にハリをもたせる働きがあるので、分泌が減ると弾力がなくなり、骨盤底がゆるんでしまうのです。

また加齢によっても筋力は低下し、当然骨盤底筋群も弱ってきます。

このように、骨盤底がゆるむ原因はさまざまありますが、見落としがちなのが肥満です。肥満すると脂肪が増えて筋肉が減ります。おまけに重い内臓や脂肪を支えなくてはならず、骨盤底は疲れ果てて伸びてしまうのです。

骨盤底がゆるむ主な原因

妊娠

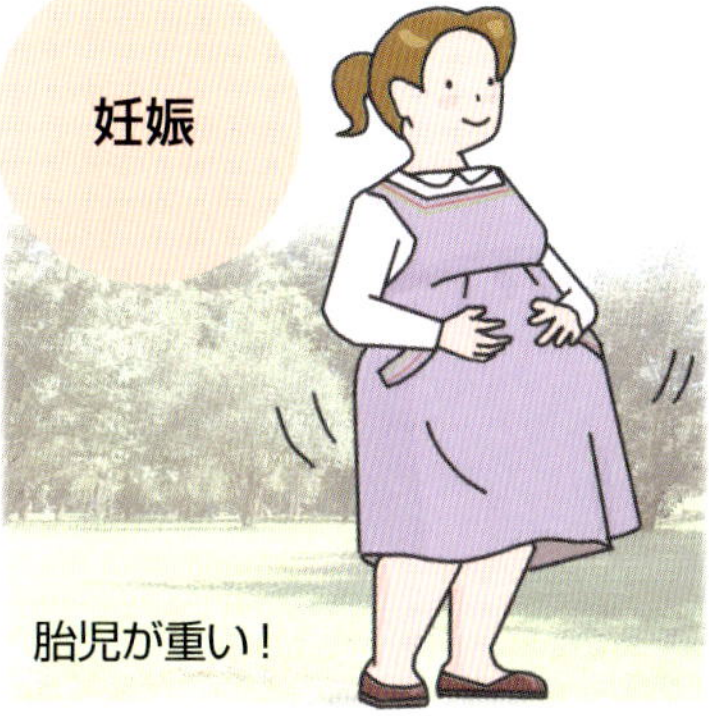

出産

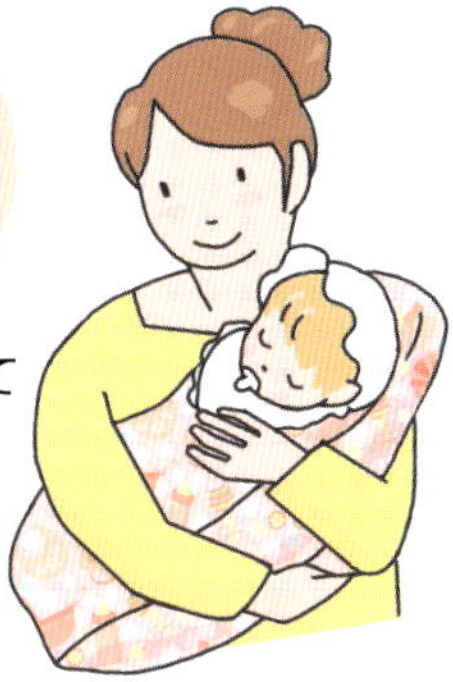

引き伸ばされて
傷んでしまう

エストロゲンの分泌低下

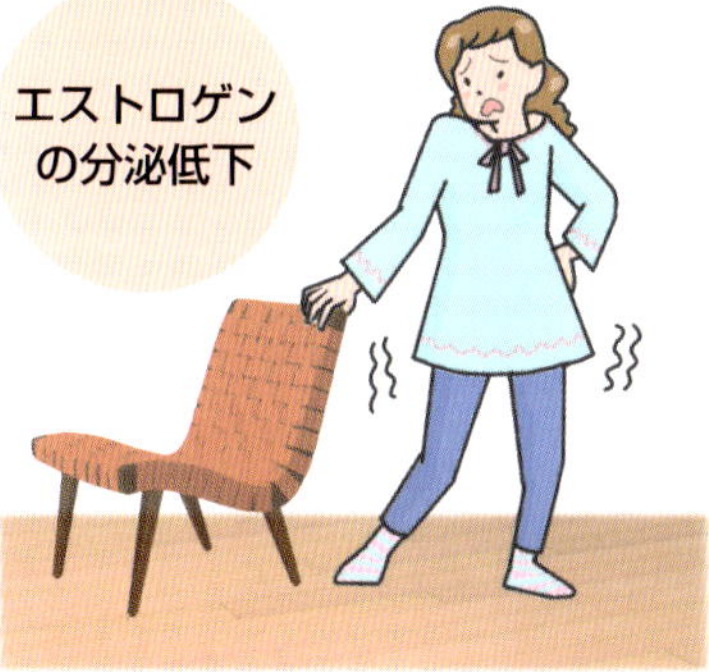

尿道付近の筋肉のハリがなくなる

加齢

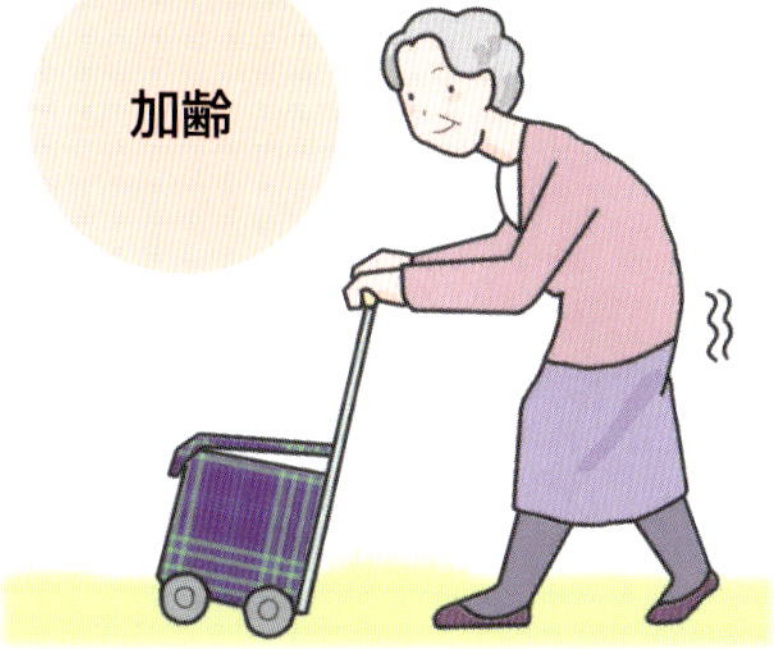

体全体の筋力が低下する

肥満

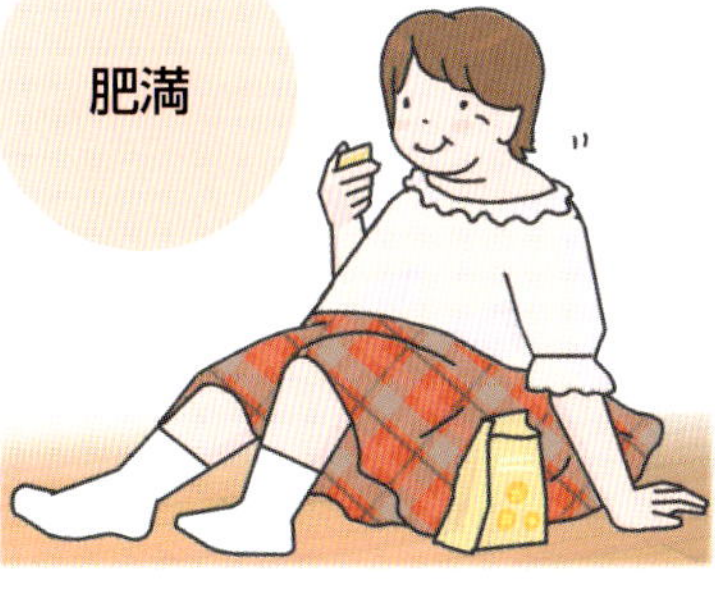

筋肉が減って脂肪になる。また、つきすぎた脂肪が骨盤底に負担をかける

便秘症

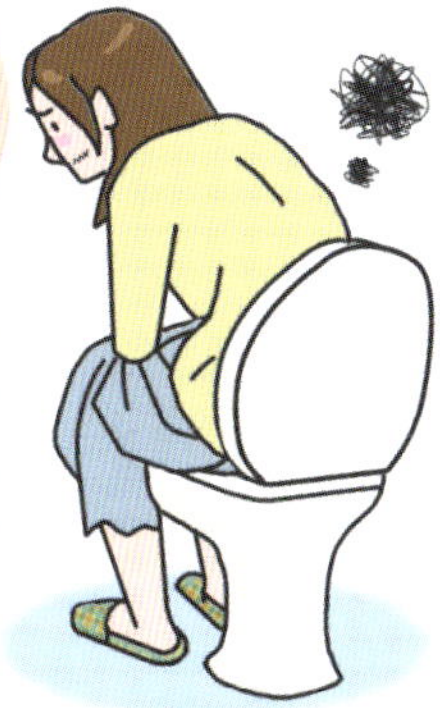

しょっちゅういきんで力が入るので骨盤底に負担がかかる

原因不明も多い切迫性尿失禁

切迫性尿失禁の背景には過活動膀胱があります。過活動膀胱がある人の5割強が切迫性尿失禁を伴っています。特に女性には多くみられます。

腹圧性尿失禁はいつもれるかおおむね予想できますが、過活動膀胱による切迫性尿失禁は突然に起こり、しかも大量にもれることがあるので、より悩みは深刻といえます。

過活動膀胱の原因としては、まず脳や脊髄の障害があげられます。脳卒中の後遺症やパーキンソン病などによる脳の障害、脊髄損傷や脊髄の病気などによる脊髄の障害があると、脳の指令がうまく膀胱に伝わりません。

普通は準備が整っていないときは、脳は脊髄を通して膀胱に「待った」をかけ、尿を出さないようにします。ところが、脳や脊髄に不具合が起こると、コントロールがきかなくなり、勝手に膀胱が収縮して出してしまうのです。

こうした原因の比較的はっきりしているケースは過活動膀胱全体の20%ほどです。残りの80%は原因がよくわかりません。加齢や骨盤底筋のゆるみなど、いくつかの要因が重なって引き起こされると考えられます。こうした膀胱の過剰な反応によって、切迫性尿失禁が生じます。

過活動膀胱以外に切迫性尿失禁の原因として、膀胱や尿道の不調などが考えられます。膀胱炎や尿道炎、膀胱結石*、膀胱がん*などの病気があると知覚神経が過敏になり、実際より強く尿意を感じるため、膀胱が過剰反応を起こすのです。この場合は、もとの病気が治ると、尿失禁もおさまります。

切迫性尿失禁《せっぱくせいにょうしっきん》の主な原因

過活動膀胱によるもの

脳や脊髄《せきずい》の障害

脳や脊髄に障害が起きて、膀胱との信号のやりとりがうまくいかなくなった

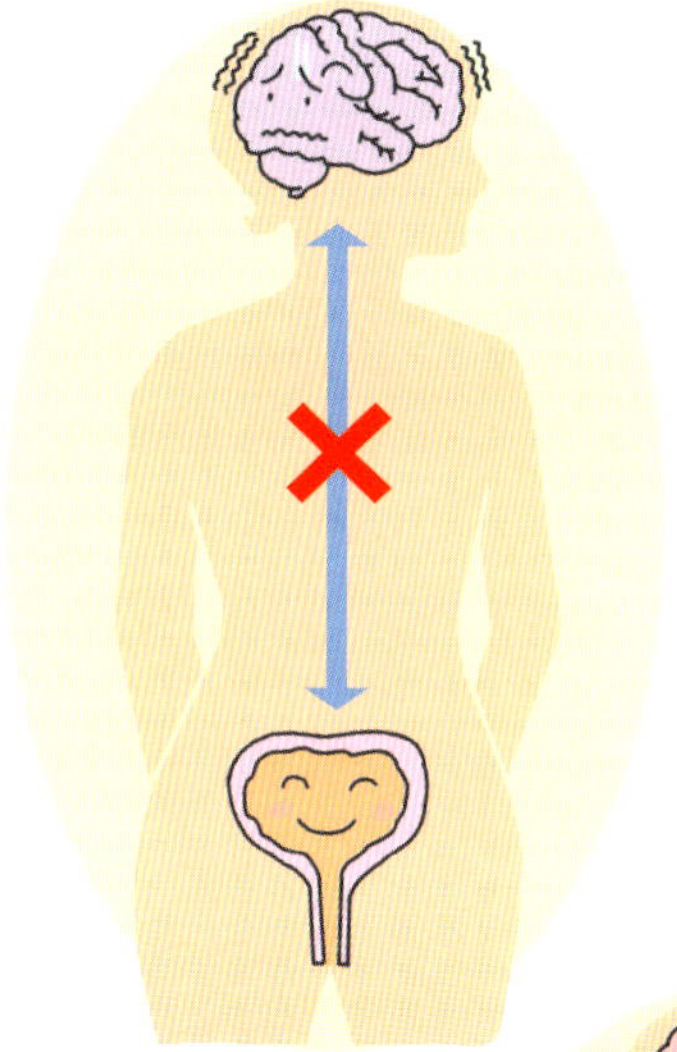

原因不明の過活動膀胱

原因はわからないが、膀胱が不安定になり、勝手に収縮する

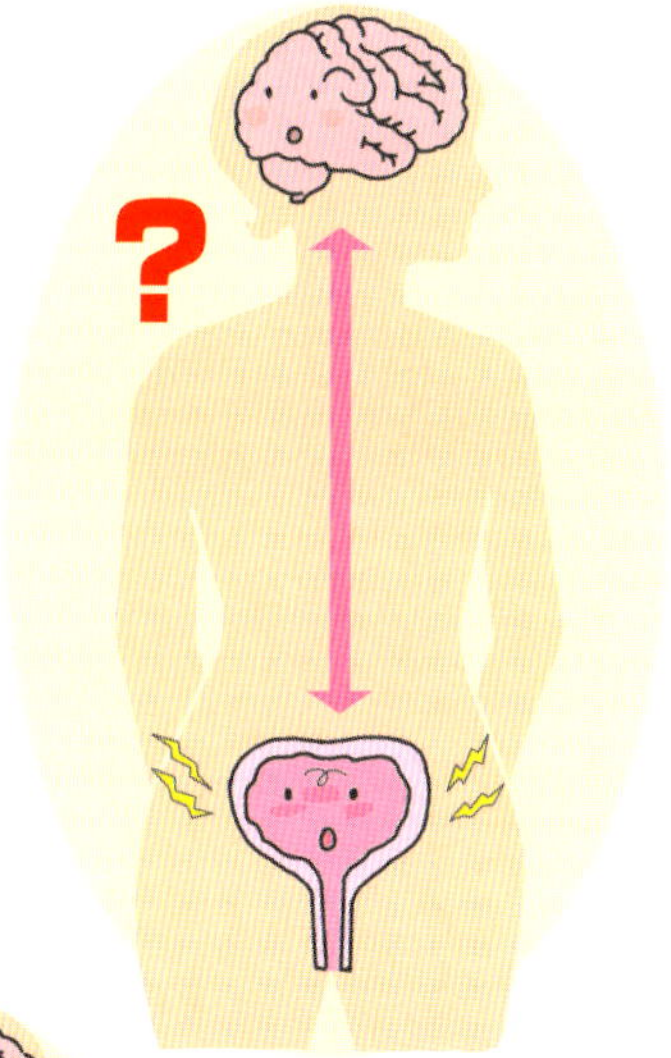

過活動膀胱以外の原因によるもの

膀胱や尿道の病気

膀胱や尿道の病気によって知覚神経が過敏になった

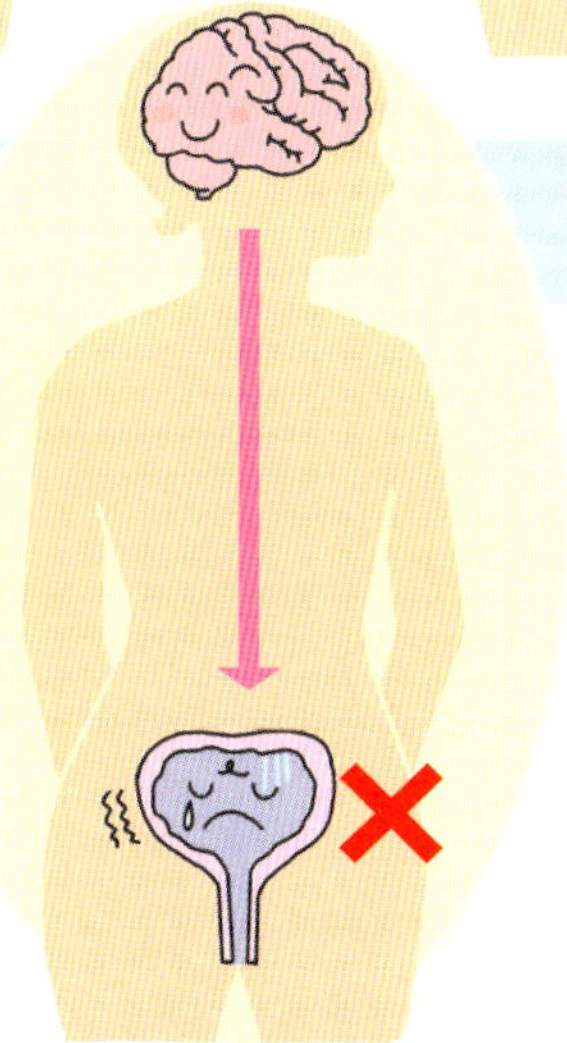

その他の尿失禁の原因

混合性尿失禁

腹圧性尿失禁と切迫性尿失禁の両方の症状があるものです。閉経期になるころから、このタイプが増えてきます。骨盤底のゆるみがベースにあり、加齢による筋力の低下、尿道・膀胱の機能低下、過活動膀胱などが加わって起こります。

溢流性尿失禁

尿の排出がうまくいかないために起こります。膀胱の収縮が悪い場合と、膀胱の出口や尿道が詰まっている場合があります。前者は糖尿病によって起こることがあります。糖尿病が進行すると末梢神経が麻痺《まひ》し、尿意を感じにくくなります。膀胱の収縮力も落ちているのでうまく押し出せず、尿がいっぱいになってあふれ出てしまうのです。また、子宮や卵巣、直腸などの手術を行った際に、膀胱の神経が傷ついて起こることもあります。後者は、重症な骨盤臓器脱、前立腺肥大症が代表的な例です。

機能性尿失禁

膀胱や尿道の機能の問題ではなく、動きが鈍かったり排泄についての判断がきちんとできないために起こります。運動機能障害によってトイレに間に合わない場合と、認知症でトイレの場所がわからない、動作がきちんとできない場合などがあります。便失禁や切迫性尿失禁を合併することもあります。

薬の副作用による尿失禁

血圧降下剤や利尿剤、精神安定剤、睡眠薬などの薬の副作用で尿失禁が起こることがあります。

溢流性尿失禁《いつりゅうせいにょうしっきん》が起こるわけ

膀胱の収縮が悪い場合

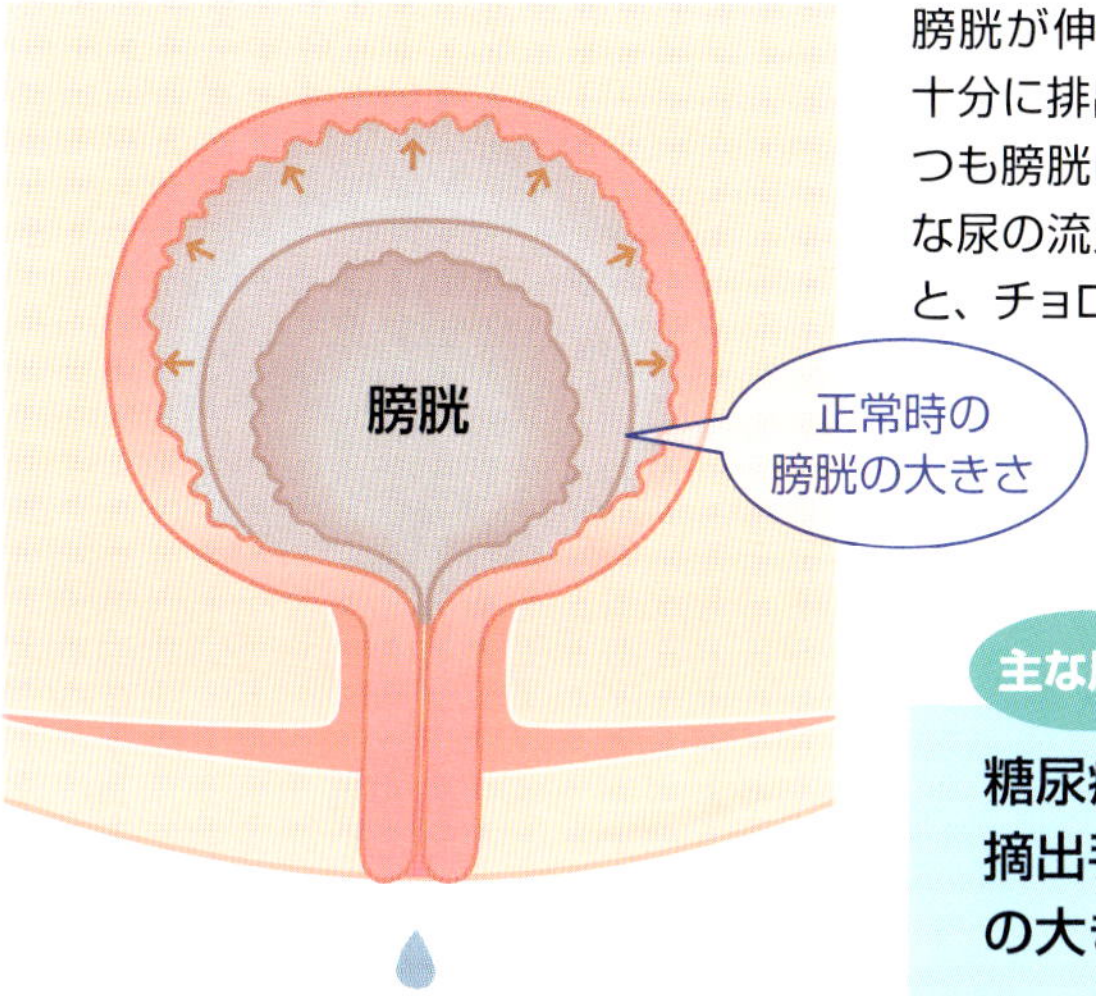

膀胱が伸びきって収縮力が落ち、十分に排出できない。そのためいつも膀胱に尿が残っており、新たな尿の流入によって満タンになると、チョロチョロもれる

主な原因

糖尿病、子宮や卵巣の摘出手術など、骨盤内の大きな手術

膀胱の出口や尿道がつまっている場合

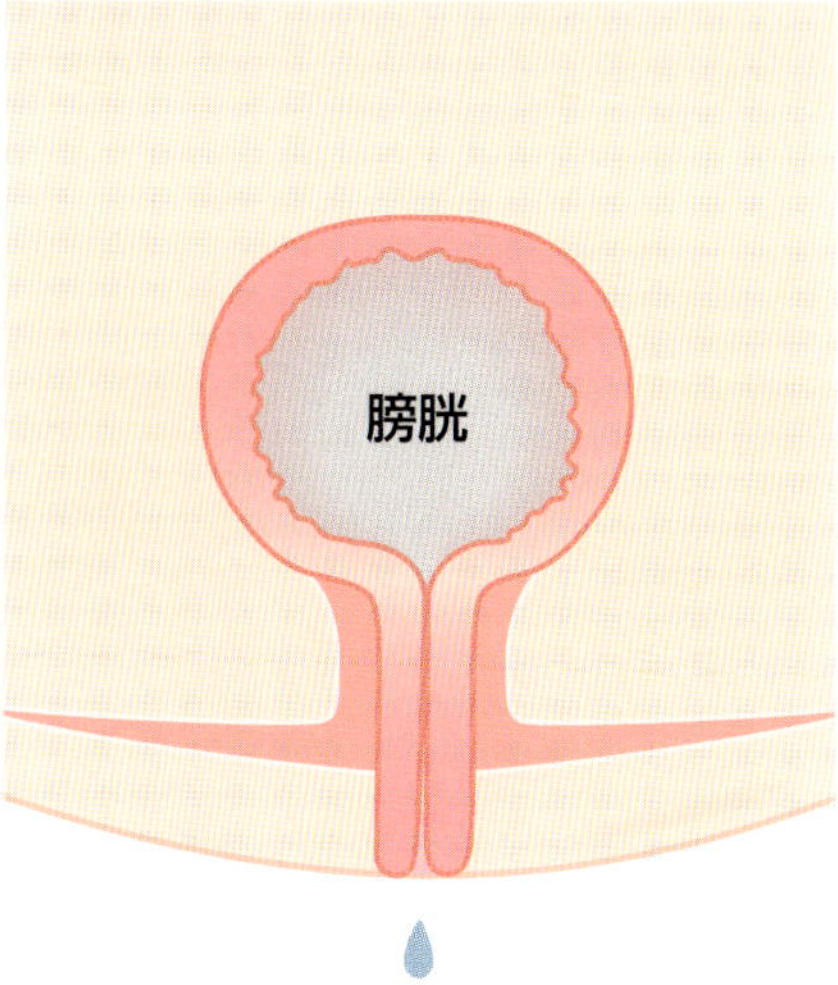

膀胱の出口や尿道がつまると、尿がたまっていてもすっきり排出できず、膀胱が満タンになってチョロチョロもれる

＊頻尿になりやすいところが切迫性尿失禁に似ているが、溢流性尿失禁は、尿が出にくく、勢いがないことで区別できる

主な原因

重症な骨盤臓器脱、前立腺肥大症

セルフケアで我慢している人が多い尿失禁

尿失禁があっても、ほとんどの人は医療機関を受診せず、自分なりの対処法で我慢しています。病気だという意識がないことや、恥ずかしい、面倒くさい、忙しいなどの理由で、なかなかはじめの一歩を踏み出せないのです。

とりあえず外にもれないように、生理用ナプキン、尿もれパッドなどで自衛している人が多いようです。また、下着をこまめに取り換えたり、外出の際には替えのショーツを持参するなどの工夫をよく聞きますが、いずれの場合でも清潔を心がけることが大切です。

また、外出前には必ずトイレに行き、外出先ではまずトイレの場所を確認する、少しでも尿意を感じたら行く、尿意がなくてもトイレを見つけたら行っておく、という人も多いようです。

さらに、映画館などでは扉に近い場所に座り、新幹線や飛行機ではいつも通路側をとる、という人もいます。とにかく、行きたくなったらすぐに駆けこめるように、常に気にかけているのです。

また、尿失禁を避けるために、水分の摂取量を減らす人がいますが、これはおすすめできません。尿が濃くなって膀胱炎などを起こすおそれがありますし、便秘がちになることもあります。便秘は骨盤底を傷め、腹圧性尿失禁の原因になります。食事以外の水分の摂取量は、1日に1500㎖程度を目安にするといいでしょう。また、自己流の骨盤底筋体操をやっている人もいますが、正しい方法で行わないと、効果が上がりません。まずは医師の指導を受けましょう。セルフケアだけでは限界があります。原因となる病気を診断するためにも、受診することをおすすめします。

軽い尿失禁にどんな対策をとっているの？

（複数回答）

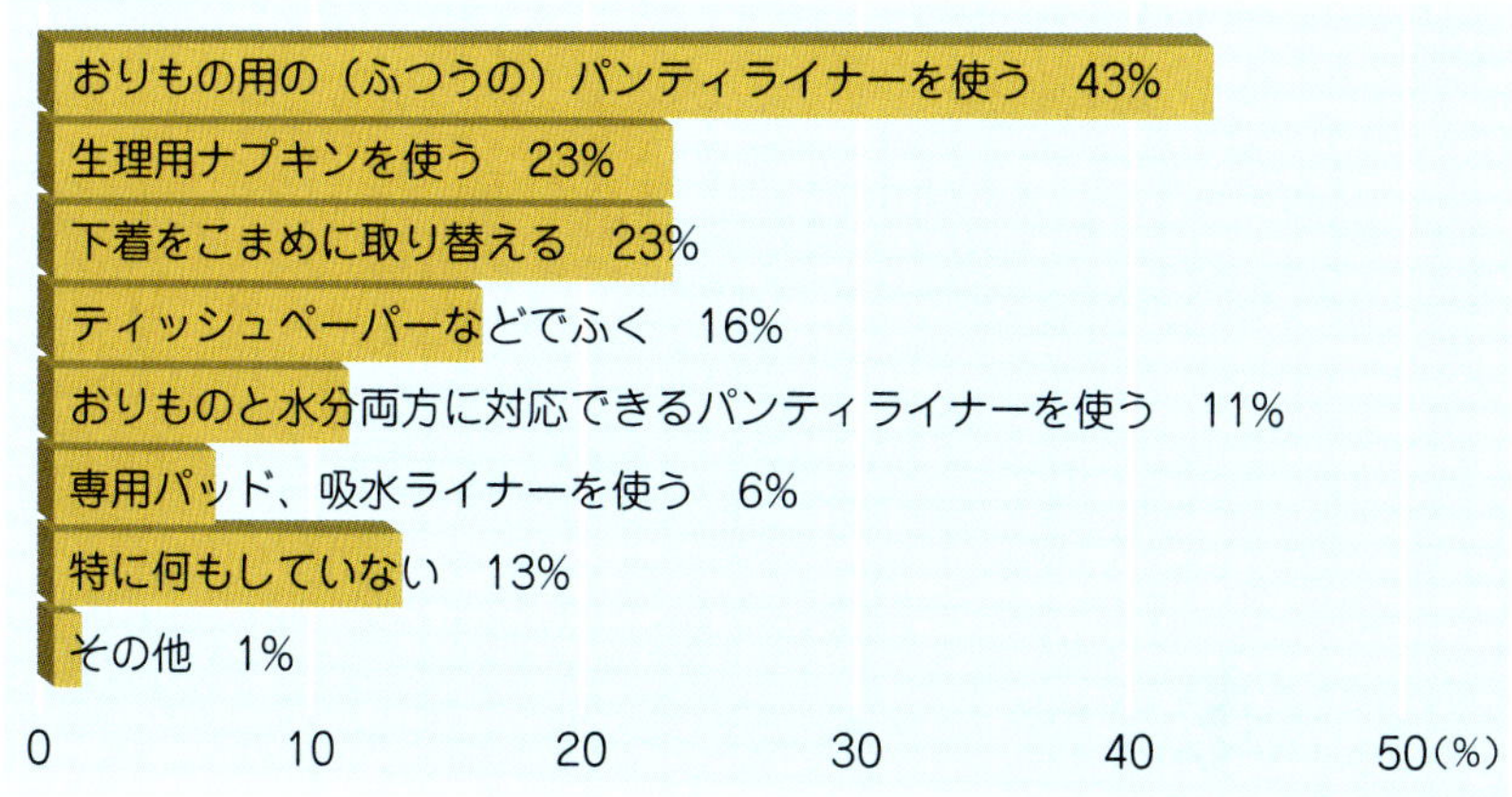

花王調べ　回答者：花王ロリエホームページの読者　17908人　20～40代中心

ライナーや尿もれパッドをあてる

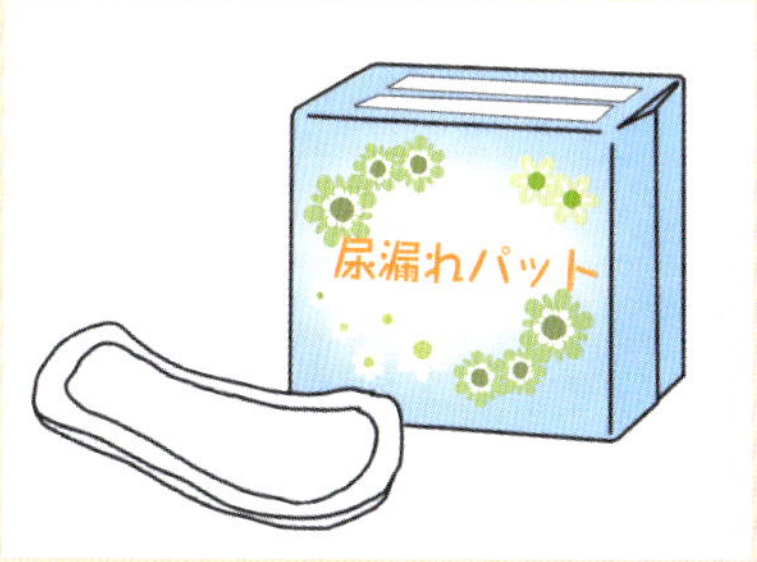

下着をこまめに履き替える

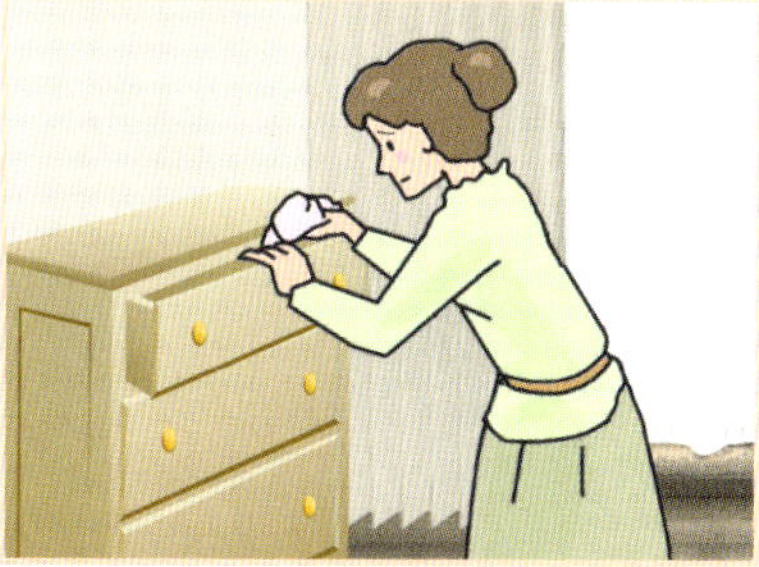

自己流で骨盤底筋体操をする

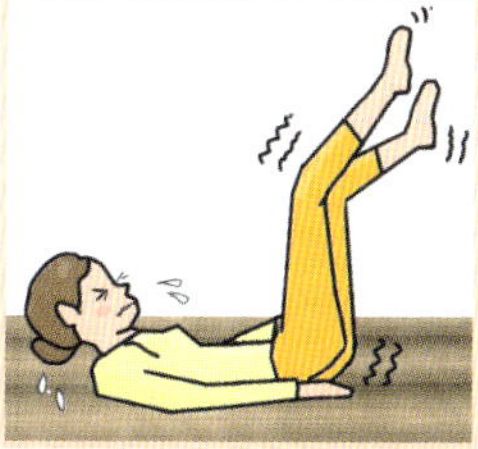

外出先ではトイレの場所を常にチェック

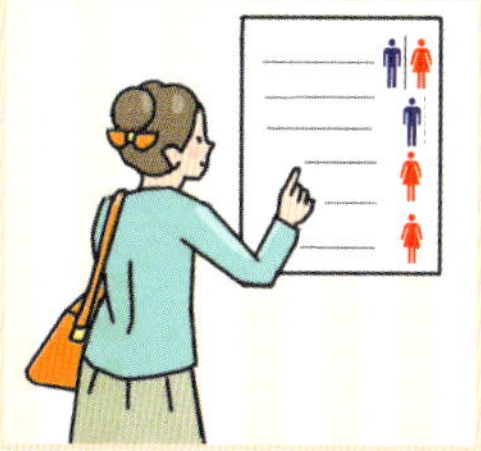

もれてもわかりにくい濃い色のズボンやスカートをはく

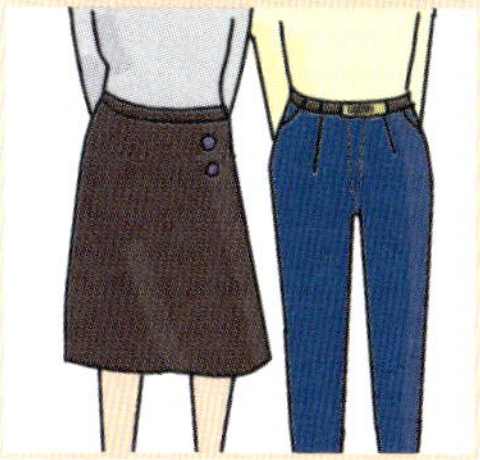

こんなときはすぐに受診しよう

放置してはいけない症状

頻尿・尿失禁は命にかかわる病気ではありません。ですから、頻尿・尿失禁があっても気にならなかったり、特に日常生活に不自由がないのであれば、無理に病院に行く必要はないでしょう。しかし、尿が出にくい、排尿時に痛みや血尿があるなど、他の症状も伴うときは必ず受診してください。糖尿病や膀胱炎、すい臓がんなどの病気が潜んでいることがあります。

尿がスムーズに出なくなるものを「尿排出障害」といいます。主な症状は、尿の勢いが弱い「尿勢《にょうせい》低下」や排尿開始まで時間がかかる「排尿遅延」、おなかに力を入れないと出ない「腹圧排尿」などです。頻尿や尿失禁の背景に、この尿排出障害があることは少なくありません。尿が出にくく膀胱に尿が残っているために、またすぐにトイレに行きたくなったり、尿失禁が起きやすくなるのです。尿失禁だけに目を奪われず、排尿の状態もよく観察するようにしましょう。

尿排出障害が進行すると、まったく尿が出ない「尿閉《にょうへい》」という状態になることがあります。非常に苦痛を伴いますし、腎臓に尿がたまり、腎機能が低下するおそれもあります。このように、尿が出にくいことが深刻な事態に発展することがありますので、注意が必要です。

また、何か股の間に違和感があるような場合は、骨盤臓器脱が疑われます。これも放置しておくと、尿が出にくくなったり便秘になったりすることがありますので、早めに受診してください。

こんなときは必ず受診を

尿失禁だけではなく他の症状を伴っているときは、
早めに受診しましょう。

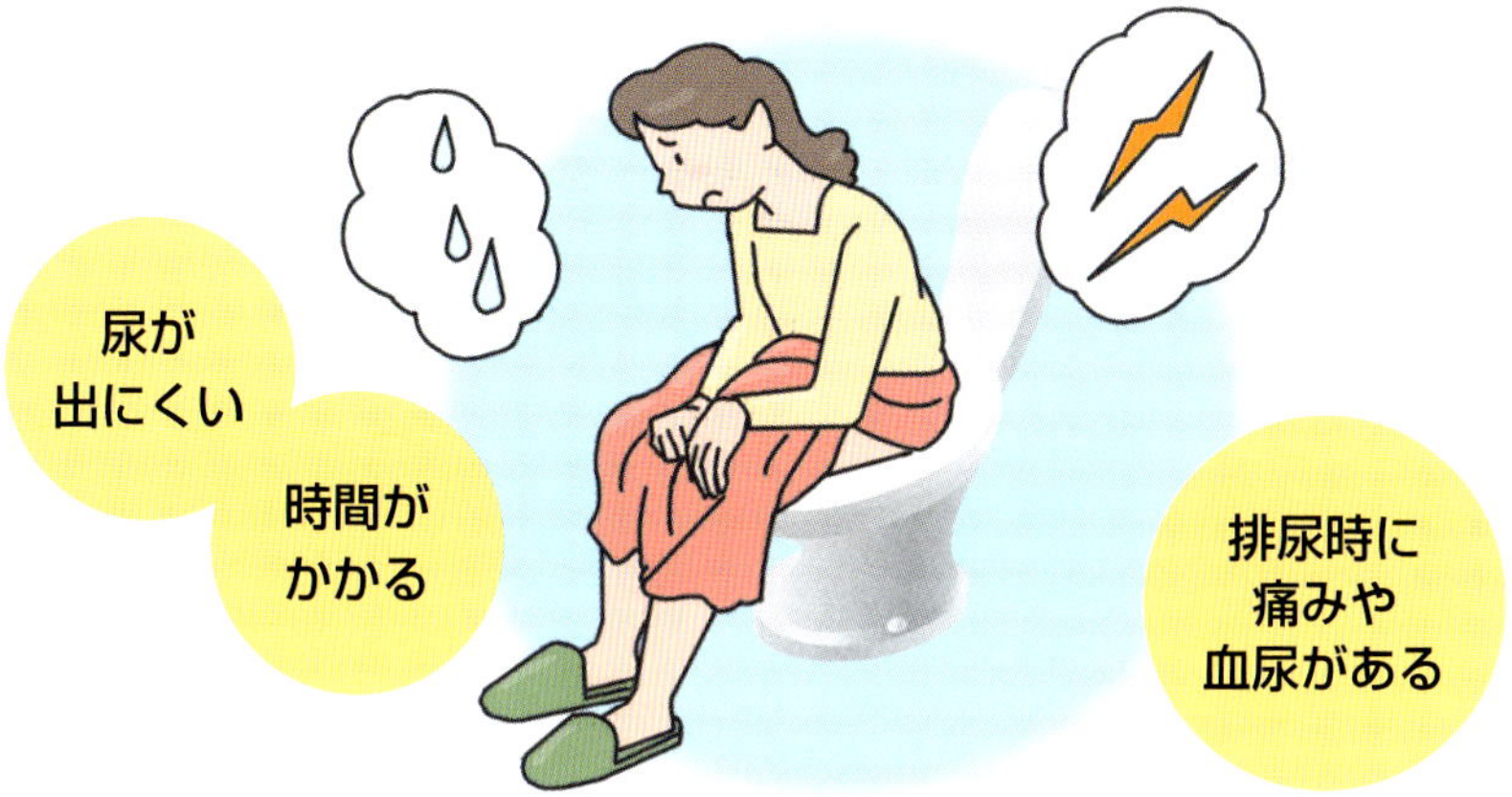
尿が
出にくい
時間が
かかる
排尿時に
痛みや
血尿がある

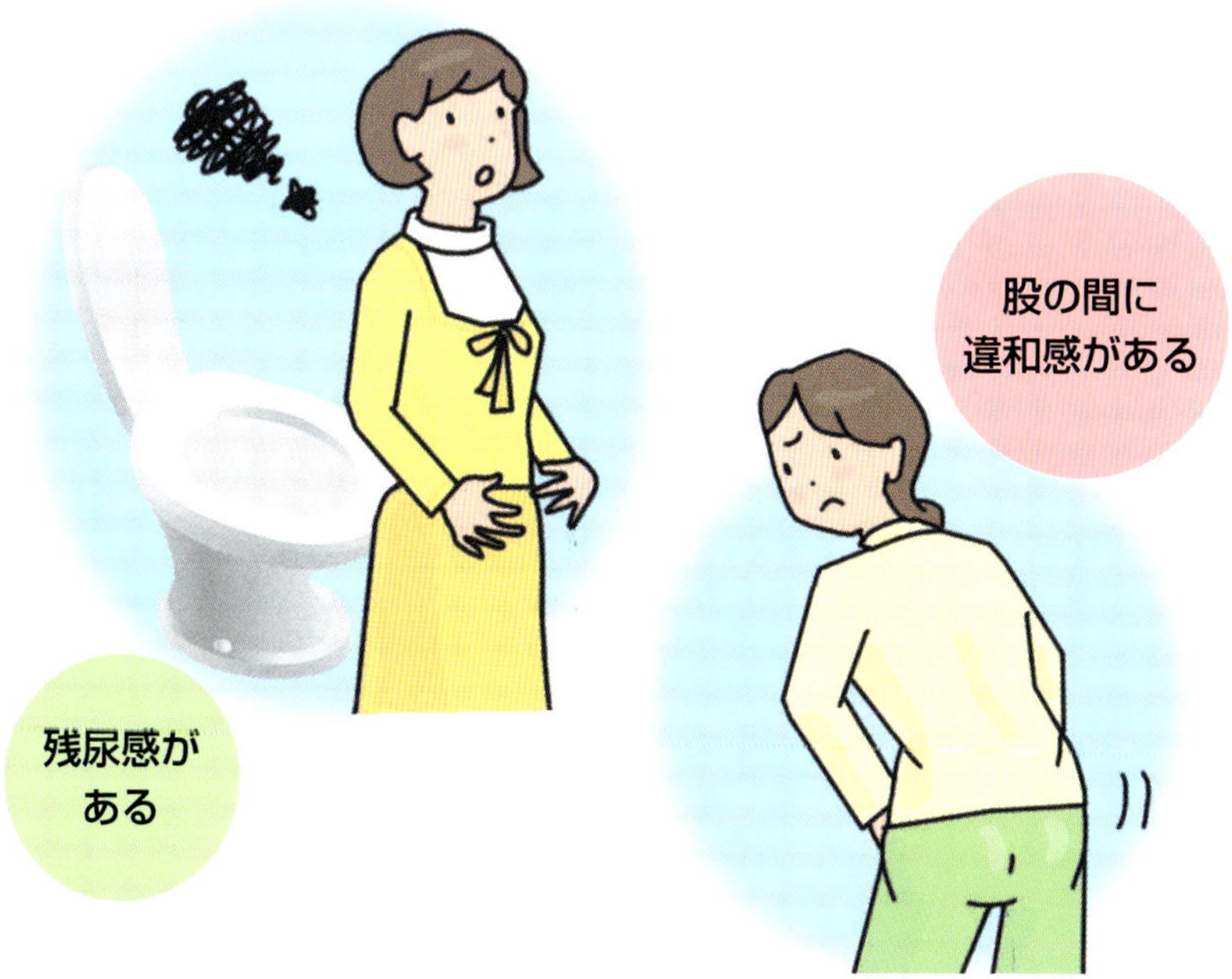

こんな症状は進行しているサイン

尿失禁は傍目からはわかりにくい「自己申告制」の病気です。感じ方も人それぞれで、同じような症状でも非常に苦痛に思う人もいれば、さほど気にならないという人もいます。また、その人のライフスタイルによっても、感じ方は異なります。

ですから、進行しているかどうかをはかるものさしは、尿失禁によってＱＯＬ（生活の質）がどの程度損なわれているか、精神的な苦痛がどの程度増しているか、その人自身の感覚ということになります。

尿失禁のために、以前に比べて著しくＱＯＬが落ちていると感じるのであれば、かなり進行していると考えられます。

たとえば、旅行が趣味だったのに、トイレが近くて尿失禁が心配で行けなくなったとすれば、本人にとっては大問題です。さらに悪化すると、常に尿失禁のことが頭を離れず、外出そのものができなくなったり、自信を失って抑うつ状態になってしまうこともあります。このように、尿失禁はＱＯＬに大きな影響を与えますので、そのストレスからほかの病気を引き起こすこともあります。

かつてのように趣味を楽しめない、行動範囲が狭くなった、人と会うのがおっくうになった、いつもれるか常に不安を感じる、日常生活に支障をきたしている、などは進行しているサインです。

また、尿失禁が起こる頻度が高くなっている、もれる量が増えている、なども悪化のしるしです。このほか、以前はくしゃみをしたときだけだったのに、今はただ歩いただけでもれてしまう、というふうに、もれるシーンが増えてきた場合も注意が必要です。

これが進行のサイン

イライラしたり落ち込む
ことが多くなった

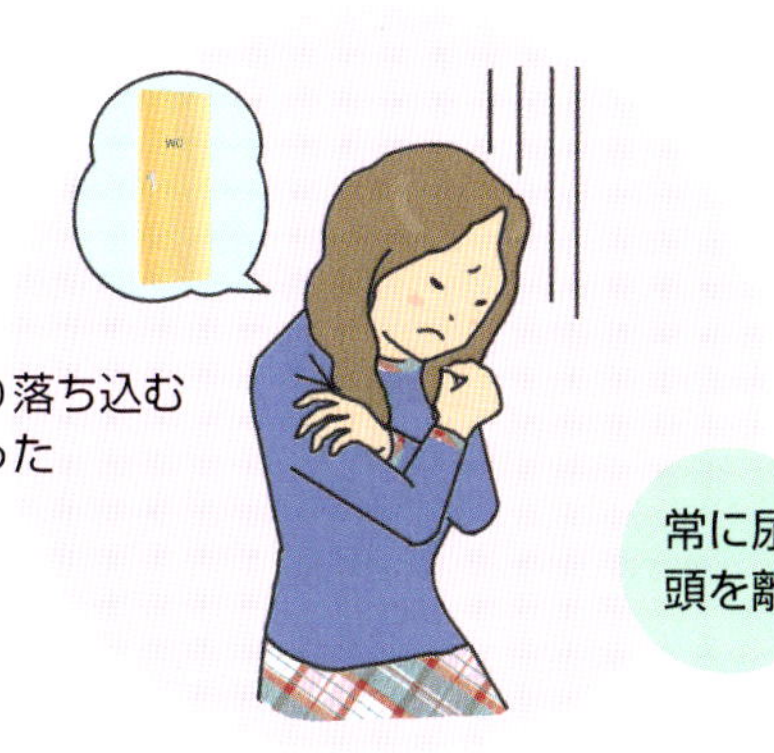

常に尿失禁のことが
頭を離れない

以前に比べると生活の質が
落ちていると実感する

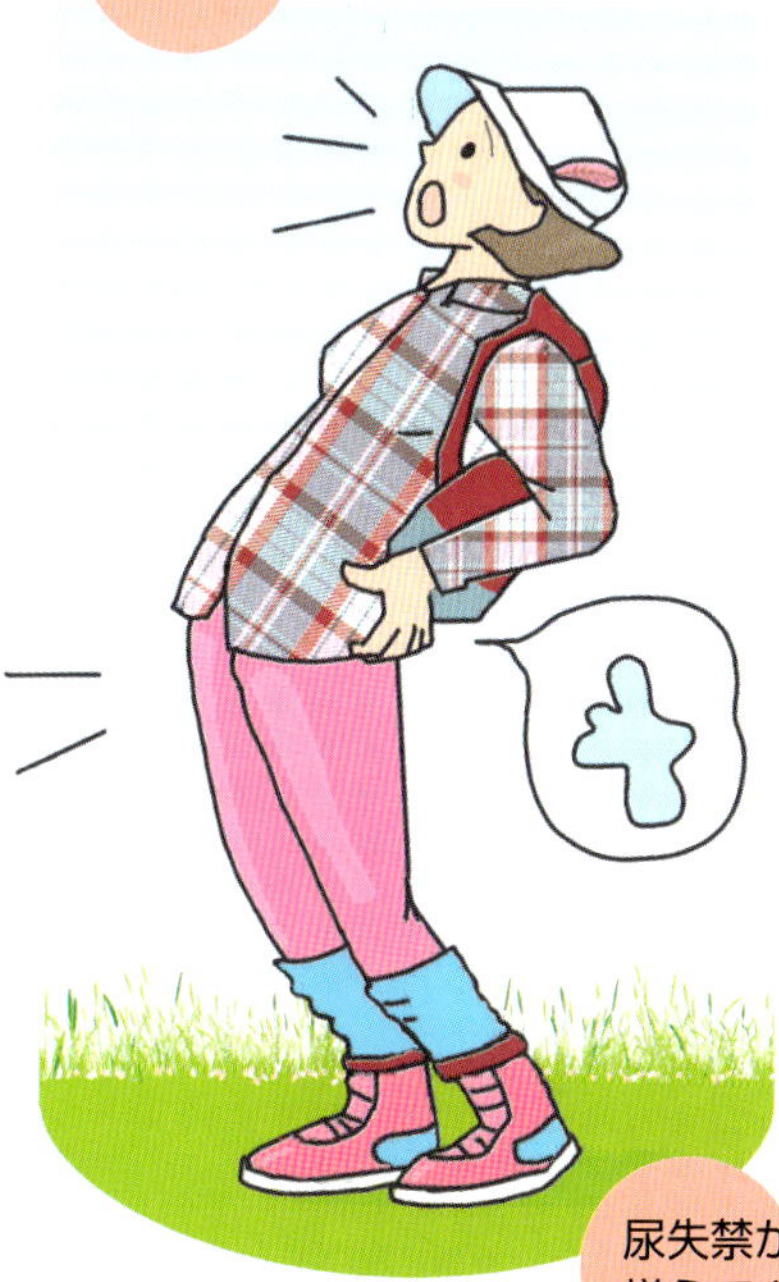

もれるシーンが
増えてきた

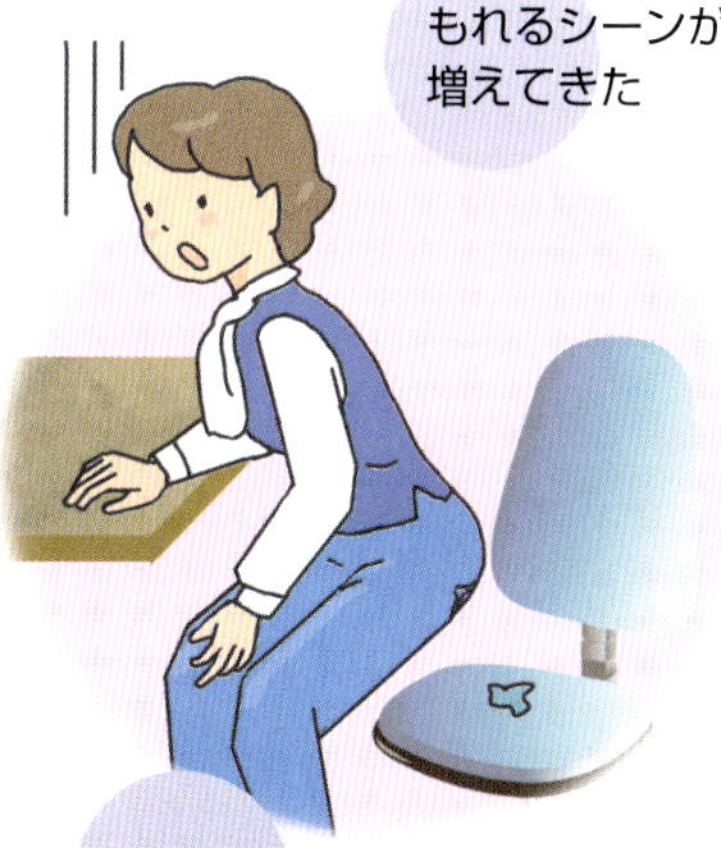

もれる量が増えてきた

尿失禁が起きる回数が
増えてきた

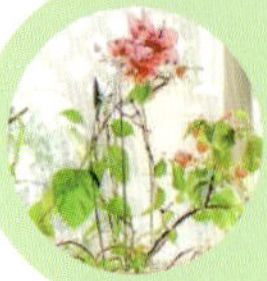

column

足のむくみによる夜間頻尿

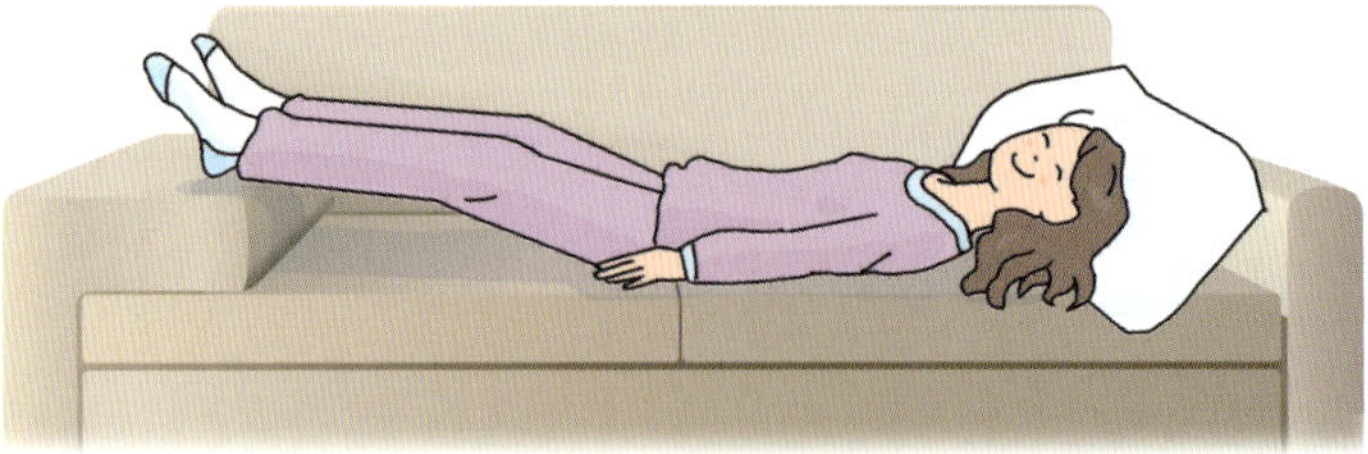

足を高くして横になり、むくみをとっておく

夜間頻尿が疑われる人は40歳以上の日本人の３人に１人、およそ2000万人といわれています。

夜間頻尿の人の約４分の３の人が夜間多尿で、つまり１日の尿量の３分の１（33％）以上が就寝中に出ているのです。

夜間頻尿の主な原因は30ページで述べたとおりですが、もう１つ、大きな要因として、足のむくみがあげられます。

昼間、立ちっぱなしだったり座ったままだったり、長時間同じ姿勢でいると、重力によって体の水分が下肢にたまりがちになります。

この状態で夜横になると、足にたまった水分が静脈を通って上半身に戻っていきます。

最終的には心臓に戻ってくるのですが、このとき右心房にある水分の量を感知するセンサーが働くのです。

すると脳は、よけいな水分を体外に排出するように、腎臓に指令を出します。この結果、就寝中にもかかわらず、尿がたくさん作られ、何度も尿意が起こるというわけです。

ですから、足がむくみやすく、夜間の頻尿に悩んでいる人は、できるだけ同じ姿勢を避け、適度な運動をしたり、ふくらはぎのマッサージをして、足の血行をよくするように心がけましょう。デスクワークが多い人は、仕事の合間にストレッチなどをするといいでしょう。

就寝の３時間ほど前に横になった姿勢で足を高くして、むくみをとっておくのも有効です。

第2章

The second chapter

頻尿・尿失禁の検査と診断

内科には気軽に行けても、泌尿器科となると足が重く感じられる人も多いのではないでしょうか？　しかし、どんな診察を受けるのか、事前にわかっていれば安心です。泌尿器科の検査や診断方法について見ていきましょう。

泌尿器科のかかり方

どんな医療機関を選べばいいか

受診しようと決心しても、どの科に行けばいいのか迷う人は多いことしょう。尿にかかわる治療を専門に行うのは泌尿器科です。泌尿器科といえば男性が行くところというイメージがあるかもしれませんが、今は様変わりして女性の患者さんも多く、同じような悩みを抱えている人ばかりですから、意外に話しやすい雰囲気があります。

「泌尿器科は気後れする」という方は、婦人科でもいいでしょう。ただし、尿失禁を積極的に治療しているところと、そうでないところがありますので、選ぶ際は「尿失禁外来」があるかどうかチェックしてください。「コンチネンス（Continence）外来」と掲げているところもあります。

また最近は、「女性泌尿器科や泌尿器婦人科（ウロギネコロジー：Urogynecology）」や、「ウロギネセンター（Urogynecology centerの略）」を設ける施設も増えてきました。女性泌尿器科は、「婦人泌尿器科」とも「泌尿器婦人科」とも呼ばれ、文字どおり女性の泌尿器の病気を専門に扱う診療科です。ウロギネセンターも同様です。尿失禁の患者さんが多く、女性のみですし、専門家ですから安心です。

このように、尿失禁の治療について、知識や経験が豊かな医療機関を選ぶことが大切です。どこに行けばいいのかわからないときは、インターネットや雑誌などで情報を集めたり、かかりつけの医師に専門医を紹介してもらいましょう。電話で尿失禁の治療をやっているか、聞いてみてもいいでしょう。

こんな医療機関を選ぼう

尿失禁外来、コンチネンス（排尿制御）外来、女性泌尿器科（ウロギネコロジー）、ウロギネセンター（泌尿器科と婦人科の共通の疾患を診る）には、尿失禁に詳しい医師がいて、積極的に治療を行っている

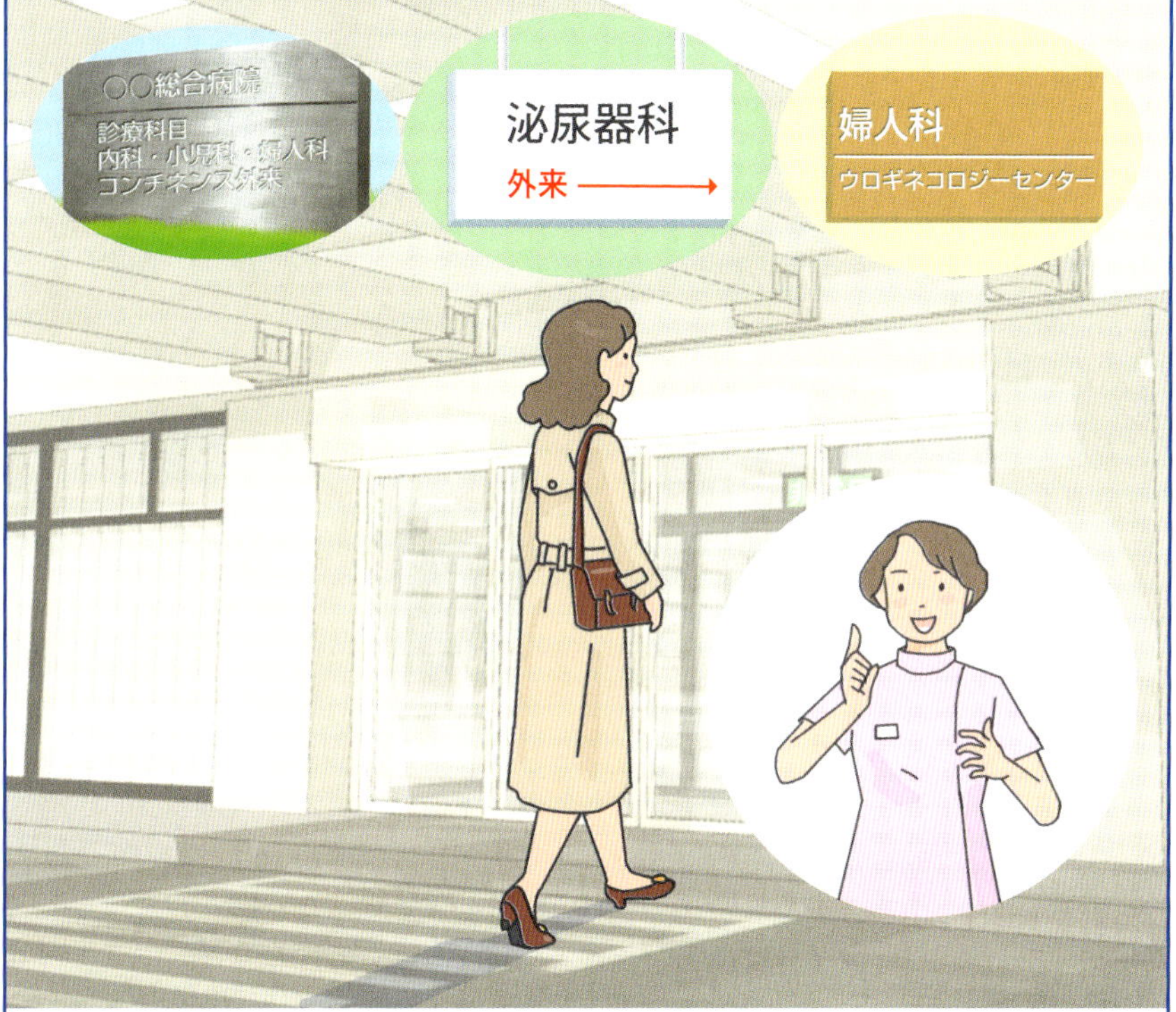

専門医を探すには

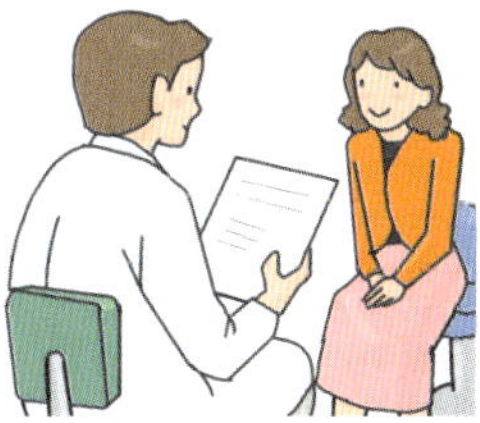

かかりつけの医師に紹介してもらう

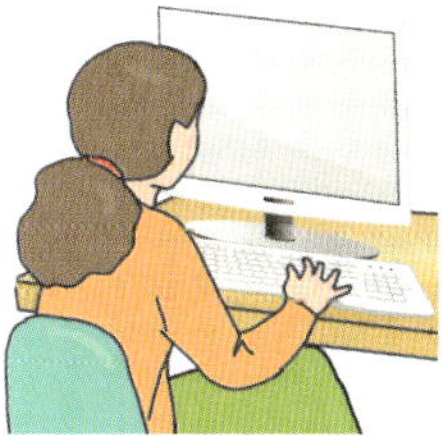

インターネットや書籍で情報を集める

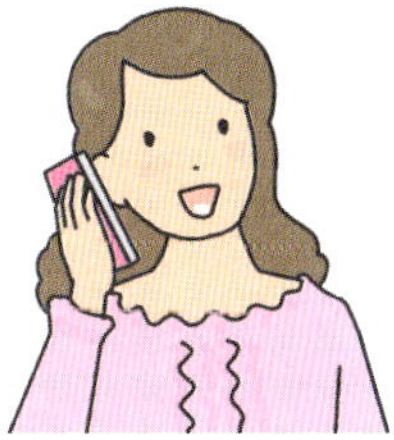

電話で尿失禁の治療を積極的にやっているかどうか聞いてみる

受診する前の準備

受診する病院が決まったら、準備を整えましょう。といってもおおげさに考える必要はありません。尿失禁は薬の副作用や過去の病気の後遺症で起こることもあります。ですから、服用中の薬の名前や病歴をメモしておきましょう。薬の名前がわからない場合は、お薬手帳やふだん飲んでいる薬をそのまま持参してもかまいません。

また、あらかじめ頻尿《ひんにょう》・尿失禁について調べ、どんな病気か、ある程度知っておくと、医師の説明がよく理解できるでしょう。できれば、その病院のホームページや書籍などで、検査や治療の内容、流れを把握しておくと、よりいいですね。何をするのかわかっていればむやみに心配しなくてすみますし、納得して検査や治療を受けられます。治療法がいくつかある場合も、選択しやすくなります。

このほか、ぜひしていただきたいことが一つあります。それは、排尿日誌をつけることです。排尿日誌は、自分の排尿の状態を記録するもので、客観的に症状をとらえるのに役立ちます。正しい診断を受けるためにも、現状を把握するためにもおすすめします。

この日誌によって、トイレに行った時刻と排尿の量、1日の尿の総量、1日の排尿回数、水分をとった時刻と量、1日の水分摂取量、尿もれがあったとしたらその時刻と状況などがわかります。できれば、1日24時間単位で2〜3日間つけてみましょう。

会社勤めで平日は難しいという人は、週末2日間でもかまいません。自分の傾向をつかんで治療に役立てることが目的ですから、正確に記録しなければと神経質になりすぎないようにしてください。

受診前にやっておきたいこと

服用中の薬の名前を整理してメモする

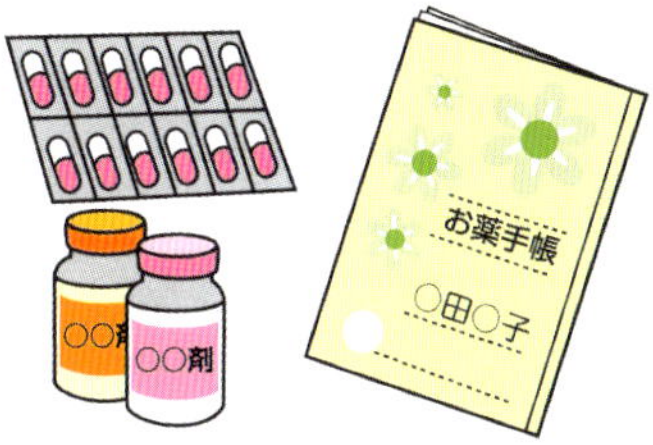

薬の名前がわからないときは、お薬手帳か服用中の薬を持参する

排尿日誌をつけて、症状をまとめておく

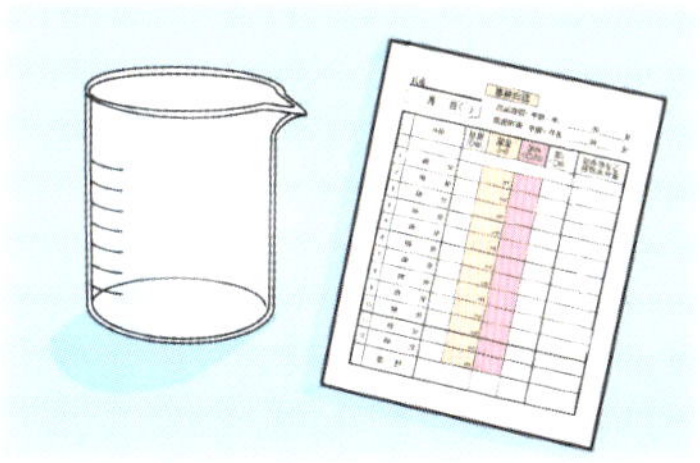

排尿日誌は2～3日間つけ、聞きたいこと、言い忘れてはいけないことをメモしておく

これまでの病歴を書きだしておく

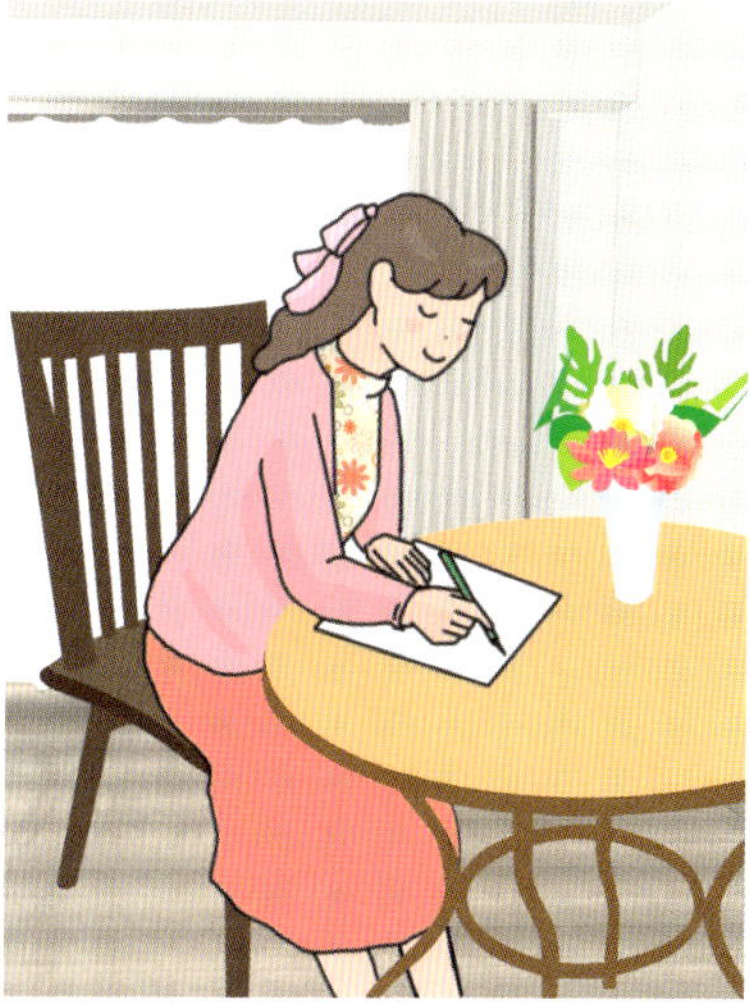

いつ頃、どんな病気にかかったかをメモしておく

できればやっておきたいこと

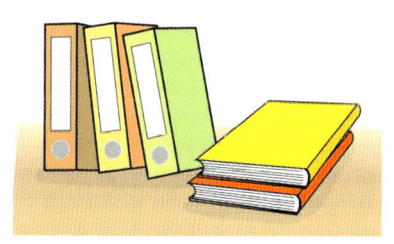

尿失禁について調べておく

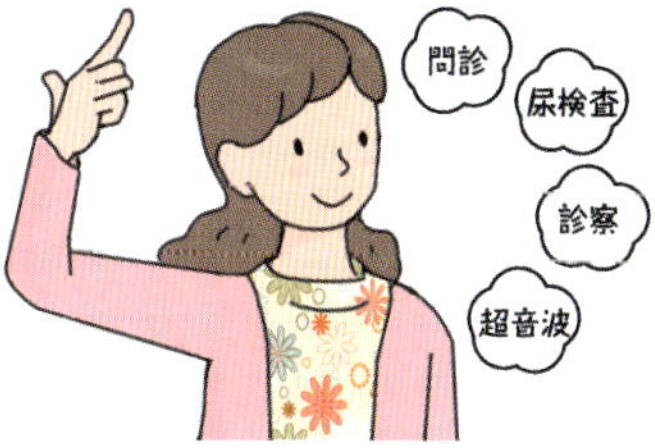

検査や治療の内容を調べて、ある程度把握しておく

排尿日誌のつけ方

難しく考えないで気楽に取り組みましょう。まず、５００㎖の計量カップを用意してください。１００円ショップで売っているものでもかまいませんし、大きめの紙コップや切り取ったペットボトルにマジックで50㎖ごとに目盛りをつけたものでもかまいません。その際は、調理用計量カップで50㎖ずつ水を注ぎ入れ、刻みで目盛りを書き込んでいくといいでしょう。実際に日誌につけるときは10㎖単位ですが、そこは目分量でＯＫです。

トイレに行くたびにそのカップに直接排尿し、量をはかって記入します。その後、尿をトイレに流しカップは洗っておきます。記入はいつから始めてもかまいません。最初に記入した時刻からちょうど24時間経過したら1日となります。排尿日誌は排尿機能学会ホームページからもダウンロードできます。

①排尿のたびに時刻と量を記入します。

②水分摂取量の欄はお茶○○㎖、牛乳○○㎖などと具体的に書きます。ミカンやスイカなど水分の多い果物を食べたときも、○個とか小○切れと書き込みます。

③尿失禁があったら、その時刻と程度を書き込みます。どんなとき、どんな状態でもれたか、備考欄に書きます。程度は自分なりに「微」「少」「多」などでもいいですし、記号を決めておいてもいいですね。

④尿意の有無、強さも書き込みましょう。尿意があったから行ったのか、就寝前だったから行ったのか、弱い尿意だったのか、強い尿意だったのか、切迫《せっぱく》感があったのかを記録しておくと役立ちます。

⑤痛みや残尿感がある、風邪ぎみ、薬の飲み忘れなども、備考欄に書いておきます。

排尿日誌の例

□月 □日

起床時間 午前・午後 6時 30分（午前に丸）
就寝時間 午前・午後 11時 40分（午後に丸）

_____時から翌日の_____時までの分をこの１枚に記載してください。

時刻		排尿量（mℓ）	尿意	尿もれ	水分摂取量（mℓ）	備考
1	6時 30分	120	○		お茶150	
2	10時 20分	100	○			
3	12時 10分	110	○		お茶120	
4	13時 00分	150	●	△		
5	14時 30分	120	○			
6	15時 20分	60	●	○	紅茶160	
7	17時 50分	140	◎			
8	18時 40分	80	●		お茶150	
9	20時 20分	60	◎	○		
10	22時 20分	150	○			
11	23時 30分	80	×			
12	時 分					
13	時 分					
14	時 分					
15	時 分					
16	時 分					
17	時 分					
18	時 分					
19	時 分					
20	時 分					
21	時 分					
22	時 分					
23	時 分					
24	時 分					
25	時 分					
1日の合計		11回 1170 mℓ		3 回	610 mℓ	

翌日　月　日の起床時間　午前・午後　時　分

＊尿意は強い◎、普通○、ない×、尿意切迫感●と記入してください。
＊尿もれは多量◎、少量○、微量△と記入してください。なければ空欄で結構です。

診察の流れ

医療機関によって多少の差異はありますが、初診時の流れはおおむね次のとおりです。リラックスして指示に従いましょう。

①問診票に記入

受付で渡されますので、まず問診票（81ページ）に記入します。問診票では、いつから尿失禁が始まったか、どんなときにもれるのか、どんな手術をしたことがあるか、もれる頻度、尿もれパッドの使用の有無、尿もれ治療の有無、病歴、出産経験の有無、産後の尿失禁の有無、生理の有無、尿失禁の生活への影響などについて聞かれます。あらかじめ、これらのことについて簡潔にまとめておくといいでしょう。医師はこの問診票からたくさんの情報を得て診断に役立てます。

②尿失禁症状・ＱＯＬ質問票、主要下部尿路症状スコア（ＣＬＳＳ）に記入

尿失禁症状・ＱＯＬ質問票では、尿失禁の頻度や量、もれる場面に加えて、日々の生活が尿失禁のためにどのくらい損なわれているかを聞かれます。あてはまるものに○をつけるだけですから、難しく考える必要はありません。主要下部尿路症状スコアも同様に、症状に関する10の質問に答えるものです。

③採尿

指示にしたがって尿を採ります。尿検査によって、腎疾患や尿路感染症がないか、膀胱の病気はないか、血尿はないか、糖尿病の疑いはないか、などを調べます。

質問票で症状をくわしく伝える

尿失禁症状・QOL質問票（ICIQ-SF）

どれくらいの頻度で尿がもれますか？（1つの□をチェック）			
□なし	0	□おおよそ1日に1回	3
□おおよそ1週間に1回あるいはそれ以下	1	□1日に数回	4
□1週間に2～3回	2	□常に	5

あなたはどれくらいの量の尿もれがあると思いますか？（あてものを使う使わないにかかわらず、通常はどれくらいの尿もれがありますか？）			
□なし	0	□中等量	4
□少量	2	□多量	6

全体として、あなたの毎日の生活は尿もれのためにどれくらいそこなわれていますか？

0　1　2　3　4　5　6　7　8　9　10

まったくない　　　　　　　　　　　　非常に

どんなときに尿がもれますか？（あなたにあてはまるものすべてをチェックしてください）	
□なし：尿もれはない	□体を動かしているときや、運動をしているときにもれる
□トイレにたどりつく前にもれる	□排尿をおえて、服を着たときにもれる
□咳やくしゃみをしたときにもれる	□理由がわからずにもれる
□眠っている間にもれる	□常にもれている

＊質問1～3までの点数を合計して、0～21点で評価する。点数が高いほど、重症といえる

主要下部尿路症状スコア（CLSS）

この1週間の状態にあてはまる回答を1つだけ選んで、数字に○をつけてください。

何回くらい尿をしましたか？					
1	朝起きてから寝るまで	0	1	2	3
		7回以下	8～9回	10～14回	15回以上
2	夜寝ているあいだ	0	1	2	3
		0回	1回	2～3回	4回以上
以下の症状がどれくらいの頻度でありましたか？					
		なし	たまに	ときどき	いつも
3	我慢できないくらい、尿がしたくなる	0	1	2	3
4	我慢できずに尿がもれる	0	1	2	3
5	咳、くしゃみ、運動のときに尿がもれる	0	1	2	3
6	尿の勢いが弱い	0	1	2	3
7	尿をするときにお腹に力を入れる	0	1	2	3
8	尿をした後に、まだ残っている感じがする	0	1	2	3
9	膀胱（下腹部）に痛みがある	0	1	2	3
10	尿道に痛みがある	0	1	2	3

④問診

医師は問診票にしたがって、さらに詳しい質問をします。どれも尿失禁の診断に必要な質問ですから、恥ずかしがらないで、ありのままに答えましょう。

このときに、服用中の薬があれば、きちんと伝えてください。薬が尿失禁の原因になっていることは、意外に多いものです。また排尿日誌も、つけていれば見せましょう。あなたの排尿の状態を的確に伝えられる、貴重なツールです。このほか、気になっていることがあれば遠慮しないで話しましょう。

⑤診察

おなかの触診をし、次に婦人科の内診と同じように、視診、腟診などを行います。骨盤臓器脱《こつばんぞうきだつ》はないか、外陰が萎縮していないか、骨盤底のゆるみはないか、子宮筋腫はないか、腹圧をかけたときに尿失禁しないか、などを調べます。

⑥超音波検査

腹部に超音波をあてて、膀胱に残っている尿の量や腎臓の状態、結石やがんの有無などを調べます。

⑦次回受診の予約

詳しい検査は日を改めて行われますので、次回の予約をします。スムーズに日程を決められるように、自分のスケジュールがわかる手帳などを必ず携行しましょう。

この後、つけていなかった人には排尿日誌が渡されます。数日続けて記録して、次回の受診日に持参しましょう。

診察の受け方

持ち物

健康保険証、薬手帳など服用中の薬の名前がわかるもの、病歴や自分の症状などをまとめたメモ、つけていれば排尿日誌、自分の予定がわかる手帳

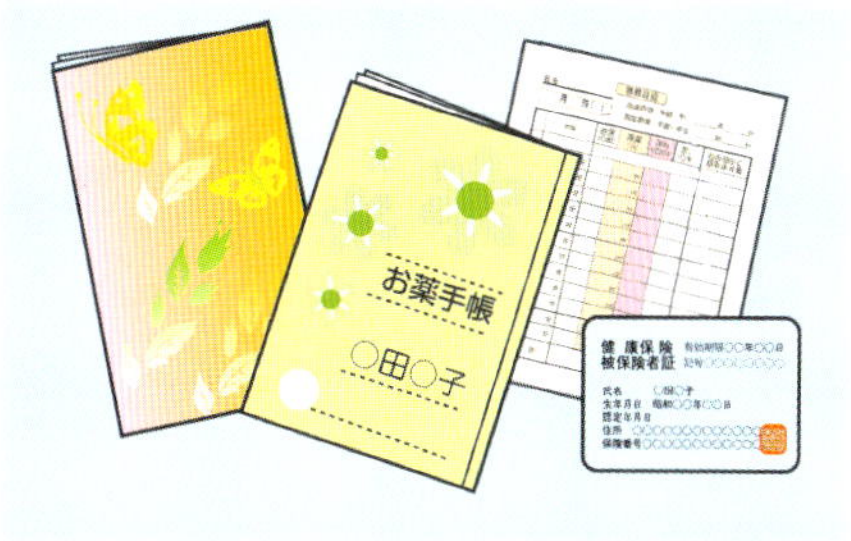
お薬手帳
○田○子
健康保険
被保険者証

初診の流れ

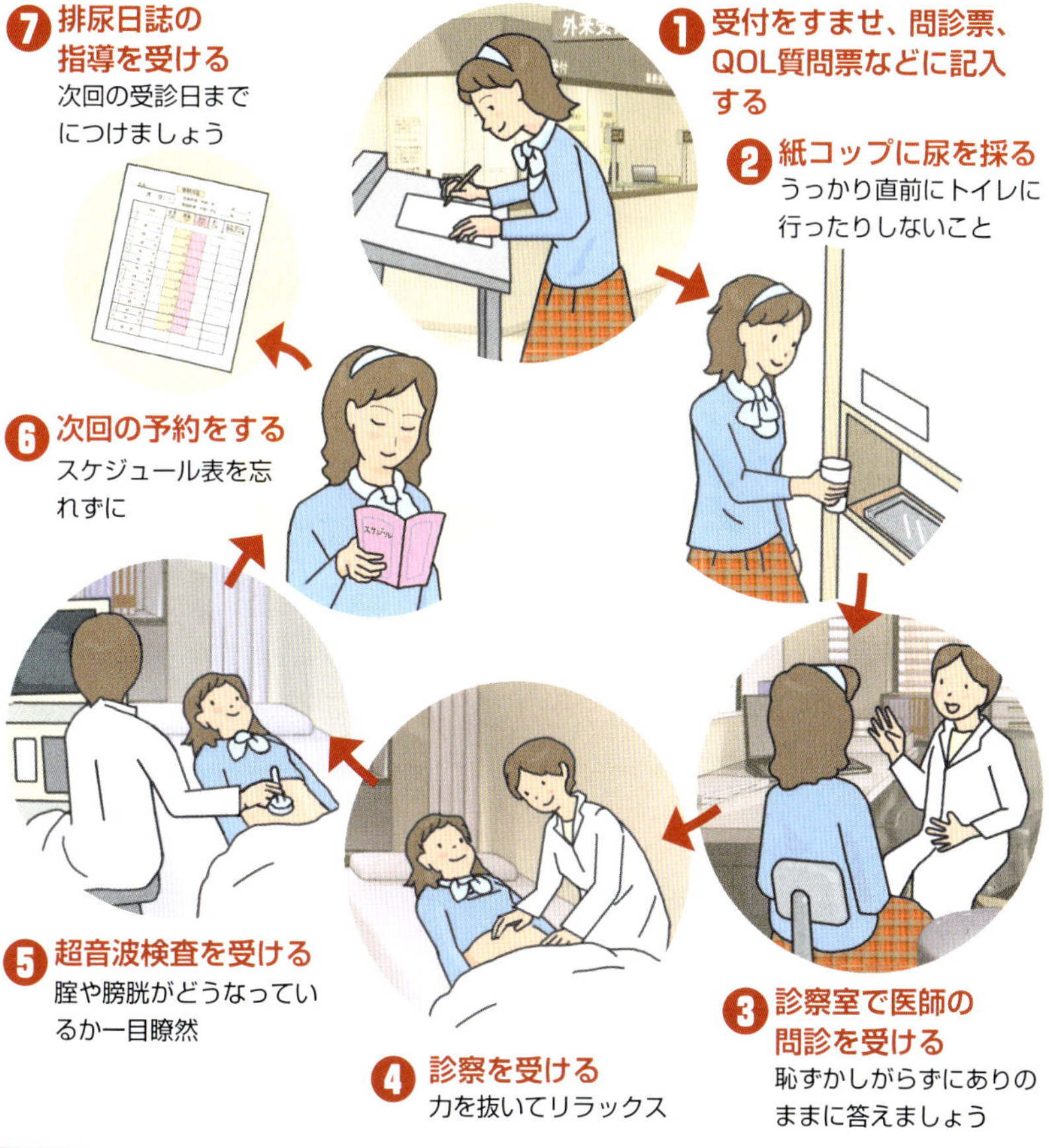
❶ 受付をすませ、問診票、QOL質問票などに記入する
❷ 紙コップに尿を採る
うっかり直前にトイレに行ったりしないこと
❸ 診察室で医師の問診を受ける
恥ずかしがらずにありのままに答えましょう
❹ 診察を受ける
力を抜いてリラックス
❺ 超音波検査を受ける
膣や膀胱がどうなっているか一目瞭然
❻ 次回の予約をする
スケジュール表を忘れずに
❼ 排尿日誌の指導を受ける
次回の受診日までにつけましょう

頻尿・尿失禁の検査の方法

問診

問診はもっとも基本的かつ重要なものです。とりわけ頻尿・尿失禁は、どのようにＱＯＬが損なわれているのか、何にいちばん困っているのか、本人がきちんと伝えないと、医師にはわかりにくいところがあります。たとえば、医学的には軽度であっても、本人が非常に不快に思い、日常生活に支障をきたしていると感じているのなら、積極的に治療しなければなりません。

どんなふうに感じているのか、何を望んでいるのか、率直に伝えましょう。また、これまでの経過をしっかり説明することも大切です。

問診では問診票の内容についてさらに詳しく聞かれます。それぞれに意味がありますので、できるだけ正確に答えましょう。問診によって尿失禁の９割は診断がつき、重症度の振り分けもできます。

「いつから」は、最近急に始まったというのなら、薬の影響やなんらかの病気が潜んでいるおそれがあります。「どのようなとき」は尿失禁のタイプを、「尿もれの頻度」や「尿もれパッドの使用の有無」は重症度を判断する材料になります。さらに、「出産経験の有無」や「妊娠後期・出産後の様子」によって、骨盤底の傷み具合を推し量ります。「既往歴」や「治療・手術経験」は、尿失禁の原因を突き止める手がかりになります。「ＱＯＬへの影響」も重症度をはかったり、治療法を選択する判断材料の一つになります。

尿失禁問診票（例）

氏名　　　　　　　　　　　年齢＿＿＿＿歳

身長＿＿＿＿cm　　体重＿＿＿＿kg

◆次の質問について、該当するものに○をつけてください。

いつから尿もれがありますか？

　　　年前・　　　　か月から

どのようなときに尿がもれますか？

（　）咳　　（　）くしゃみ　　（　）笑ったとき

（　）走ったとき　　（　）歩いたとき　　（　）階段の上り下り

（　）立ち上がったとき　　（　）思いものを持ったとき

（　）スポーツをしているとき　　（　）知らないうちに

（　）寝ているとき　　（　）性交時

（　）冷水で手を洗ったとき　　（　）尿意を感じると、我慢できない

尿もれの頻度はどれくらいですか？

（　）毎日　　（　）週に数回　　（　）月に数回

（　）その他［　　　　　　　　　　］

尿もれでパッドを使用していますか？パッドは１日に何回交換していますか？

（　）使用している　　　　回／日　　（　）使用していない

生理はありますか？

（　）ある　　（　）閉経した　　　　歳

出産の経験がありますか？

（　）ある　　　　回　　（　）ない

妊娠後期または出産後しばらくの間、尿もれがありましたか？

（　）あった　　（　）なかった

今までにどのような病気にかかったことがありますか？

（　）脳梗塞　　（　）脳出血　　（　）高血圧

（　）糖尿病　　（　）ぜんそく　　（　）花粉症

（　）脊椎の病気　　（　）精神神経科の病気

（　）その他［　　　　　　　　　　］

今までに受けた手術はありますか？

（　）直腸がん　　（　）子宮がん

（　）子宮筋腫で子宮摘出手術　　（　）卵巣摘出手術

（　）頭の手術　　（　）椎間板ヘルニア

（　）その他［　　　　　　　　　　］

今までに尿もれの治療をしたことがありますか？

（　）ない　　（　）骨盤底筋体操の指導　（　）薬物治療

（　）尿失禁の手術　　（　）その他［　　　　　　　　　　］

尿もれは生活にどのくらい影響を与えていますか？

（　）まったくない　　（　）少しある

（　）ある　　（　）とてもある

尿検査

尿検査は必ず行われる、基本的な検査の一つです。採尿があるのを忘れて、うっかりその前にトイレで出してしまわないように注意しましょう。

ふだん何気なく採尿している人が多いことと思いますが、中間尿を採らなければいけないので、ある程度たまっていないと正確な検査ができません。

採尿するときに、「初めのほうの尿は捨てて、途中のものを採ってください」といわれたことはありませんか？　これが中間尿です。出始めの尿には、尿道や膣、外陰部などに付着していた不純物が混じるからです。

正しい中間尿の採り方は次のとおりです。

①出始めの尿はカップにとらないで、そのまま流します。

②いったん排尿を止めて、採尿カップをあてがい、50mℓぐらいためます。

③すべて出しきらないうちにカップをはずし、残りの尿はトイレに流します。

こうしてとった尿によって、潜血《せんけつ》はないか、腎機能はよいか、糖尿病はないか、尿の濃さはどうか、貧血はないか、炎症はないか、肝臓の機能はよいか、尿の酸性度はどうか、などを調べます。

また、顕微鏡で尿を観察して、病原菌がいないか、がん細胞が含まれていないか、などもチェックします。気にかかる点が出てくると、さらに詳しく調べていくことになります。

尿検査をすれば、単純な尿失禁か、病気によるものか、おおよその見当がつきます。

一般的な尿検査でこんなことがわかる

尿たんぱくが出ている	腎機能が低下しているおそれがある
	炎症や感染症のおそれがある
尿糖が出ている	糖尿病のおそれがある
*ウロビリノーゲンが出ている	肝臓や胆のうの病気が考えられる
白血球が増えている	尿路感染症の疑いがある
赤血球が見つかった	尿管結石やがんのおそれがある
細菌が見つかった	白血球も増えていたら、尿道炎などの尿路感染症の疑いがある

採尿時の注意

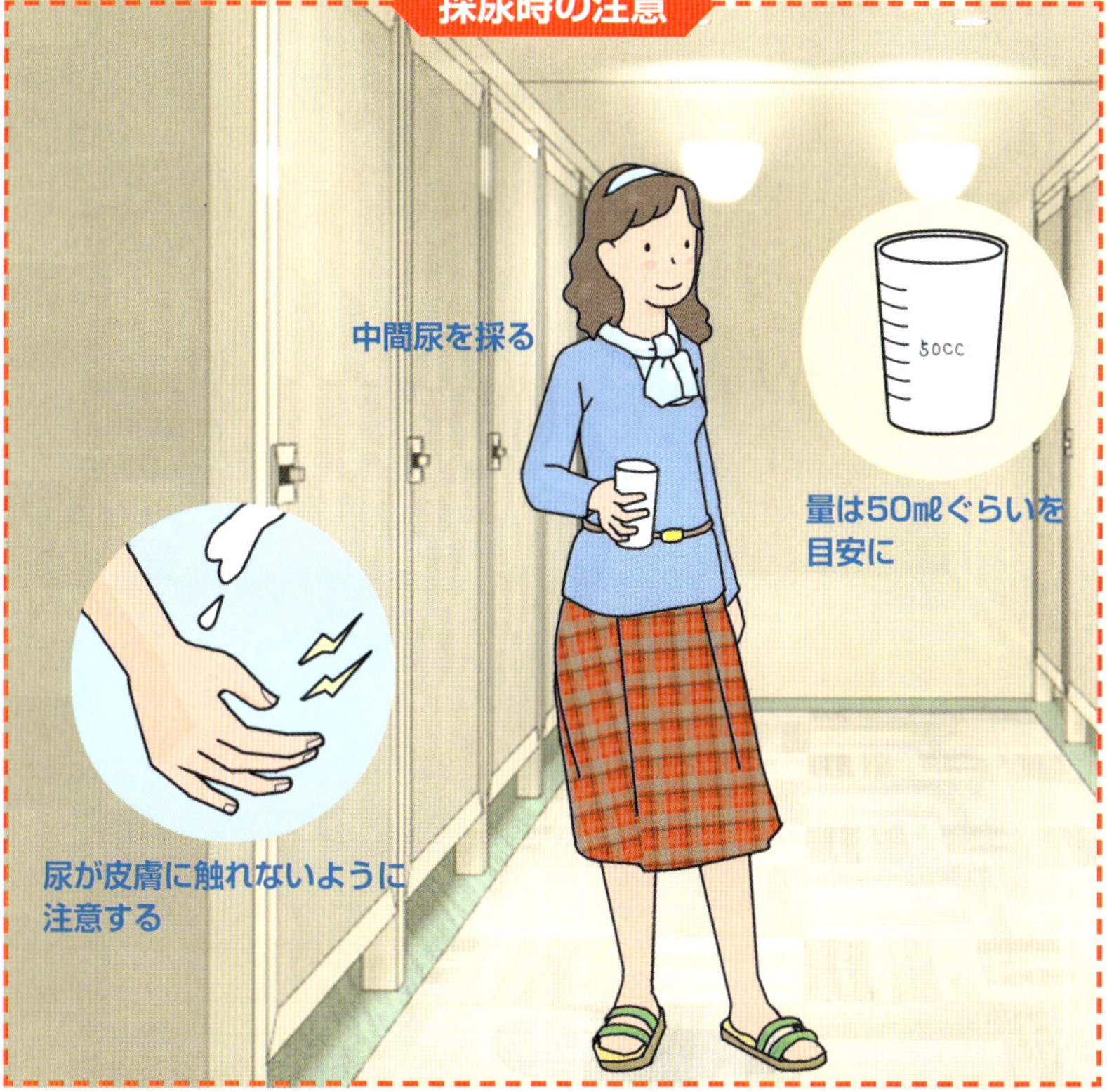
中間尿を採る
50cc
量は50mℓぐらいを目安に
尿が皮膚に触れないように注意する

診察

まず腹部の触診を行い、便秘をしていないか、おなかに脂肪がつきすぎていないか調べます。それらが膀胱を圧迫して尿失禁を引き起こしている可能性があるからです。また、下腹部がふくらんでいる場合は、膀胱が満杯になっているおそれがあり、溢流性尿失禁《いつりゅうせいにょうしっきん》が疑われます。

このように、おなかの触診でも、さまざまな情報が得られます。

次に患者さんに診察台に上がってもらい、視診、内診を行います。

婦人科の内診とほとんど同じと思ってもらえばいいでしょう。外陰部の尿道口や膣口《ちつこう》、会陰部、肛門部などを観察し、骨盤臓器脱がないか、ただれや炎症はないか、尿道が動きすぎていないか、などを調べます。

さらに、膣に指を入れ、骨盤底《こつばんてい》の状態を診ます。指を締めてもらったり、いきんだりなど、ちょっとした動作をしてもらい、骨盤底の動きがよいかどうかを調べます。ときには、器具を差し込んで膣の圧力を測ることもあります。それによって、骨盤底筋のゆるみ具合がわかるからです。

また、膣鏡を挿入して、膣や子宮の入り口の様子を診ることもあります。子宮筋腫や*萎縮性膣炎《いしゅくせいちつえん》がないか、尿道の締まり具合はどうか、尿道粘膜が垂れ下がっていないか、なども調べます。

女性にとってはあまり愉快な検査ではありませんが、骨盤底のゆるみや骨盤臓器脱が尿失禁の原因になっていることが多いので、正しい診断をするうえで欠かせないものです。体の力を抜いてリラックスして受けましょう。

受診するときはこんな服装で

おなかの触診があるので、上下に分かれるもの

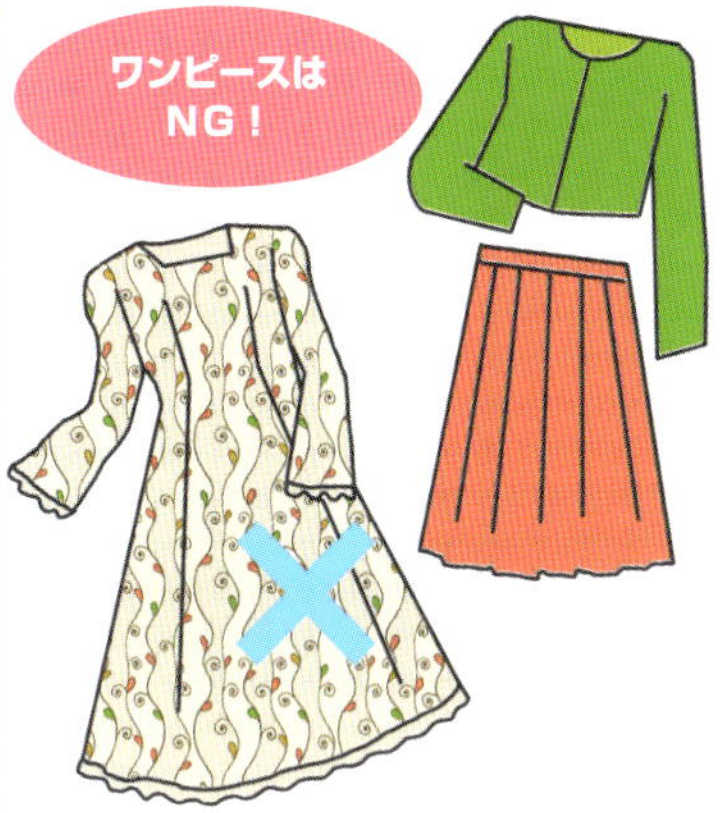
ワンピースは
NG！

長めのフレアースカートやギャザースカートがおすすめ

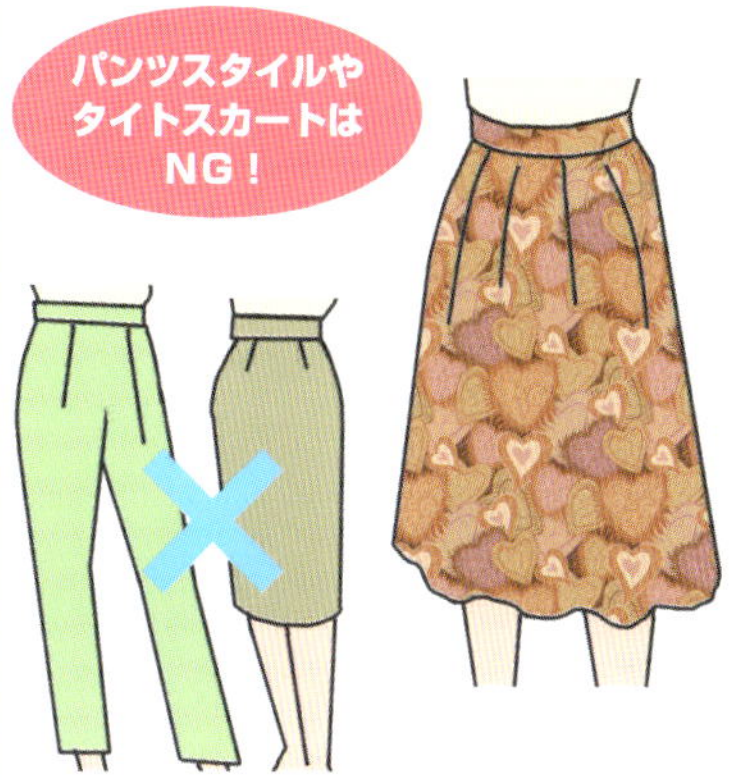
パンツスタイルや
タイトスカートは
NG！

ショートストッキングやソックスで

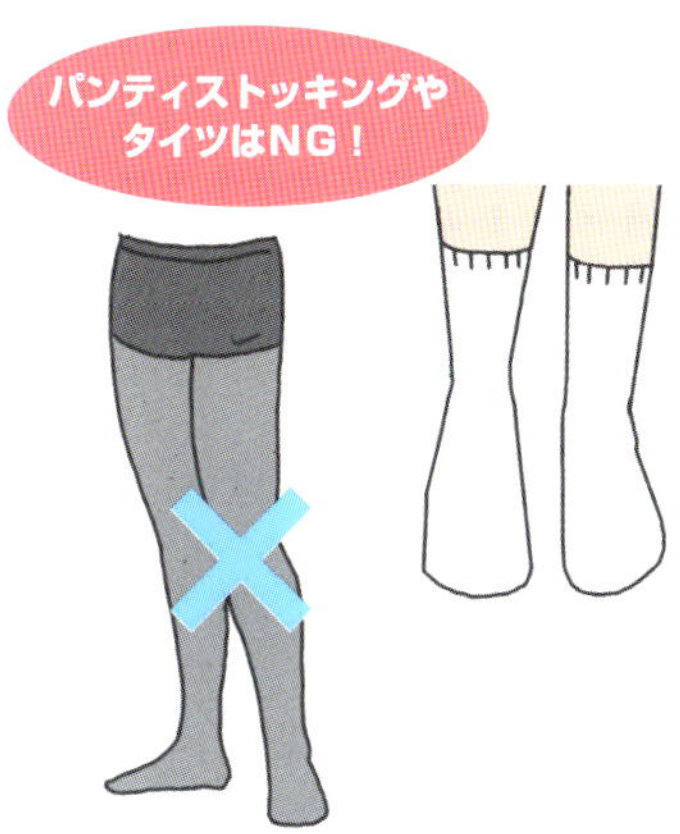

脱ぎやすい靴

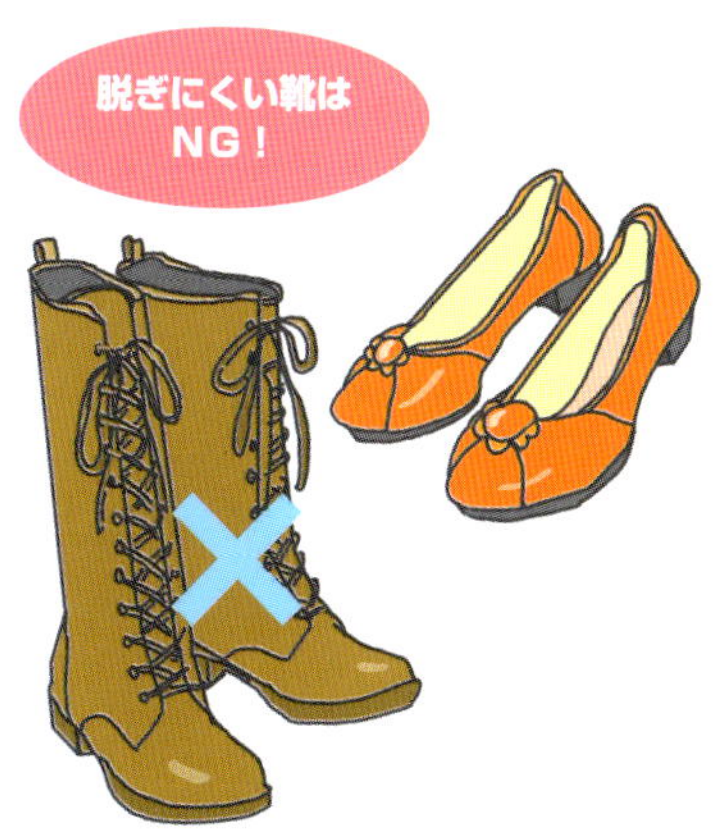
脱ぎにくい靴は
NG！

全身の力を抜いてリラックスして診察を受けましょう
緊張するときは深呼吸をして

咳テスト（ストレステスト）

咳テストは、腹圧性尿失禁《ふくあつせいにょうしっきん》が疑われる患者さんに行うテストです。腹圧性尿失禁では、腹圧がかかったときに尿失禁が起きるので、故意にそういうシチュエーションを作って、もれるかどうかテストするのです。

検査の手順は次のとおりです。

①患者は膀胱に尿がたまった状態で内診台に横になります。

②会陰《えいん》部をゆるめて、1回大きく咳をします。

咳をしたとたんに尿がもれ、すぐに止まるようであれば、腹圧性尿失禁と考えられます。一方、咳をして、もれ始めるまでに時間がかかる場合やもれが続く場合は、腹圧性ではなく切迫性尿失禁の疑いがあります。

腹圧性尿失禁とわかったとき、医師が指を腟の中に挿入してもう一度同じことをくり返す場合があります。これは尿道を持ち上げて、外科手術に適するかどうかを調べているのです。医師が指を入れたときには咳をしても尿失禁が起こらなかった、という場合は手術によって治せます。

ただし、十分に膀胱に尿がたまっていない、緊張している、咳が弱すぎる、テスト中に急に強い尿意がわきあがった、などのときは正確に判定できないことがあります。骨盤臓器脱があるときは、脱出した部分を戻して行います。

このテストによって、もれる量や、咳の強さによるもれ具合の違いなどもチェックできます。

こんなふうに治療は進んでいく

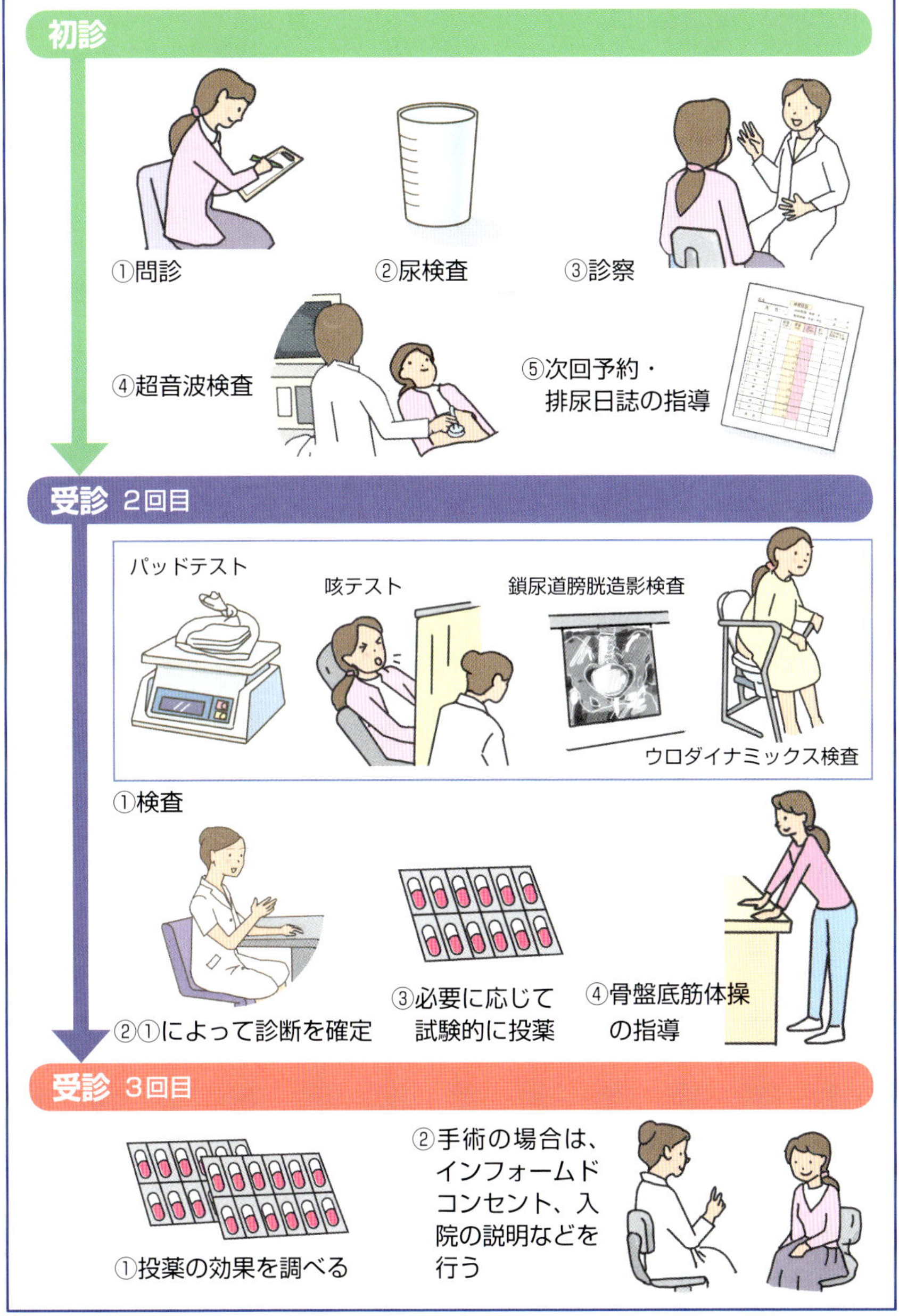
初診
①問診
②尿検査
③診察
④超音波検査
⑤次回予約・
排尿日誌の指導
受診 2回目
パッドテスト
咳テスト
鎖尿道膀胱造影検査
ウロダイナミックス検査
①検査
②①によって診断を確定
③必要に応じて
試験的に投薬
④骨盤底筋体操
の指導
受診 3回目
①投薬の効果を調べる
②手術の場合は、
インフォームド
コンセント、入
院の説明などを
行う

Q‐t‐i‐pテスト

Q‐t‐i‐pテストも咳テスト同様、腹圧性尿失禁が疑われる患者さんに行います。腹圧がかかったときの膀胱の動きを調べるものです。

検査の手順は次のとおりです。

①患者は仰向けになり、両膝を立てて胸のほうに引き寄せ、足を開きます。

②患者の尿道にQ‐t‐i‐p（綿棒）を差し込みます。

③その状態でおなかにぐっと力を入れます。

おなかに力を入れたとき、安静時に比べて綿棒の先が上に30度以上傾いたら、腹圧によって尿道および膀胱の位置が動いていることがわかるので、腹圧性尿失禁と判定されます。つまり、骨盤底がゆるんでいるため、尿道も膀胱も安定せず、腹圧ですぐにもれるというわけです。

このテストでは、腹圧性尿失禁のタイプもわかります。

腹圧性尿失禁は、膀胱頸部（尿道につながる膀胱の出口）の位置が、腹圧がかかったときにどれだけ下がるかなど、重症度に応じて3つのタイプに分類されています。同じ腹圧性尿失禁でも、タイプによって治療法が異なることがあります。通常は、鎖尿道膀胱造影検査《くさりにょうどうぼうこうぞうえいけんさ》（94ページ）を行い、どのタイプかを診断します。

Q‐t‐i‐pテストは、膀胱が動くかどうか簡便に調べられるので以前はよく行われていましたが、痛みを伴うため、今はあまり実施されていません。

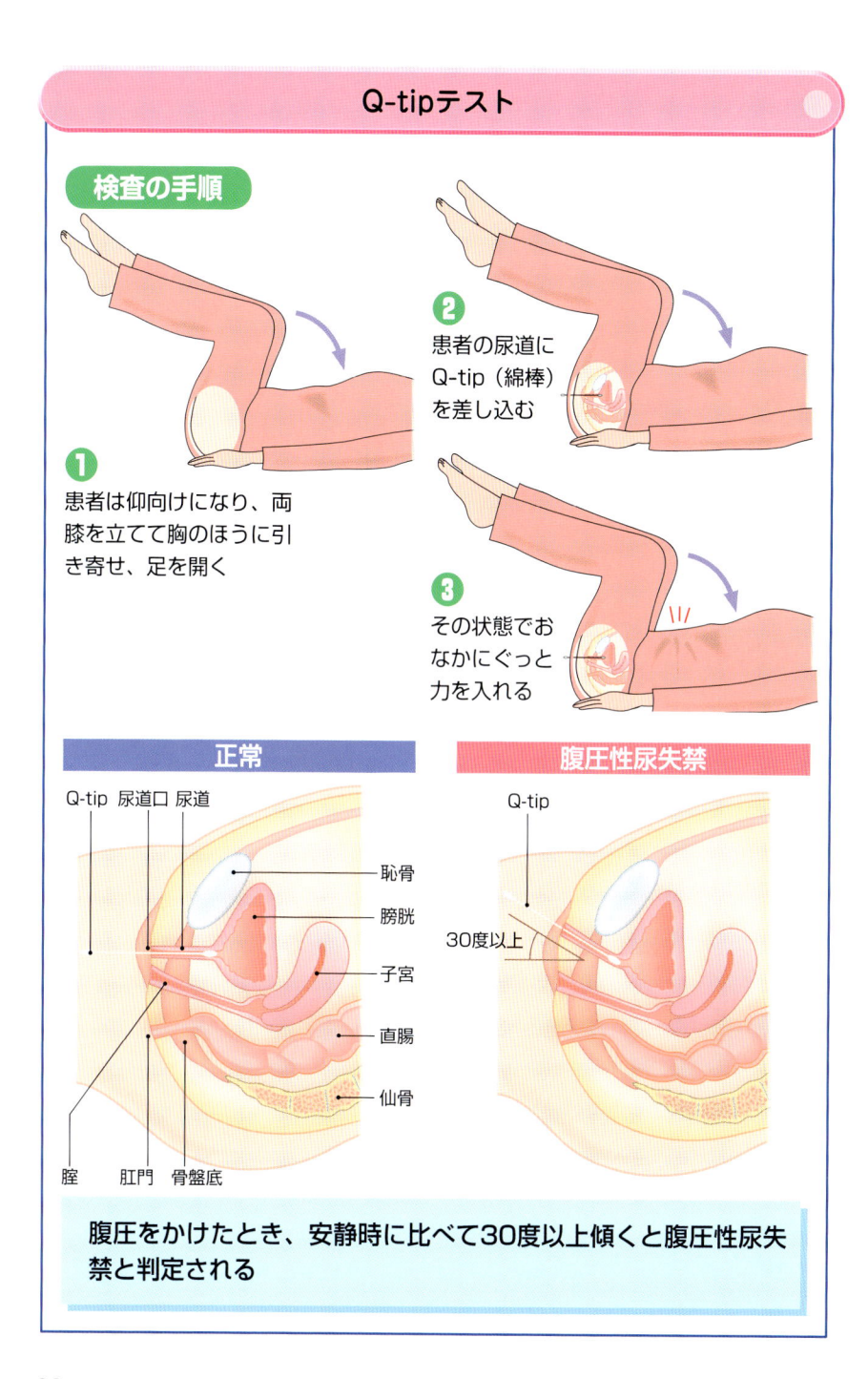

Q-tipテスト

検査の手順

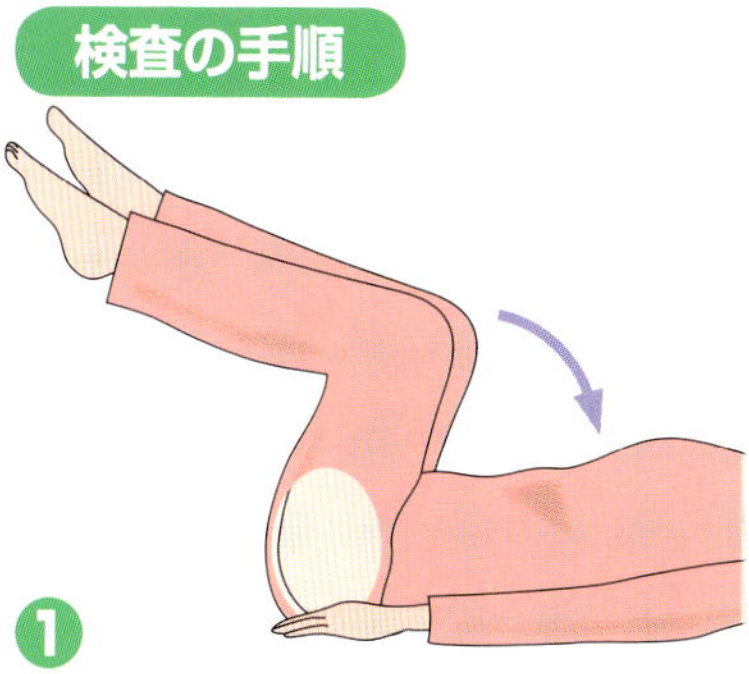

❶

患者は仰向けになり、両膝を立てて胸のほうに引き寄せ、足を開く

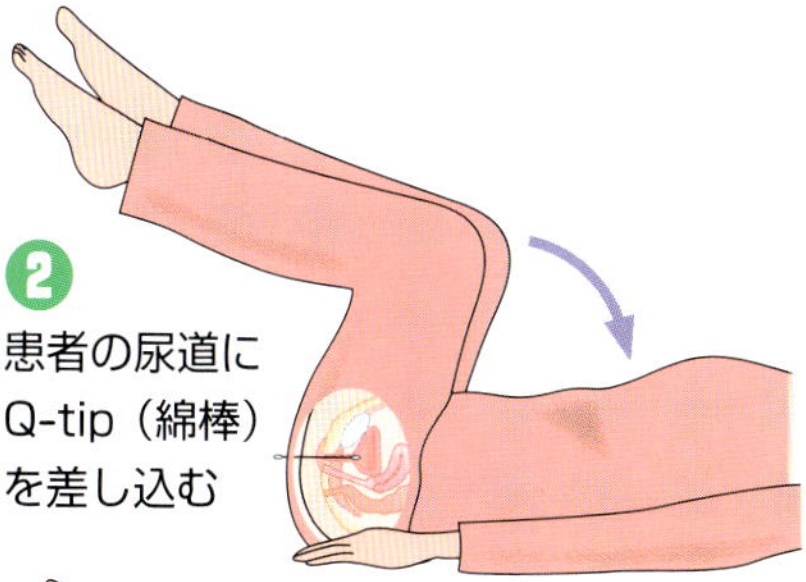

❷

患者の尿道にQ-tip（綿棒）を差し込む

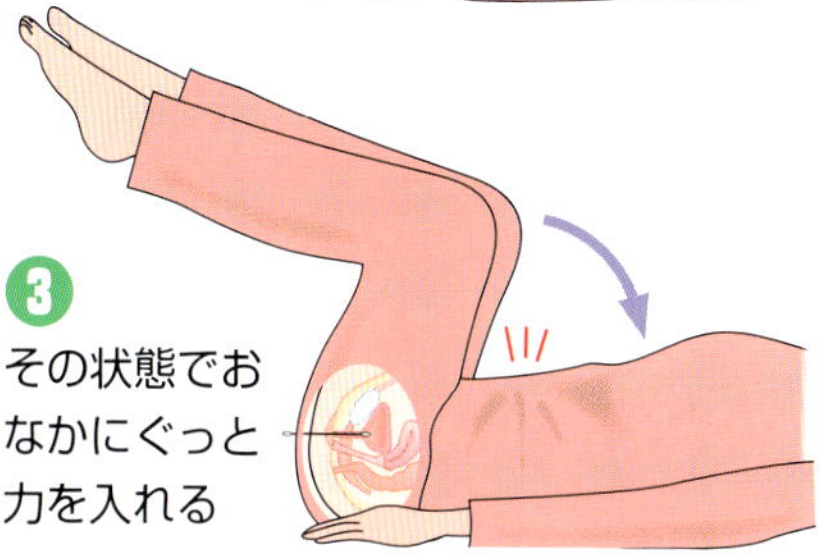

❸

その状態でおなかにぐっと力を入れる

正常

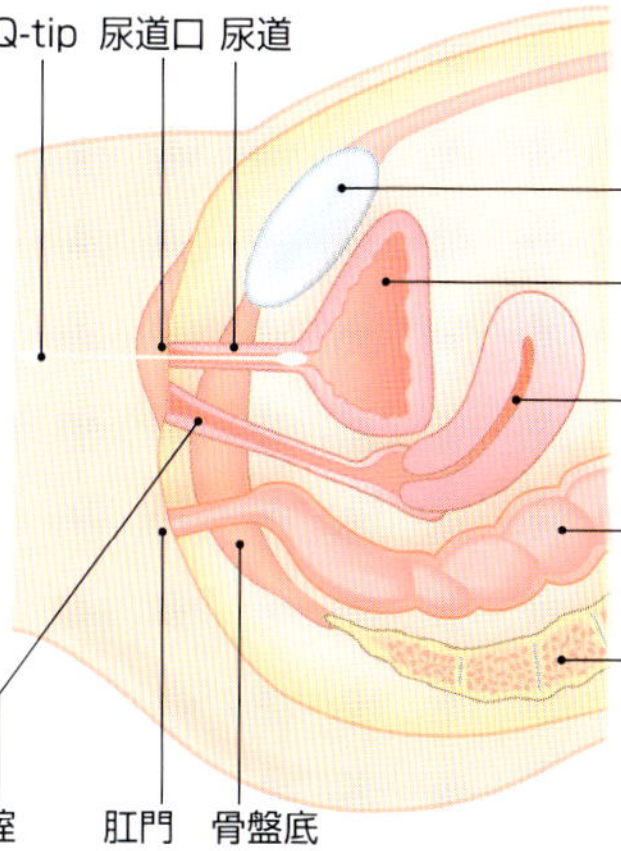

腹圧性尿失禁

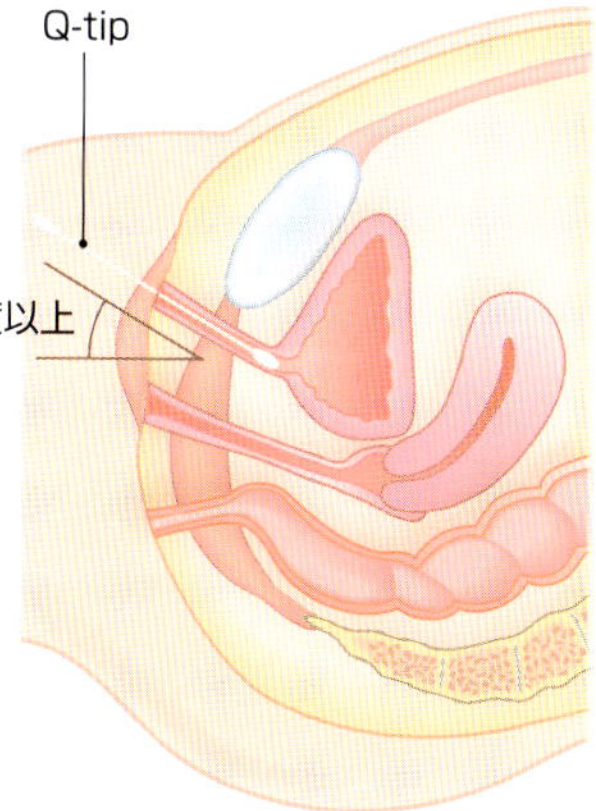

腹圧をかけたとき、安静時に比べて30度以上傾くと腹圧性尿失禁と判定される

パッドテスト

パッドテストの対象も腹圧性尿失禁の患者さんです。どのくらい尿がもれるかを調べるテストで、尿失禁の重症度がわかります。パッドをあてて、60分の間に決められた動作をした後、パッドの重さをはかり、もれた尿の量を割り出します。

このテストは、やり方さえ知っていれば自宅でも行えます。その際に準備するものは、尿もれ専用パッド、時計、１g単位ではかれるはかり、５００㎖の飲料水、５００㎖の計量カップ、ビニール袋、記入用紙、筆記用具などです。計量カップは採尿用なので、１００円ショップなどで買うか、大きめの紙コップなどに目盛りをつけて代用するといいでしょう。ビニール袋は、使用後のパッドの重さをはかるときに使います。あらかじめ、尿もれ専用パッドとビニール袋の重さをはかっておきましょう。テストを始める30分前に排尿をすませておいてください。

パッドをあてたらテストを開始します。５００㎖の水かお茶を飲んだ後、歩き回ったり、イスに座っては立ち上がったり、強く咳き込んだり、かがんだり、冷たい水で手を洗ったりなど、さまざまな動作を、時間を区切って行います。

60分経ち、すべて終了したらパッドをはずし、ビニール袋に入れて重さをはかります。使用前のパッドとビニール袋の重さを差し引くと、もれた尿の量がわかります。テスト終了後、計量カップに排尿して、尿の量をはかります。この量が２００㎖未満のときは再検査をします。日を改めて数回行うと状態がよりよくわかります。

パッドテスト

用意するもの

尿もれ専用パッド　１個
時計
１g単位ではかれるはかり
500mlの飲料水
500mlの計量カップ
ビニール袋
記入用紙
筆記用具

パッドテストを行う前の準備

はじめる30分前に排尿をしてください。（　　時　　分）
飲食の制限はありません。
生理中は正確な尿もれの量がはかれないため、行うことができません。
パッドの重さをはかりましょう。
パッドの重さ　１個　　（　　　）g
ビニール袋の重さ　１枚　　（　　）g
検査開始時間（　　時　　分）

60分パッドテスト　　検査開始時間（　　時　　分）

次の１～３の各項目を行って、もれを感じたら、チェックしてください。

1　パッドをあてて、500mlの飲料水を飲む 飲んだあとは安静に（15分間）	□
2　外を歩く（30分間）	
散歩をする	□
階段１回分を上り下りする	□
3　次の動作をする（15分間）	
「いすに座る→立ち上がる」（10回）	□
足を肩幅に開き、前傾姿勢で強く咳き込む（10回）	□
手足を大きく振って足踏みをする（１分間）	□
床にあるものを腰をかがめて拾う（５回）	□
流水で手を洗う（１分間）	□
60分後、パッドの重さ、尿量をはかる	
パッドをはずしてビニール袋に入れ、重さをはかる	（　　　）g
計量カップに排尿して、量をはかる	（　　　）ml
「テスト後のパッドの重さ」－「未使用のパッドの重さ」－「ビニール袋の重さ」	（　　　）g

パッドテストによる尿失禁の評価

正常	2g以下	高度	10.1g～50.0g
軽度	2.1g～5.0g	きわめて高度	50.1g以上
中等度	5.1g～10.0g		

パッドテストパート2

尿失禁の重症度は、パッドテストでもれた尿の量によって判定されます。2・1g～5・0gなら「軽度」、5・1～10・0gなら「中等度」、10・1g～50・0gなら「高度」、50・1g以上は「きわめて高度」となります。

「では、2g以下はどうなるの?」と疑問に思われた方もいるかもしれませんね。その場合は尿失禁ではないと判定されます。つまり正常というわけです。

そんなはずはない、たしかにもれている、という方はパッドテストパート2に進みます。パート2はパッドテストの結果が5g以下の人に追加して行われるテストです。テニスやエアロビクスなど、激しい運動をしたときだけもれるという人もいて、こういう場合ははじめの方法では尿失禁が起こらないことがあります。そこで、飛んだり跳ねたりして、どれだけもれるのかテストします。

パート2では、尿もれ専用パッドをつけて、まず両足を開いたまま20回跳び、さらに60回続けて縄跳びをします。その後同じようにパッドの重さをはかり、尿もれの量を調べます。

ただ、膝や腰が悪くて、このようなパッドテストはできない方もいます。そういう場合は、24時間パッドテストを行います。うっとうしいですが、パッドをつけてふつうに生活をし、24時間でどれだけもれたかを調べるのです。通常のパッドテストは実態より軽めの評価が出ることが多いため、24時間パッドテストを数日間行ったほうが、より正確に判定できるといわれています。腹圧性尿失禁以外の要素が疑われる場合も、24時間パッドテストを行うことがあります。

パッドテストパート２

❶

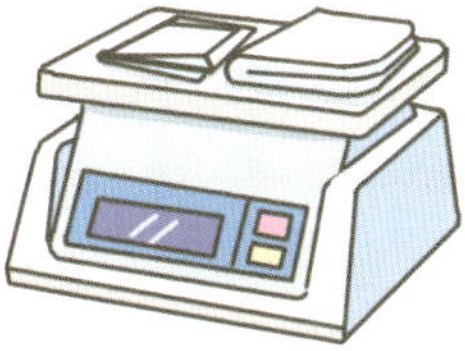

使用前のパッド
とビニール袋の
重さをはかる

❷ パッドをつける

❸

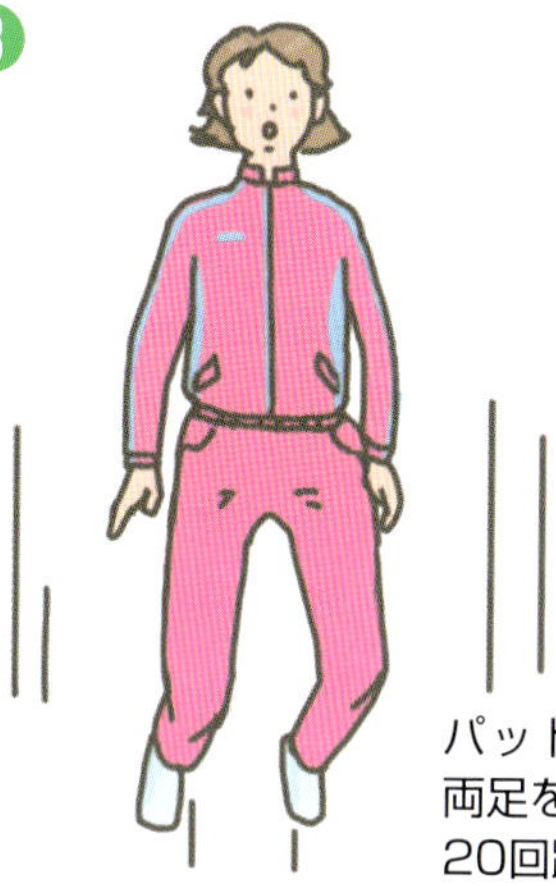

パッドをつけて、
両足を開いたまま
20回跳ぶ

❹

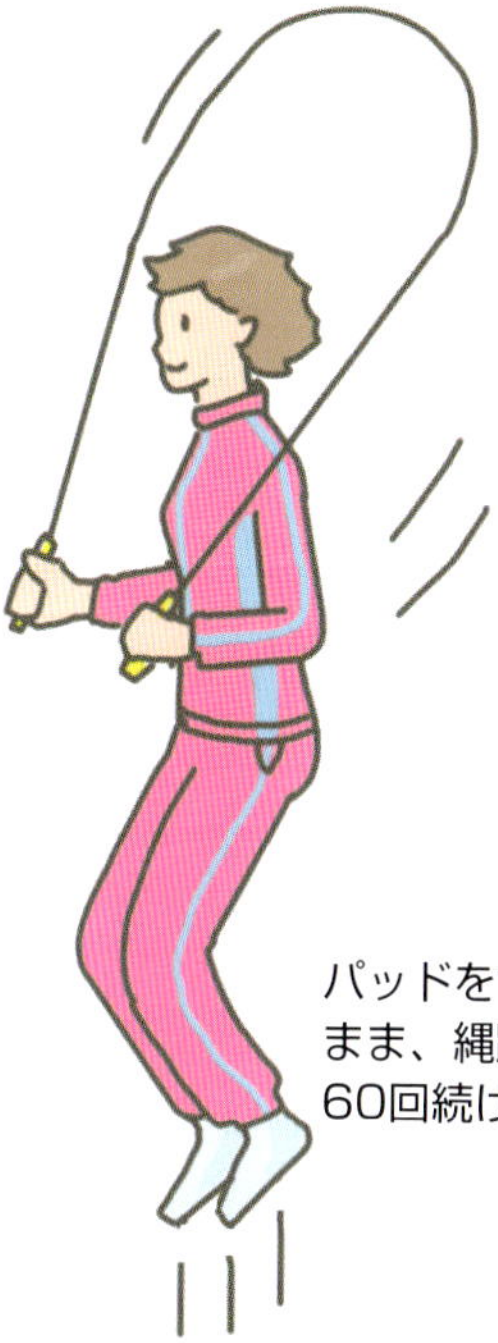

パッドをつけた
まま、縄跳びを
60回続ける

❺

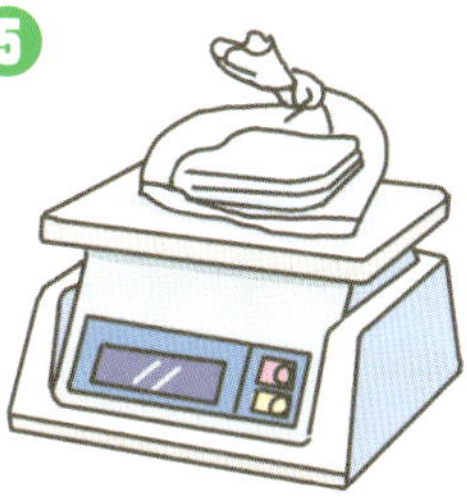

使用後のパッド
の重さをはかる

❻

カップに排尿して
量をはかる

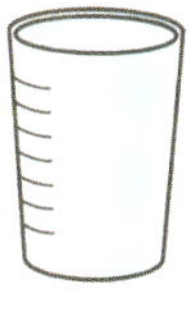

パッドテストによる尿失禁の評価

正常	2g以下
軽度	2.1g～5.0g
中等度	5.1～10.0g
高度	10.1g～50.0g
きわめて高度	50.1g以上

● 中等度までなら
骨盤底筋体操で
治療可能

鎖《くさり》 尿道《にょうどう》膀胱《ぼうこう》造影《ぞうえい》検査《けんさ》

鎖尿道膀胱造影検査も、腹圧性尿失禁が疑われる場合に行います。膀胱が下がっていないか、尿道の位置はどうなっているか、膀胱と尿道の角度などを調べるものです。

膀胱と尿道が骨盤底筋群にきちんと支えられて正しい位置にある場合は、膀胱の後ろ側（腟側）と尿道がつくる角度は90～１００度です。

この角度が１００度を超えているときは、骨盤底がゆるんでいて腹圧性尿失禁が起こりやすい状態にあると考えられます。

検査の手順は次のとおりです。

①カテーテルという細い管を尿道から膀胱に差し込み、造影剤とともにチェーン（鎖）を挿入します。

③横になっている状態、立っている状態で、それぞれ正面と側面からレントゲンを撮ります。

③ぐっとおなかに力を入れて、②と同様にレントゲンを撮ります。

これによって、腹圧がかかったときの膀胱の位置や尿道との角度がわかります。

腹圧性尿失禁があると、立っているときや立って腹圧をかけたときに、膀胱頸部や尿道が下がったり、膀胱と尿道の角度が大きく広がったりします。また、骨盤臓器脱の一つで、膀胱が腟から落ちてくる膀胱瘤《りゅう》もはっきりわかります。

少し不快感があるかもしれませんが、腹圧性尿失禁のタイプを見分けるためにも必要な検査ですので、いやがらずに受けてください。所要時間は30分程度です。

鎖尿道膀胱造影検査

検査の手順

1. カテーテルという細い管を尿道から膀胱に差し込み、造影剤とともにチェーンを挿入する

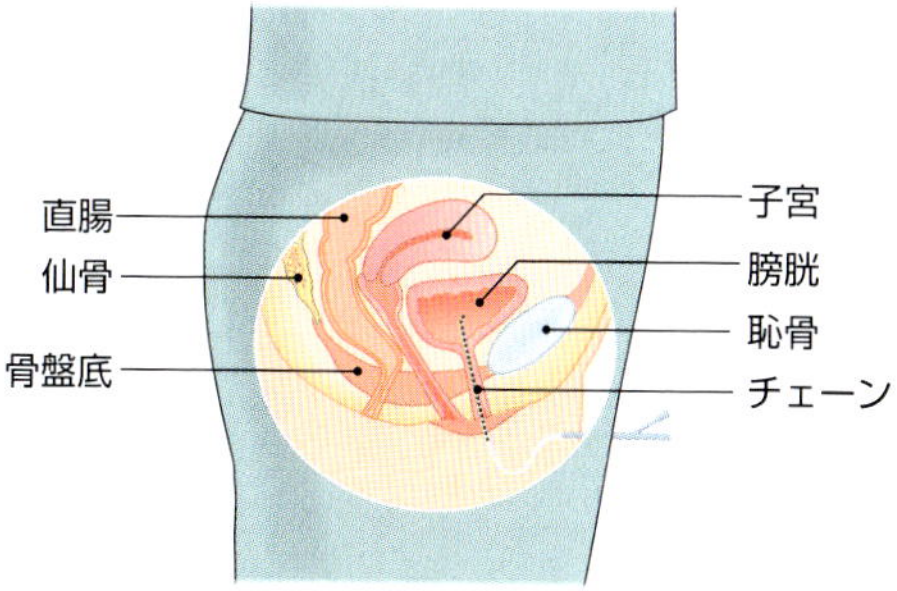

2. 横になっている状態、立っている状態で、それぞれ正面と側面からレントゲンを撮る

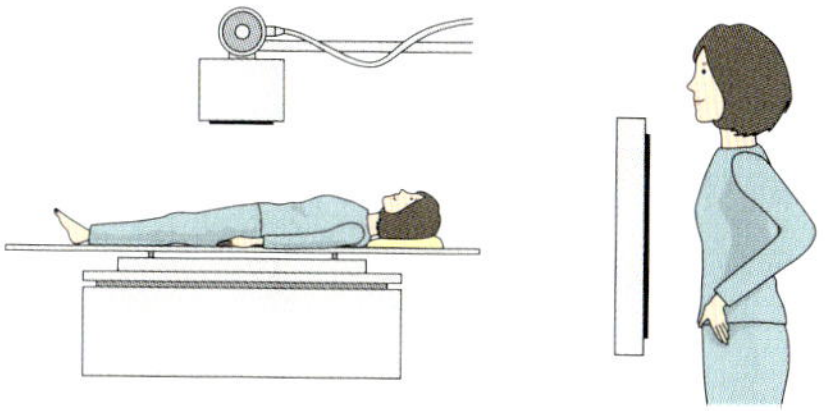

3. ぐっとおなかに力を入れて、②と同様にレントゲンを撮る

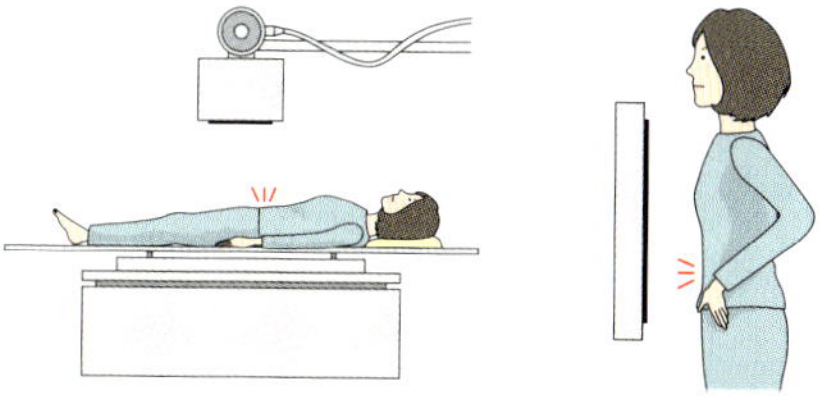

正常

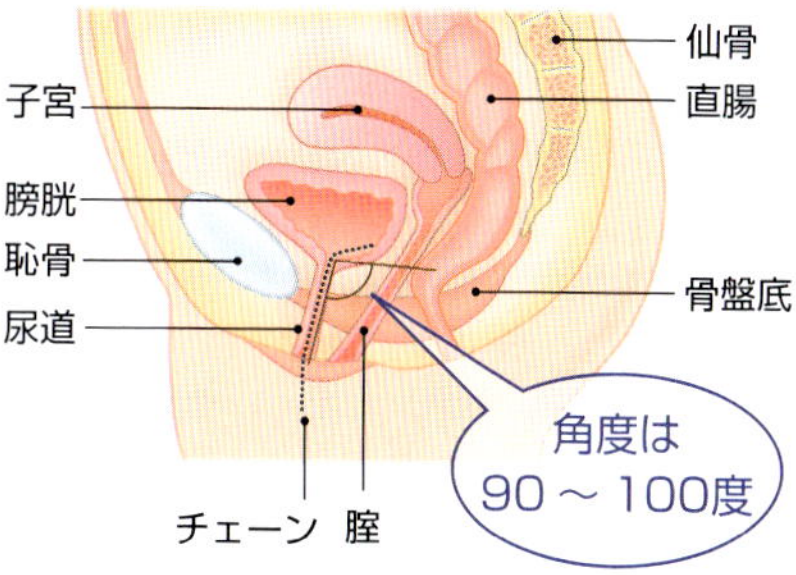

腹圧性尿失禁

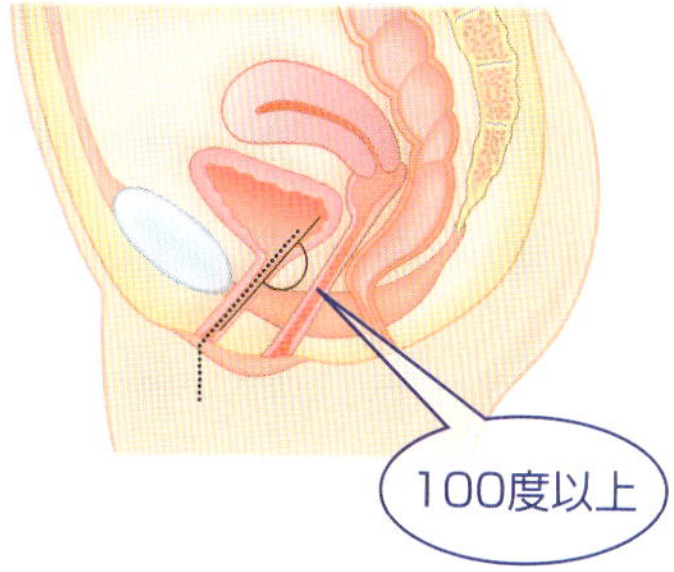

尿道と膀胱の角度を調べる。尿道はレントゲン写真に写らないので、細いチェーンを入れて位置がわかるようにする

ウロダイナミックス検査（尿流動態検査）

ウロダイナミックス検査とは、膀胱や尿道の機能を総合的に調べ、尿失禁や尿排出障害の原因を明らかにするものです。

尿が勢いよく出ているかどうかを調べる「尿流測定検査」、膀胱の収縮がよいかどうかを調べる「膀胱内圧測定」、尿道括約筋《にょうどうかつやくきん》の機能を調べる「尿道内圧測定」、尿道括約筋と膀胱との連携がうまくいっているか、尿道括約筋が正常に働いているかなどを調べる「尿道括約筋・筋電図検査」、排尿困難の原因を調べる「内圧尿流検査」、尿失禁が起きる瞬間の様子を調べる「尿漏出時圧検査」などがあります。

単純な尿失禁のように見えても、裏に深刻な病気が隠れていたり、複雑な要因がからみあって起こっていることがあります。また、本人の訴えと実態が異なっていることもありますので、これらの検査によって、膀胱や尿道の状態を客観的に把握し、どこにどのような問題があるのか、その程度はどのくらいかを突き止めることが大切なのです。

検査によっては、膀胱に生理食塩水を注入されたり、排尿を促されたり、女性にとっては抵抗を感じる場面もあると思いますが、適切な治療法を選択するために必要な検査ですから、恥ずかしがらずに医師の指示に従いましょう。

ただし、すべての患者さんがこれらの検査を受けるわけではありません。必要に応じて行われます。何のためにこの検査をするのか、理解したうえで受けると、恐怖心や羞恥心がやわらぐでしょう。

では、一つひとつ検査の内容を見ていきましょう。

ウロダイナミックス検査

尿失禁や尿排出障害の原因を突き止める重要な検査

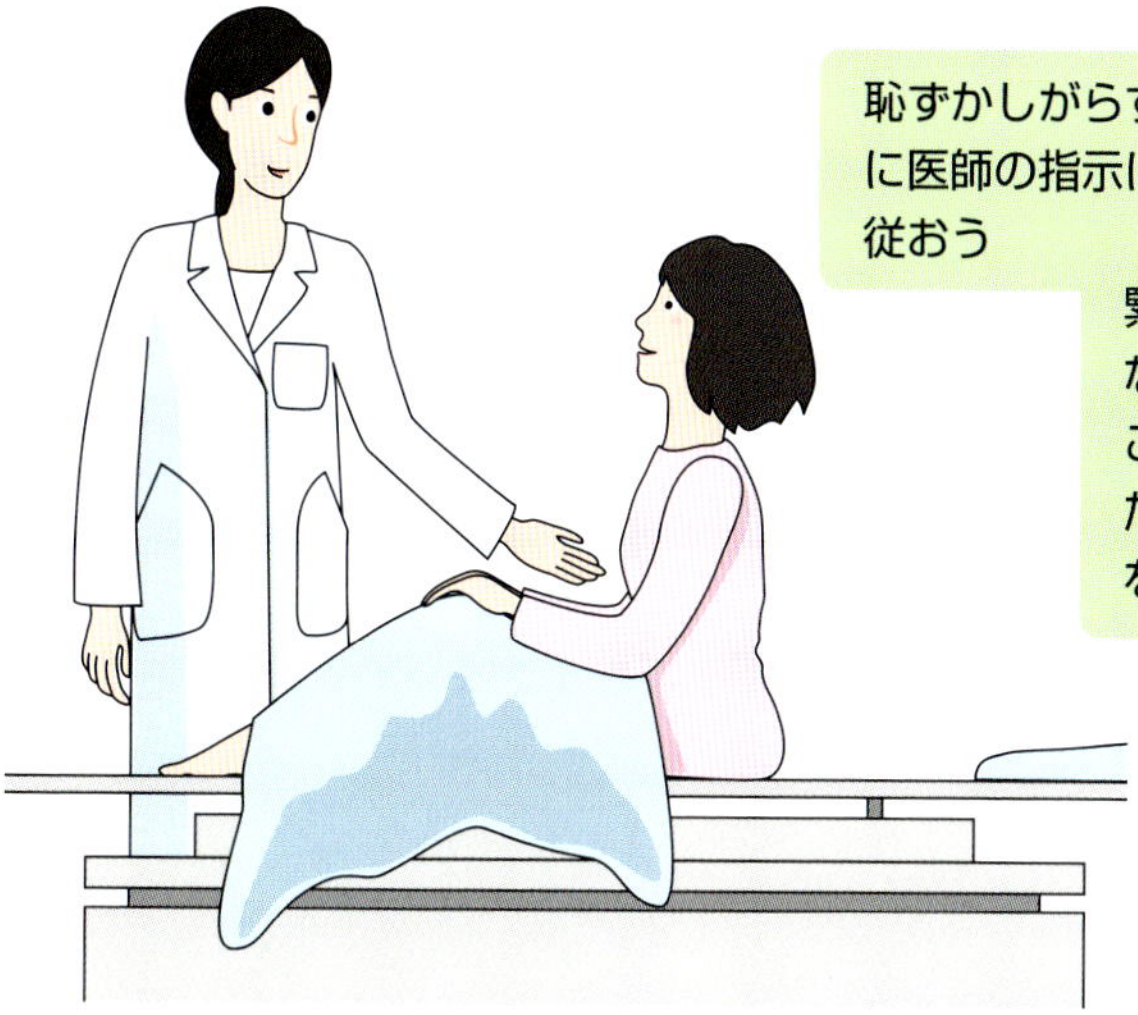

恥ずかしがらずに医師の指示に従おう

緊張すると正確な結果が出ないことも。できるだけリラックスを心がける

- 尿流測定検査
- 膀胱内圧測定
- 尿道内圧測定
- 尿道括約筋・筋電図検査
- 内圧尿流検査
- 尿漏出時圧検査　など

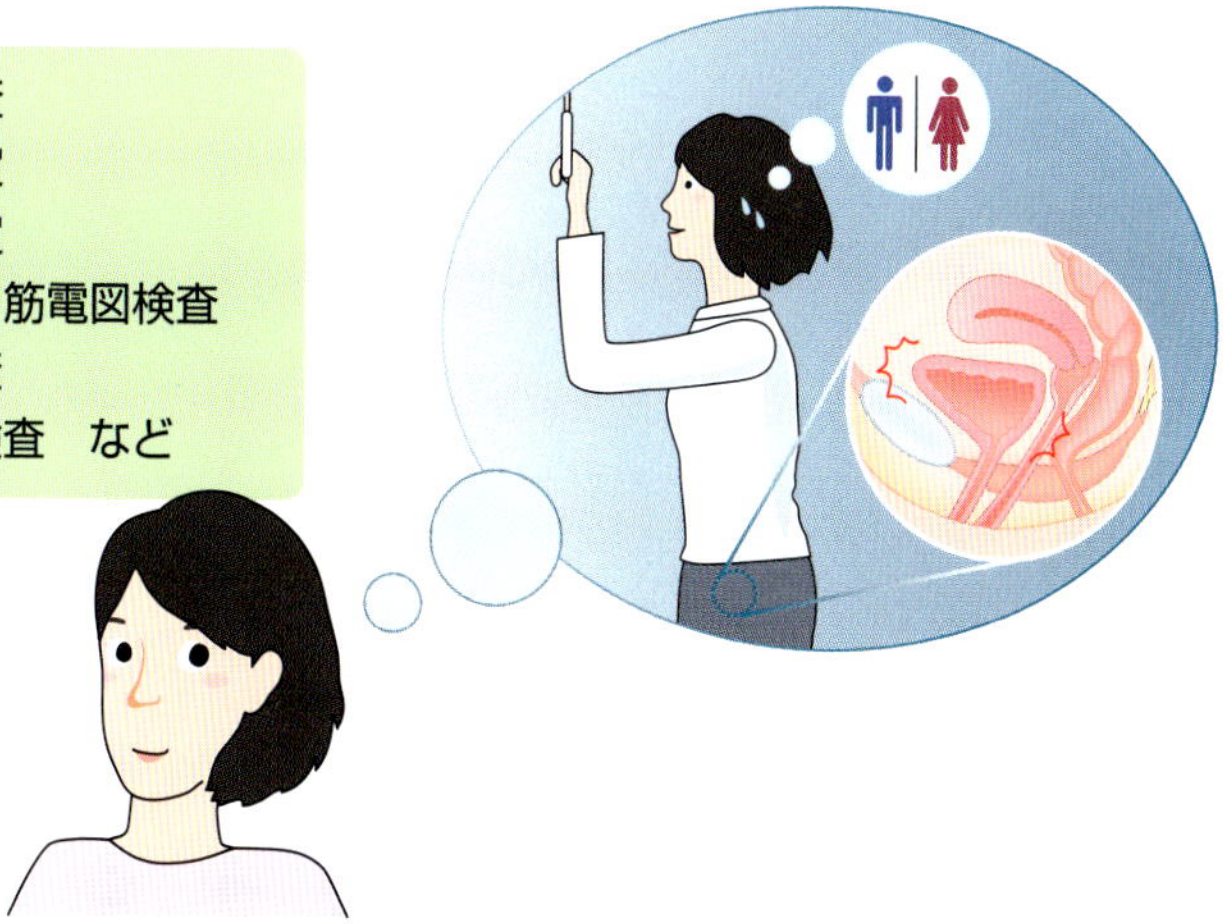

人によって受ける検査が違う

なんのために受けるのか、この検査で何がわかるのか、あらかじめ知っておくと、前向きな気持ちで受けられる

尿流測定検査

尿排出障害があるかどうかを調べる基本的な検査です。尿の出始めから終了するまで、１秒あたりにどのくらいの量の尿が、どのくらいのスピードで出ているかを調べます。これによって尿が勢いよく出ているかどうかがわかります。

患者さんは測定装置がついた専用のトイレ（１０７ページ）で排尿するだけです。センサーが自動的に平均尿流率や最大尿流率、排尿量、排尿時間などを測定して、波形（尿流曲線）で示します。

尿が出るまでに時間がかかったり、排尿が途切れたり、なかなか終わらない場合は、尿道の通過障害や狭窄《きょうさく》、膀胱の収縮機能の低下などが疑われます。

この検査は、尿が２００㎖以上膀胱にたまっていないと正確な情報が得られません。少ない場合は水分を摂取してたまるのを待ちます。

通常は、この尿流測定検査終了後に、超音波検査によって残尿の量を測定します。残尿とは排尿後に膀胱に残っている尿です。残尿がほとんどないのが正常な状態です。

残尿が多い場合は、導尿《どうにょう》といって、尿道から細いカテーテルを挿入し、膀胱から直接尿を取り出して測定することもあります。

尿失禁の裏に尿排出障害が潜んでいることはしばしばありますが、本人にその自覚がないこともあります。意外に思われるかもしれませんが、自分ではきちんと出しているつもりという方もけっこう多いものです。そのため、排尿困難を訴えていない場合も、確認のためこれらの検査をすることがあります。

正常な尿流曲線

尿の勢いや排尿量、排尿時間などがわかる

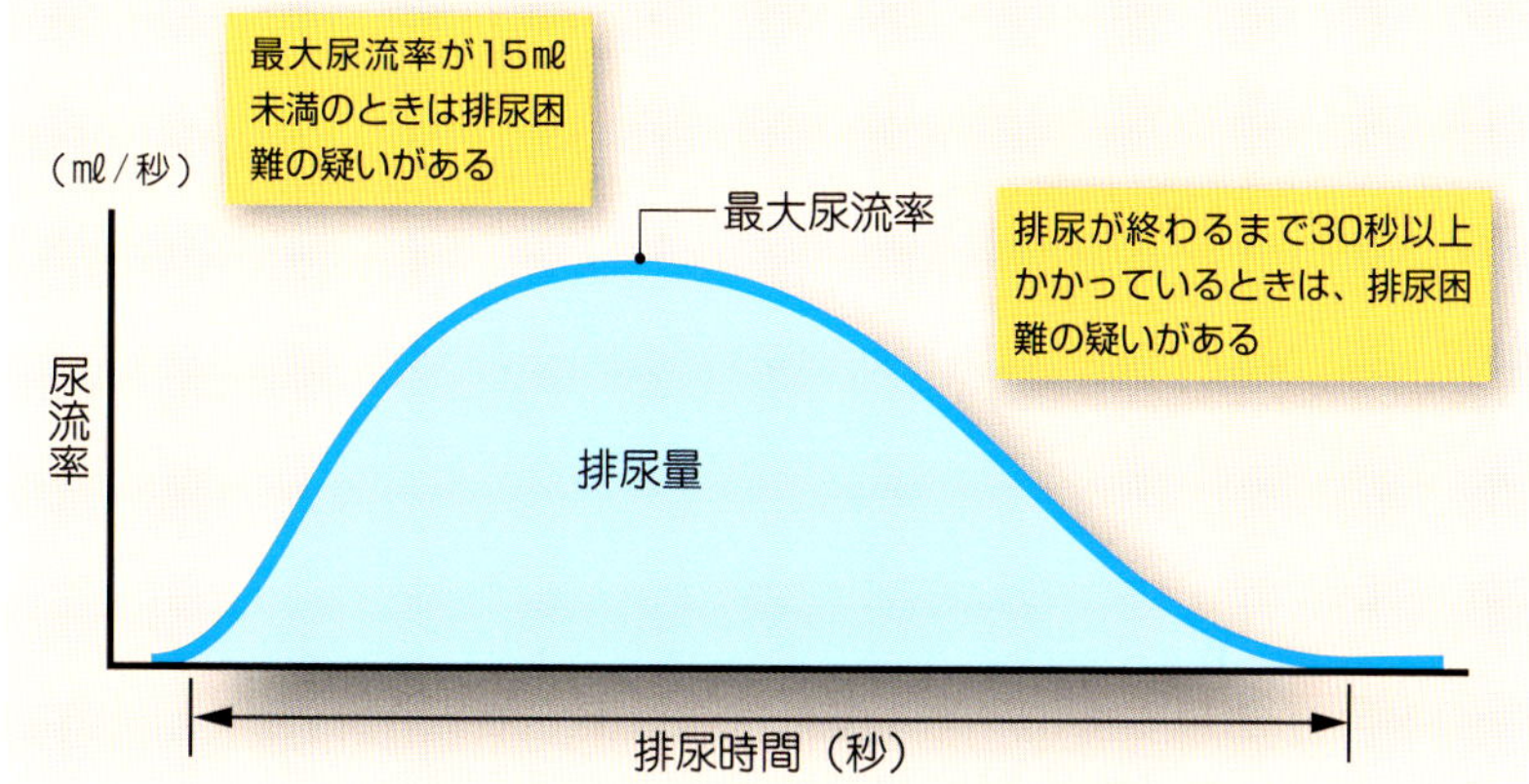
最大尿流率が15mℓ未満のときは排尿困難の疑いがある
（mℓ/秒）
尿流率
最大尿流率
排尿が終わるまで30秒以上かかっているときは、排尿困難の疑いがある
排尿量
排尿時間（秒）

$$\text{平均尿流率} = \frac{\text{排尿量（mℓ）}}{\text{採尿時間（秒）}}$$

超音波を下腹部にあてて、残尿を測定する

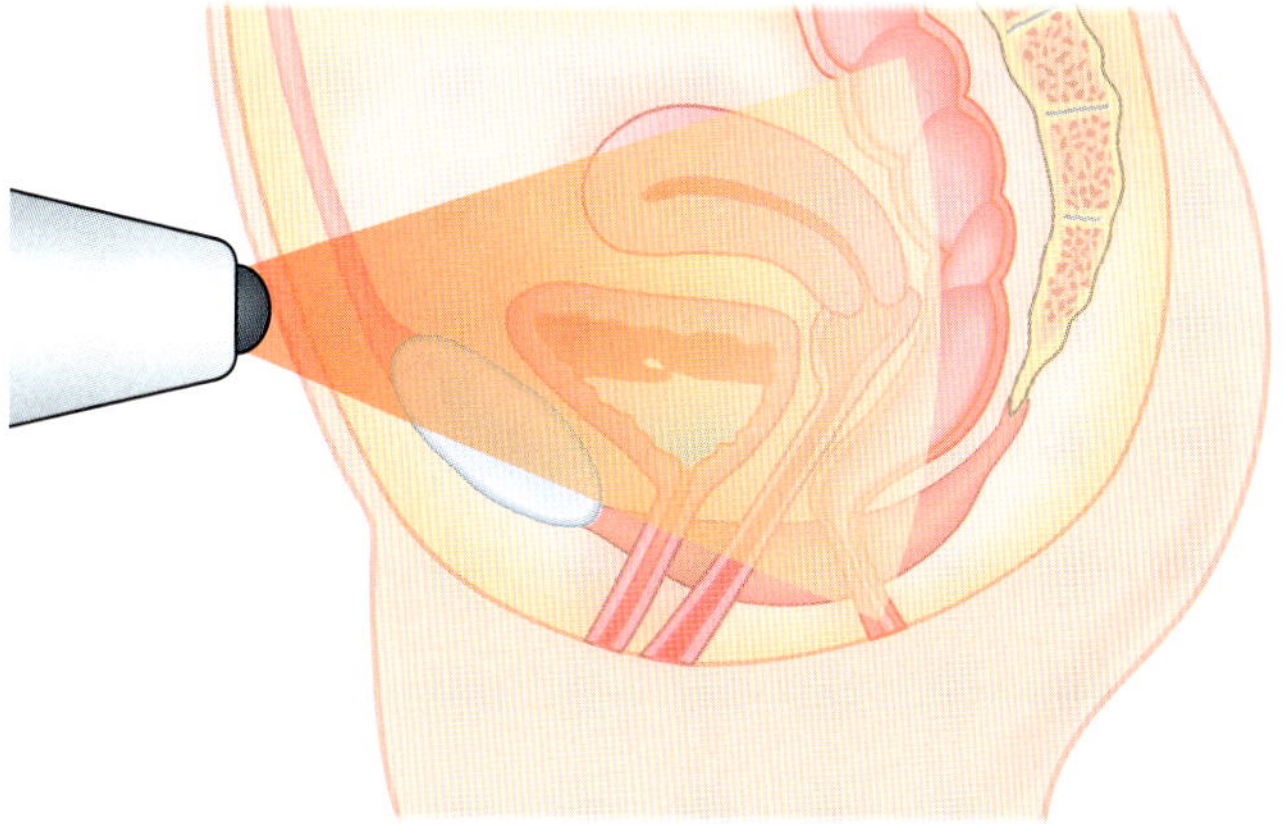

残尿が多い場合は、導尿といって、尿道から細いカテーテルを挿入し、膀胱から直接尿を取り出して測定することもある

膀胱内圧測定

膀胱の収縮状態に問題はないか調べる検査です。膀胱に生理食塩水、あるいは炭酸ガスを少しずつ注入し、膀胱内の圧力の変化を測定して、膀胱のためる機能や尿を押し出す力が正常に働いているかどうかを調べます。切迫性尿失禁ではためる機能に障害が起きて、勝手に膀胱が収縮して出してしまいます。逆に溢流性尿失禁では押し出す力が弱くて尿が残ってしまいます。膀胱内圧を測定すると、こういう不具合があるかどうかがわかります。

検査の手順は次のとおりです。患者さんは尿意の状態を医師に告げます。

①膀胱に内圧測定器をつけたカテーテルを挿入し、生理食塩水を一定速度で注入します。

②患者が尿意を感じた時点で、注入した水の量を記録します。正常な人は、通常１５０㎖前後で最初の尿意を感じます。これを「初発尿意」といいます。

③さらに注入を続けていくと、だんだん尿意が強くなり、我慢の限界点に達します。これを「最大尿意」といいます。このとき入った水の量が最大膀胱容量となります。

④医師の指示によって排尿します。

正常な人は、注入中は内圧は低く保たれており、排尿するときに膀胱が収縮し、腹圧も加わって最大圧となります。１００～１５０㎖ぐらい注入しただけで内圧が高まり、膀胱の収縮が始まるときは、過活動膀胱と考えられます。また、いつまでも内圧が高まらず、膀胱がゆるんでいる人は、尿意を感じにくくなっていることがわかります。

膀胱内圧測定

正常な人

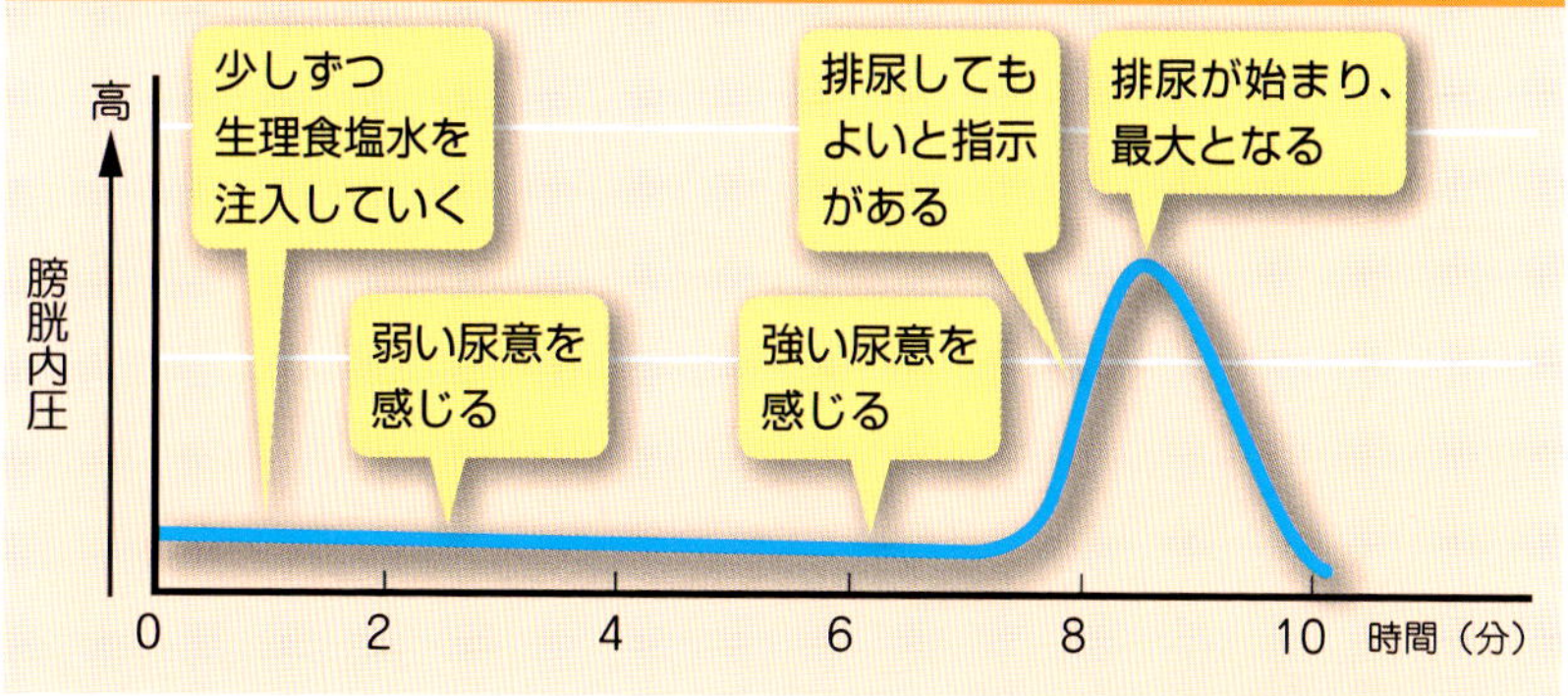

切迫性尿失禁（過活動膀胱）の人

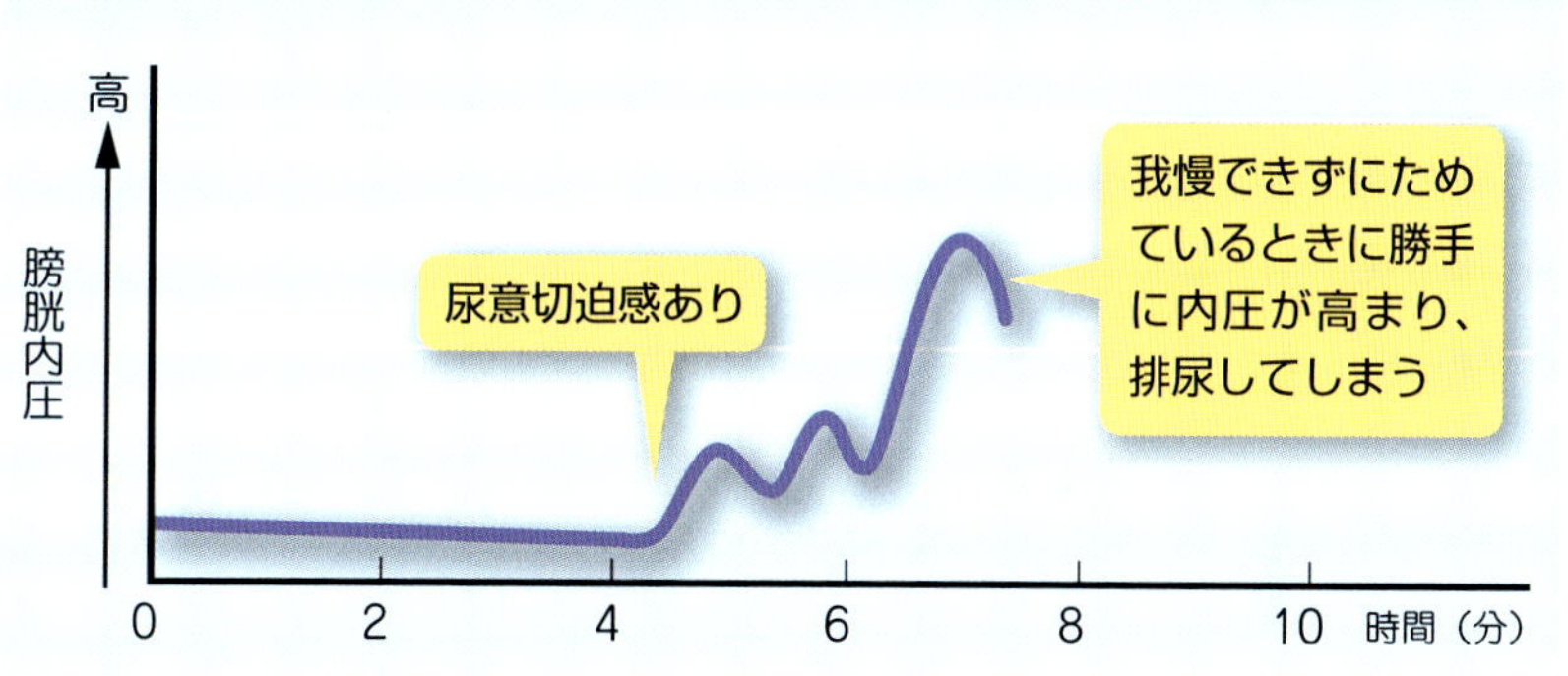

溢流性尿失禁の人、尿意を感じにくい人

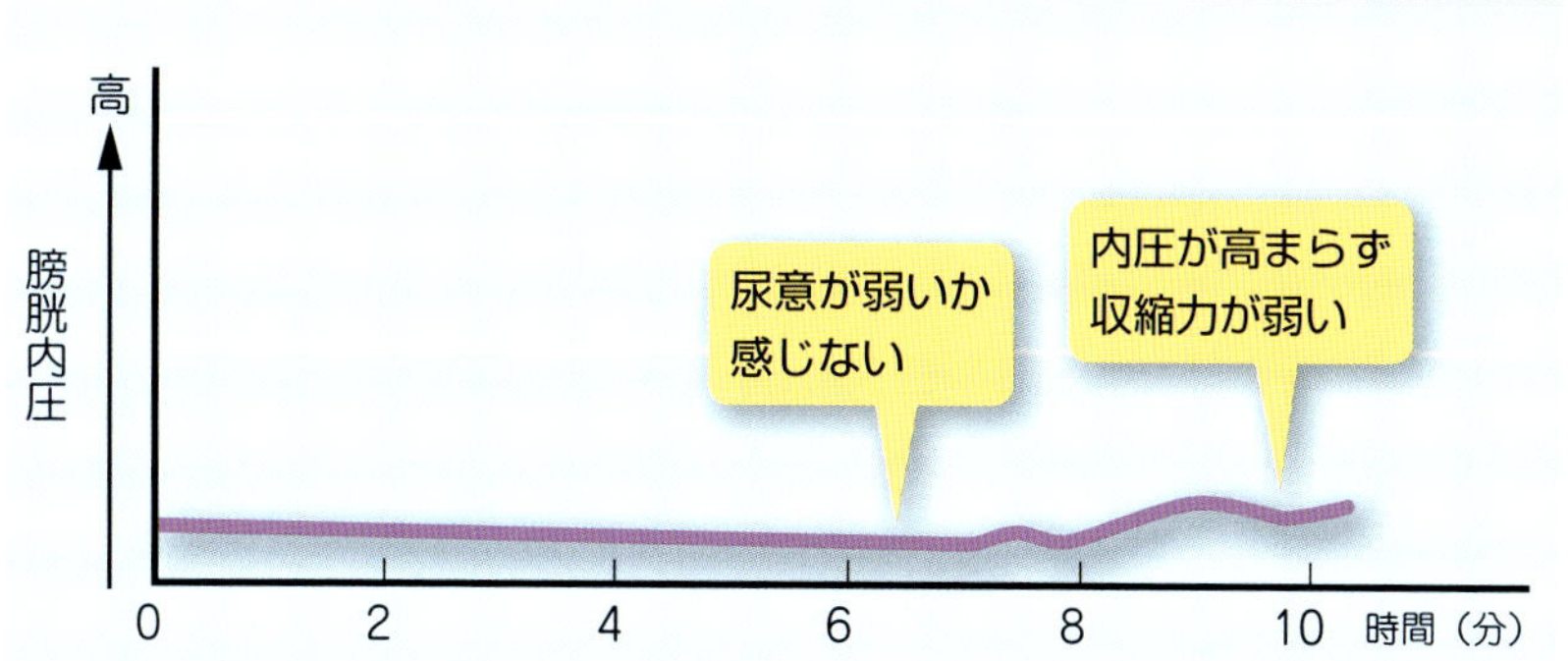

尿道内圧測定

尿道の内圧を測定することによって、尿道を締める力が十分にあるかどうかを調べます。腹圧性尿失禁は、尿道をしっかり締めきれないことから起こります。この検査によって、尿道括約筋の能力がどれだけあるかがわかります。

検査の手順は次のとおりです。

①圧力計をつけたカテーテルを膀胱に挿入して、内圧を測ります。

②カテーテルを一定の速度でゆっくり引き抜いていき、内圧を連続的に記録します。

膀胱頸部を通過すると尿道内圧が徐々に上がっていきます。男性で前立腺肥大がある場合は、圧力がかなり高くなります。尿道括約筋のところで、圧力はもっとも高くなります。これを「最大尿道内圧」といいます。ここを通り過ぎると圧力は急激に低下します。

尿道内圧測定をすると、尿道全長の内圧が記録されます。各地点の圧力が安定していれば、尿道を締める機能は保たれていると考えられます。

また、尿失禁をしないために必要な圧力を「最大尿道閉鎖圧」といいます。これは最大尿道内圧から膀胱内圧を差し引いたものです。

最大尿道閉鎖圧が低い場合は、尿道括約筋の機能が落ちており、腹圧性尿失禁が起こりやすくなっています。

この尿道内圧測定は、ほとんどの場合膀胱内圧測定と同時に行われます。

尿道内圧曲線

尿道内圧曲線は圧を縦軸、各部位を横軸にあらわしたもの。曲線が上にあるほど圧力が高い。つまり尿道括約筋の力が強いことをあらわす
カテーテルを膀胱に挿入して、一定の速度で引き抜いていき、内圧を測定する
腹圧性尿失禁の場合は最大尿道閉鎖圧が低下していることが多い

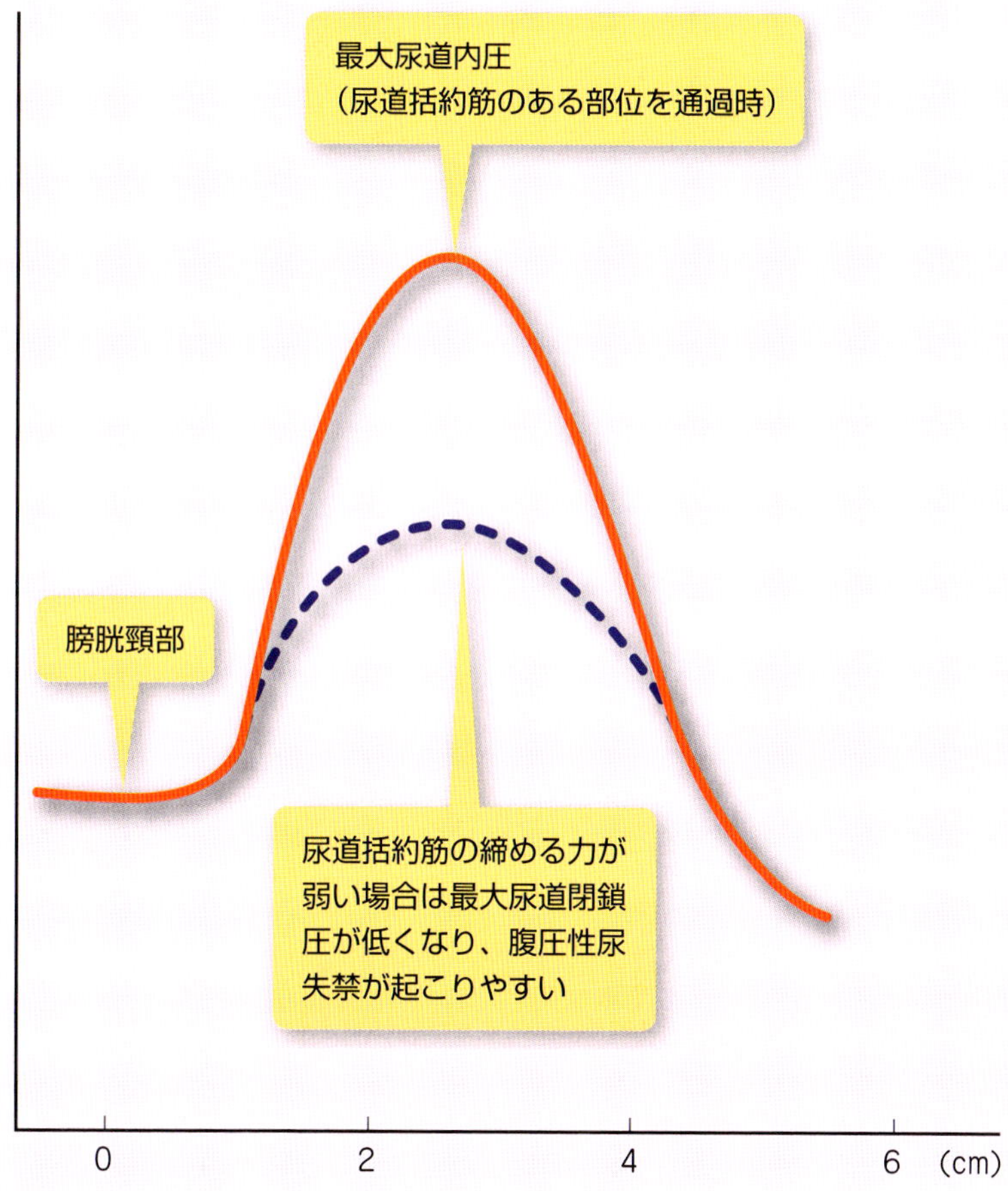

最大尿道閉鎖圧
尿失禁をしないために必要な圧力が足りないと、尿がもれてしまう

尿道括約筋・筋電図検査

尿道括約筋が正常に働いているかどうかを調べる検査です。

外尿道括約筋は自分の意思で動かせます。尿をためているときはもらさないように収縮し、排尿時に弛緩します。

筋肉が収縮するときには弱い電流が出るので、これを検出して尿道括約筋の活動の様子を調べます。と同時に膀胱内圧を測り、膀胱と尿道括約筋が協調して働いているかどうかを調べます。

検査の手順は次のとおりです。

①尿道近辺の皮膚に電極を貼りつけます。
②膀胱内圧検査と同じく、カテーテルで膀胱内に生理食塩水を注入します。
③医師の指示によって排尿します。

尿道括約筋が働いているときは、筋電図に波形があらわれます。生理食塩水の注入中は、尿道括約筋は収縮を続けるので、波形も持続的に出ます。水がたまるにつれ括約筋の収縮が強くなり、波形も活発になります。排尿時には、括約筋がゆるむので、波形は消えます。このような状態であれば、膀胱と括約筋は協調して正常に働いていると考えられます。

一方、水がたまっているのに波形が弱い場合は、尿道括約筋の機能が低下していると考えられます。また、排尿時に波形が出ている場合は、尿道をゆるめられない状態になっており、尿が途切れがちになります。

尿道括約筋・筋電図検査

正常な人

筋電図

筋肉が働いているときは波形があらわれる

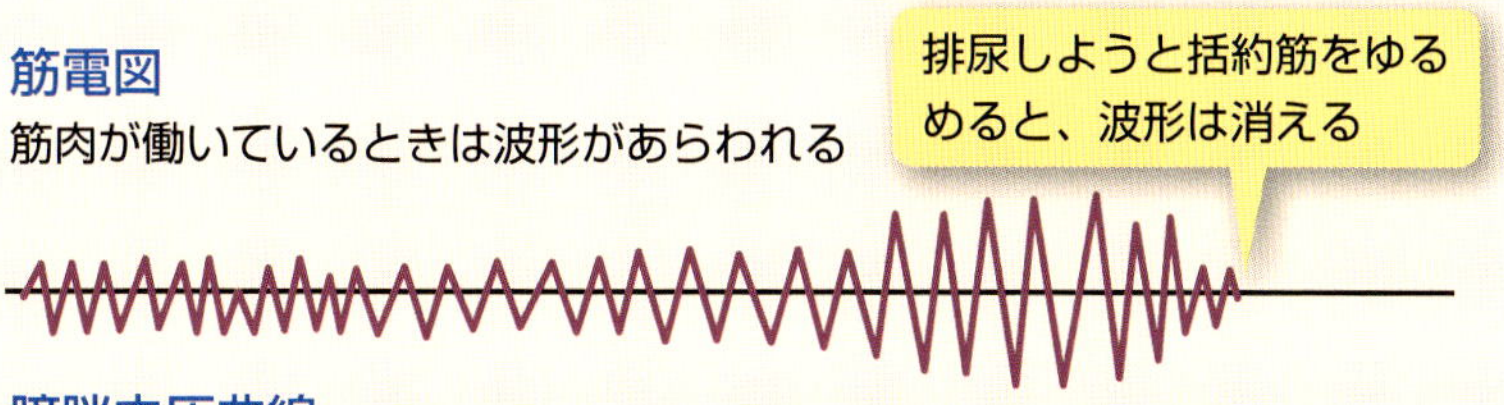
排尿しようと括約筋をゆるめると、波形は消える

膀胱内圧曲線

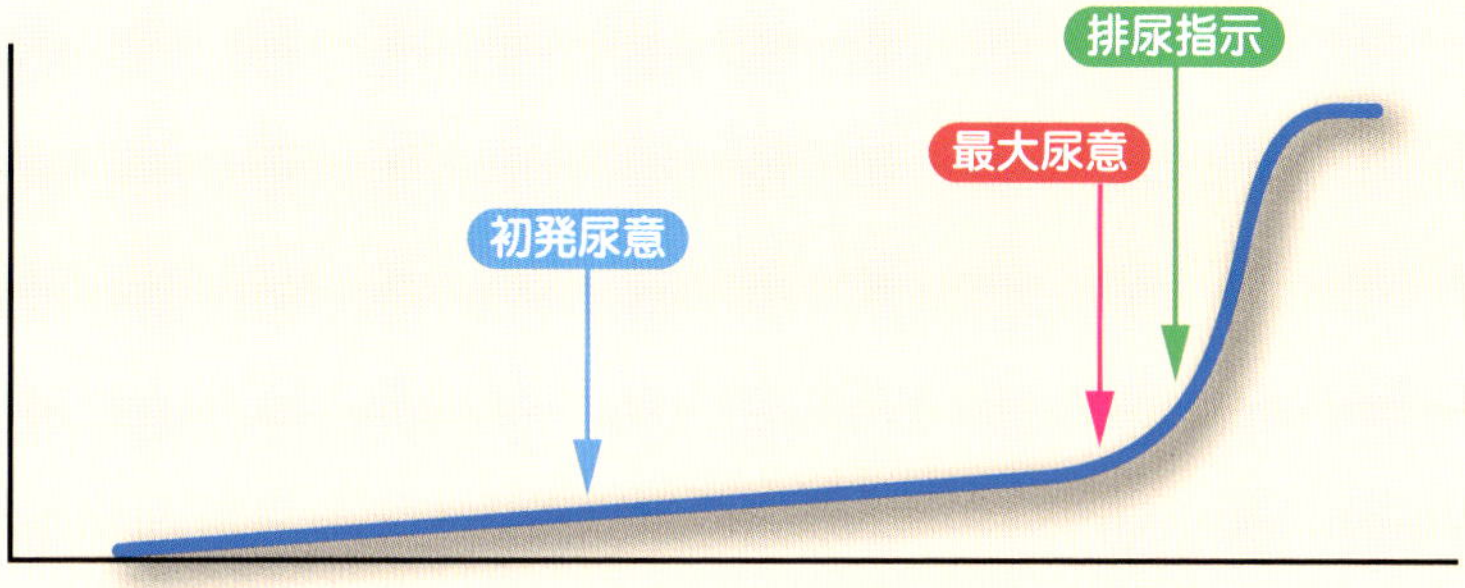
排尿指示
最大尿意
初発尿意

水がたまるにつれ、波形が強くなり、排尿時には消える

過活動膀胱の人

筋電図

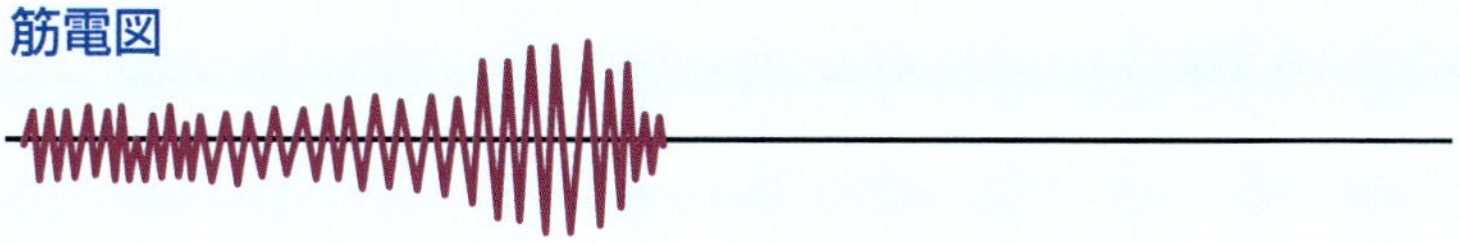

膀胱内圧曲線

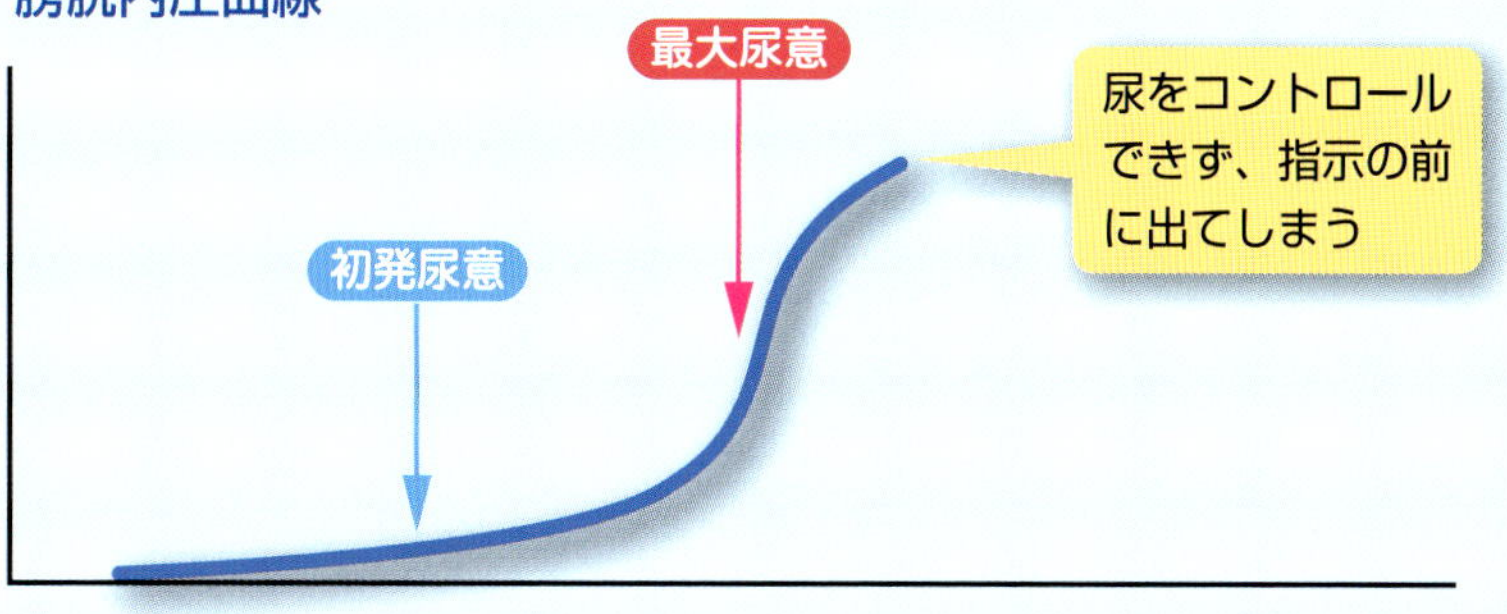
最大尿意
尿をコントロールできず、指示の前に出てしまう
初発尿意

少し注入しただけで波形が強くなり、排尿指示まで待てない

内圧尿流検査

膀胱内圧測定で、尿排出障害の原因がわからないときなどに行われます。内圧尿流検査では、膀胱と尿道のどちらに排尿困難の原因があるのか、膀胱の内圧と尿流を同時に測って調べます。

検査の手順は次のとおりです。

①膀胱の内圧を測定するため、細いカテーテルを尿道から膀胱に挿入します。

②①の状態のまま、尿流測定用トイレで排尿します。

この検査によって、どのくらい力が入ったときに、どのくらい排尿の勢いがあったのかがわかり、膀胱の収縮力が弱くて出にくいのか、尿道に閉塞などの問題があって出にくいのか判別できます。

尿漏出時圧検査

どのくらいの腹圧で尿失禁が起きるかを測定して、尿失禁の原因が尿道括約筋の機能低下にあるのか、骨盤底のゆるみにあるのかを確かめます。

検査の手順は次のとおりです。

①膀胱に内圧測定器をつけたカテーテルを挿入し、生理食塩水を200㎖ほど注入します。

②咳をしたり風船を膨らませたりして腹圧をかけます。

③腹圧を上げていき、尿がもれた瞬間を記録します。

基準値より低い圧力でもれた場合は尿道括約筋の締める力が弱い、基準値以上の圧力でもれた場合は骨盤底がゆるんでいる、と考えられます。

ウロダイナミックス検査

ウロダイナミックス検査は適切な治療法を選択するために必要な検査。できるだけリラックスして受けよう

尿流測定検査	尿排出障害があるかどうかを調べる検査。1秒あたりに出る尿の量や、スピードを調べ、尿が勢いよく出ているかを調べる
膀胱内圧測定	膀胱の収縮状態に問題はないかを調べる検査。膀胱のためる機能や、尿を押し出す力が正常に働いているかどうかを調べる
尿道内圧測定	尿道の内圧を測定し、尿道を締める力が十分にあるかどうかを調べる検査。尿道括約筋の能力がどれだけあるかを調べる
尿道括約筋・筋電図検査	尿道括約筋が正常に働いているかを調べる検査。尿道括約筋の活動の様子や、膀胱内圧測定とあわせて、膀胱と尿道括約筋が協調して働いているかどうかを調べる
内圧尿流検査	膀胱内圧測定で、尿排出障害の原因がわからないときなどに行う検査。膀胱と尿道のどちらに問題があるかを調べる
尿漏出時圧検査	どのくらいの腹圧で尿失禁が起きるかを調べ、原因が尿道括約筋の機能低下にあるのか、骨盤のゆるみにあるのかを確かめる

尿流測定用トイレ

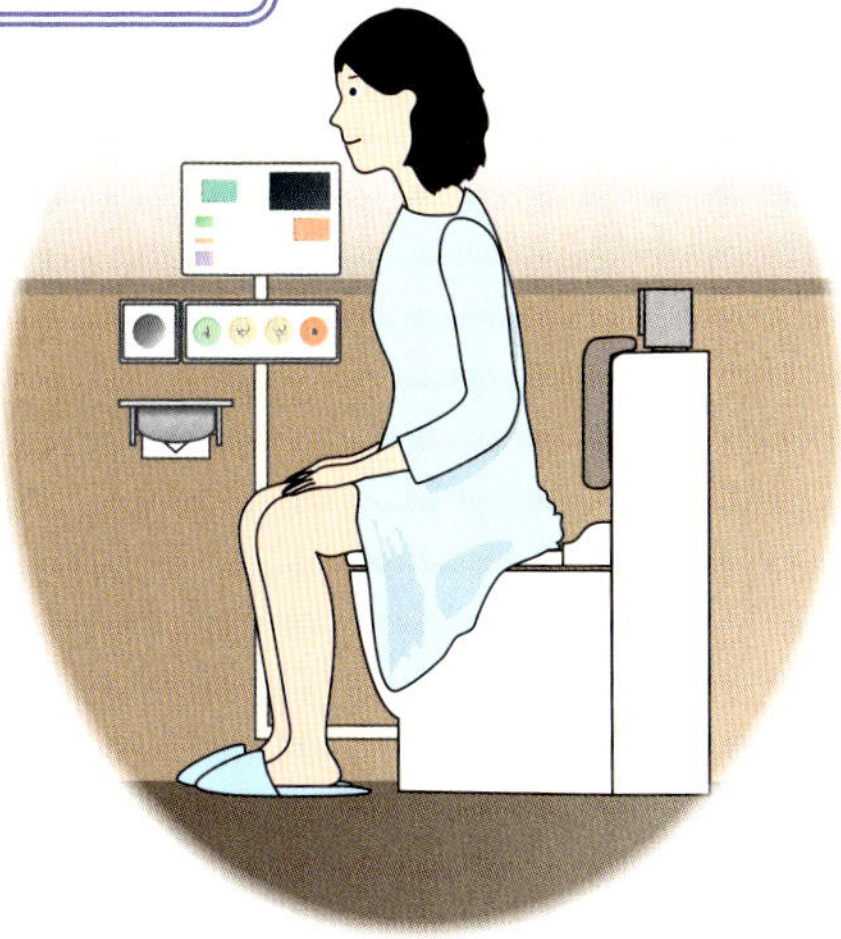

計測装置のついたトイレで排尿すると、尿の勢いや尿の量などがわかる

男性の頻尿・尿失禁

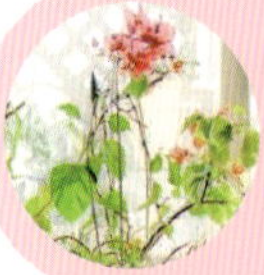

column

内視鏡を用いた前立腺を削り取る手術

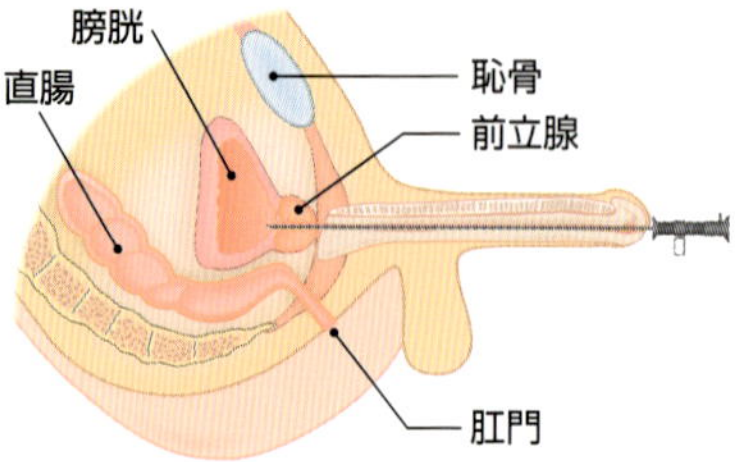

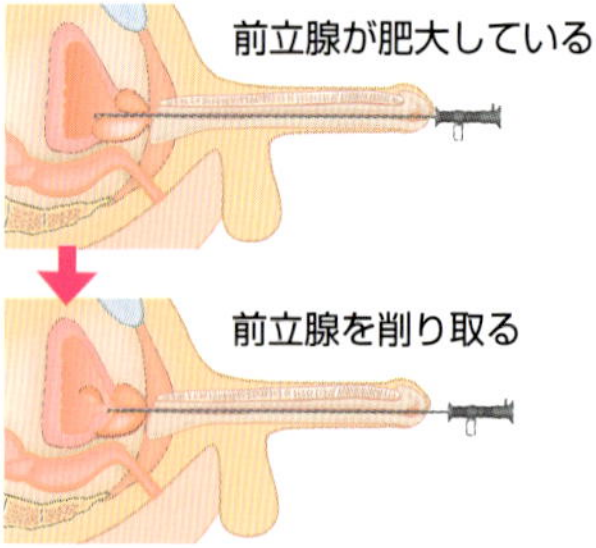

　男性の場合は、前立腺肥大による尿失禁が多く見られます。男性の尿道は膀胱のすぐ下にある前立腺を貫通しています。加齢とともに前立腺が肥大していくので、当然尿道が圧迫されて尿の出が悪くなり、勢いがなくなったり、きれが悪くなったりします。排尿後にちょろっとたれたりすることもあります。

　やがて、排尿しても完全に出し切れなくなり、残尿が増えていきます。常に残尿感があるのでトイレに行く回数が増え、頻尿になります。ときには過活動膀胱が起こることもあり、高齢になると多くの男性が、頻尿に悩まされるようになります。

　前立腺肥大による排尿困難が進行すると、膀胱が尿で満杯になり、溢流性尿失禁へと発展することもあります。

　また、膀胱にいつも尿がたまっていると、膀胱炎や膀胱結石が起こりやすくなります。そうなると、さらに苦痛が増しますので、尿が出にくいと思ったら早めに受診しましょう。

　治療は、軽度の場合は薬物療法を行います。前立腺の筋肉をリラックスさせて尿道を広げるα_1遮断薬や、肥大した前立腺を小さくする5α還元酵素阻害薬や抗男性ホルモン薬が用いられます。

　重度の場合は、内視鏡を挿入し電気メスやレーザーで、肥大した前立腺を切除する手術を行います。また、狭くなっている尿道に網目状の管を挿入して、尿の通り道を確保することもあります。

第3章

The third chapter

頻尿・尿失禁の治療法

頻尿、尿失禁の治療法をご紹介します。治療法を理解することで、前向きに治療を受けられるようになります。治療法を理解したうえで、主治医と相談し、いちばんよい対策を見つけてください。

腹圧性尿失禁《ふくあつせいにょうしっきん》の治療法

基本は骨盤底筋体操《こつばんていきんたいそう》

腹圧性尿失禁の治療法としては、骨盤底筋体操、バイオフィードバック療法、薬物療法、手術療法、刺激療法などがあります。

比較的症状が軽い場合は、骨盤底筋体操で改善を目指します。比較的軽いとは、「パッドテスト（90ページ）でもれる量が10g未満で、日常生活にあまり支障を感じていない程度」が目安となります。つまり、軽症から中等症ぐらいまでの人です。重症の人でもある程度の効果はあります。骨盤底筋体操は、ゆるんだ骨盤底《こつばんてい》を体操によって引き締めるもので、腹圧性尿失禁ではもっとも基本的な治療法です。ただし、効果があらわれるまで、2～3ヵ月かかります。

体操で改善が見られない場合は、薬物療法を並行して行います。症状によっては、はじめから薬物療法と体操を併用することもあります。薬は尿失禁の症状をやわらげるだけで、根本的に治すものではありません。骨盤底筋体操のサポート役と考えてください。

それでも改善が見られない人や、重症でとにかく早く治したい人、完璧に治したい人には手術をおすすめします。手術で治せるのは腹圧性尿失禁だけです。手術の方法はさまざまで、かつては膀胱頸部《ぼうこうけいぶ》を吊り上げる方式が主流でしたが、現在はテープで尿道を支える、ＴＶＴ手術やＴＯＴ手術が主流になっています。ただし、妊婦やこれから妊娠する可能性がある人には、手術は行いません。

腹圧性尿失禁の治療法

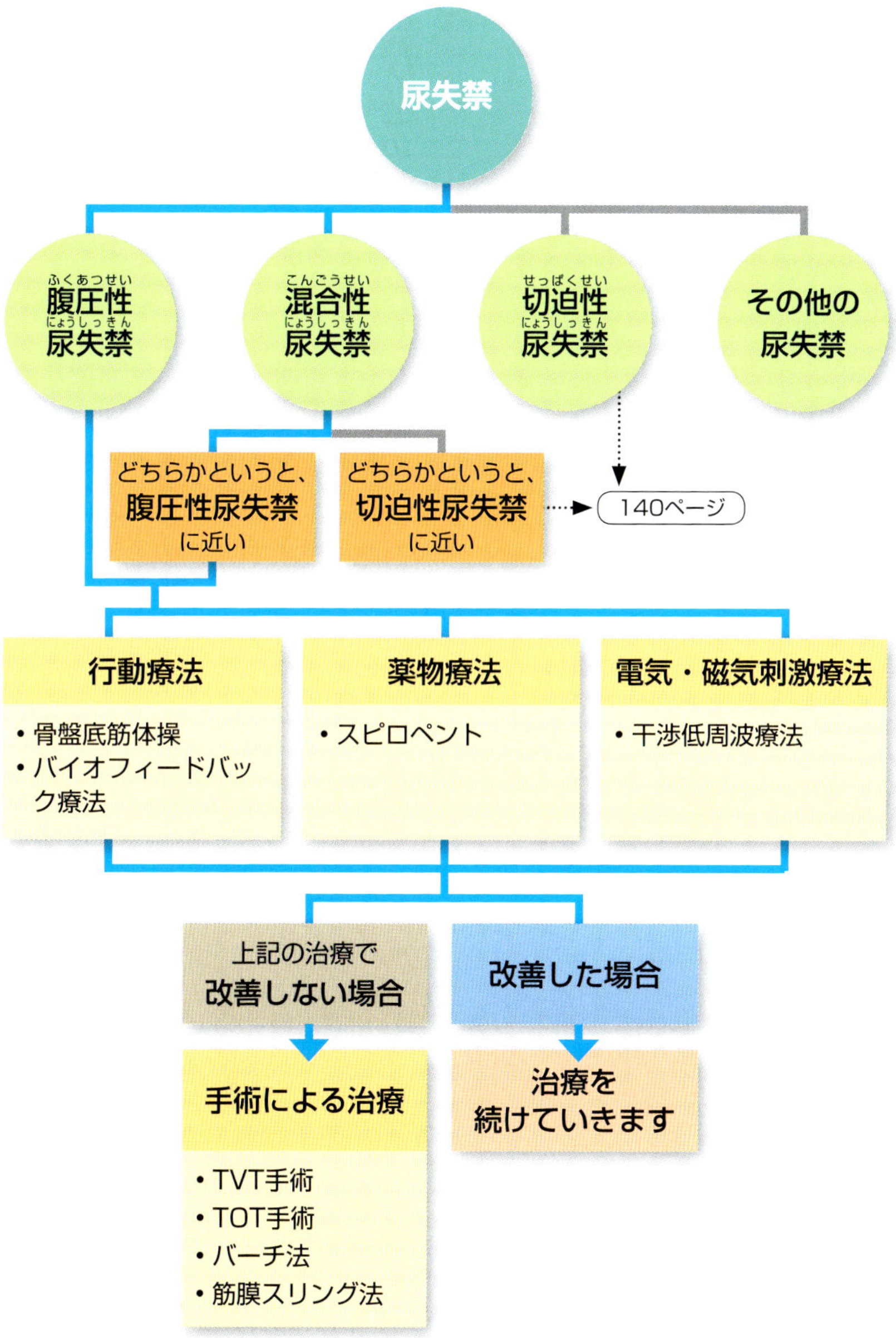

尿失禁
腹圧性《ふくあつせい》尿失禁《にょうしっきん》
混合性《こんごうせい》尿失禁《にょうしっきん》
切迫性《せっぱくせい》尿失禁《にょうしっきん》
その他の尿失禁
どちらかというと、腹圧性尿失禁に近い
どちらかというと、切迫性尿失禁に近い
140ページ
行動療法
・骨盤底筋体操
・バイオフィードバック療法
薬物療法
・スピロペント
電気・磁気刺激療法
・干渉低周波療法
上記の治療で改善しない場合
改善した場合
手術による治療
・TVT手術
・TOT手術
・バーチ法
・筋膜スリング法
治療を続けていきます

骨盤底筋の動きをチェックしよう

骨盤底筋体操は、膣や肛門を締めたりゆるめたりすることによって、尿道括約筋《にょうどうかつやくきん》や骨盤底を鍛え、尿失禁を改善します。年齢を問わず自宅で手軽にでき、広範囲の尿失禁に効果があります。

腹圧性尿失禁をはじめ、混合性尿失禁や一部の切迫性尿失禁《せっぱくせいにょうしっきん》、初期の骨盤臓器脱《こつばんぞうきだつ》にも有効です。しかし、骨盤臓器脱が進行して、すでに臓器が膣から出てしまっている場合には適しません。骨盤臓器脱が疑われる人は受診して、体操で改善できるかどうか確認してから行いましょう。

骨盤底筋体操は正しい方法でしなければ効果がありません。自分では骨盤底を締めているつもりでも、実際にはまったく動かせていないことがしばしばあります。骨盤底筋体操をする前に、思いどおりに骨盤底を動かせているかどうか、入浴の際などにチェックしてみましょう。

左手をおなかにあて、右手の人差し指を膣の中に入れます。次に、膣や肛門の周りの筋肉をぎゅっと締めてみてください。おならや尿をがまんするときの要領です。このとき、おなかに力が入らず、膣に入れた指が締めつけられたり吸い込まれるような感じがすればＯＫです。あるいは、肛門に軽く指をあてて、同じようにぎゅっと締めてみてください。肛門が締まって、引き上げられるような感じがすれば正しくできています。

ときどき、骨盤底を締めるつもりで、いきんでしまう人がいます。これは骨盤底を傷めてしまうので逆効果です。感覚がつかめない人は、トイレで排尿しているときに、途中で止めてみてください。完全には止められなくても勢いが弱くなったらＯＫです。その感覚を覚えましょう。

骨盤底筋の締め方

❶ 肛門を締める

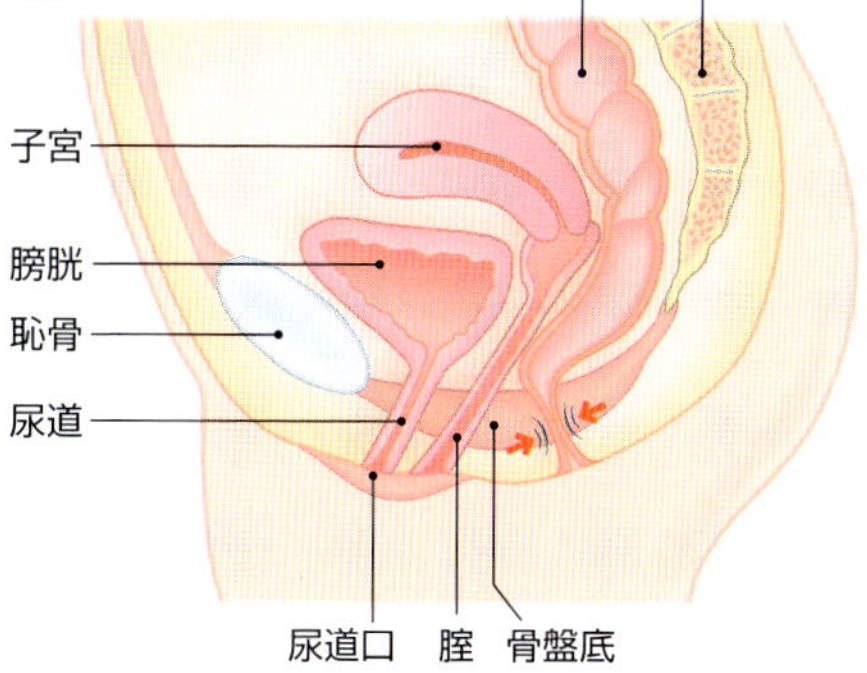

❷ 腟と尿道を締める

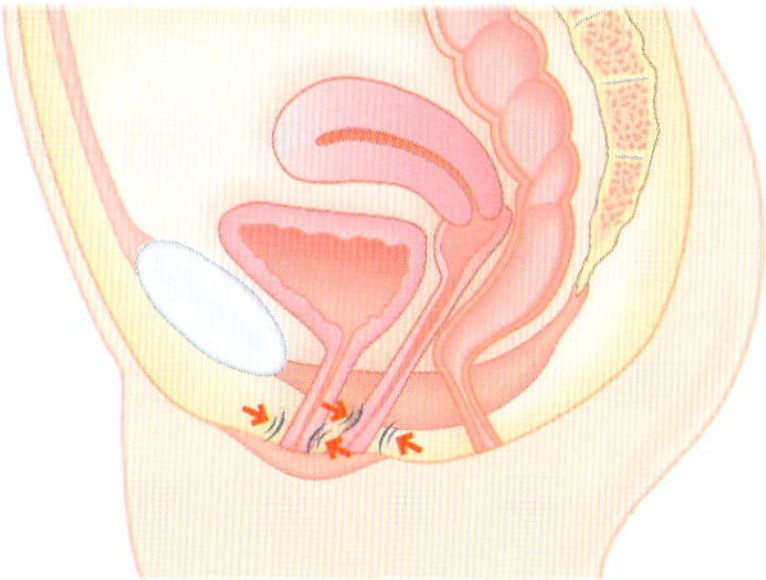

❸ 肛門、腟、尿道を息を吸いながら引き上げる

＊いきむのではなく締める、引き上げる感覚で

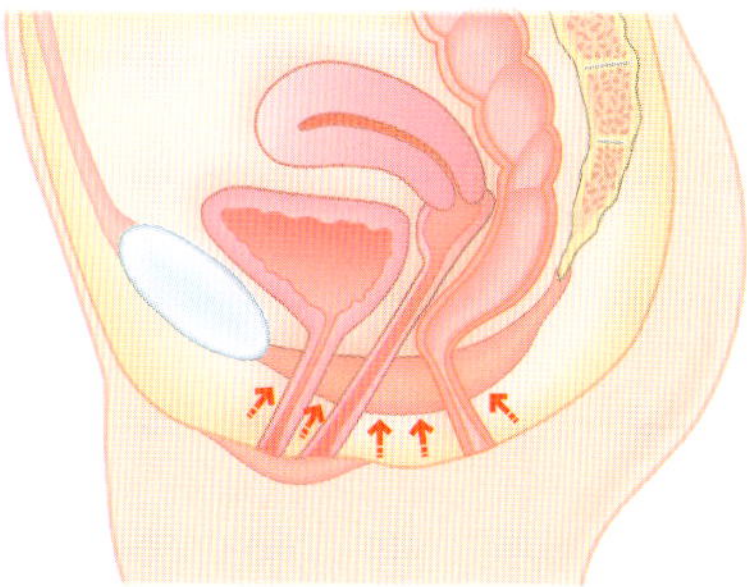

どうしても感覚がよくわからない人は、医師の指導を受けましょう

正しく骨盤底《こつばんてい》を動かせているかどうか確認しよう

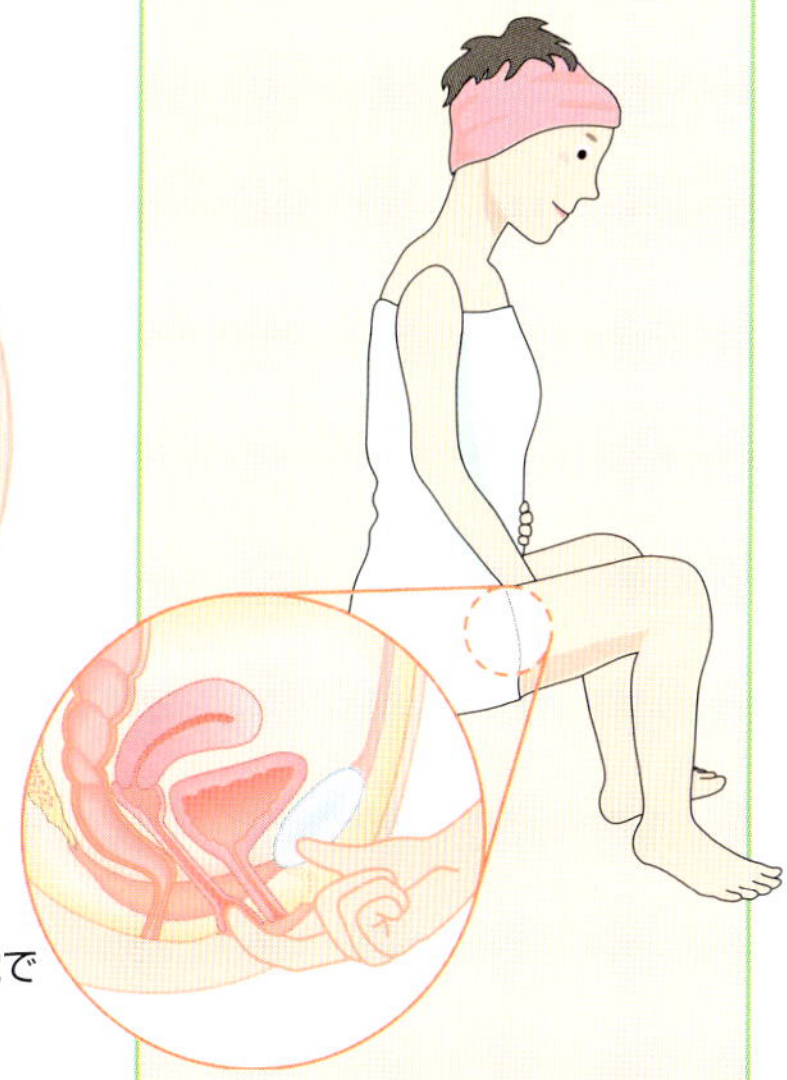

●入浴中に指を入れてチェックする

●トイレで、尿を途中で止めてみる

＊感覚をつかむためにするのはいいが、毎回途中で止めるのはＮＧ！きちんとした排尿ができなくなるおそれがある

骨盤底筋体操のやり方

骨盤底筋体操を2〜3ヵ月続けると、7割ぐらいの人は尿失禁を改善できます。しかも、いったんやり方をマスターしてもれなくなった人は、長期にわたってその状態を保持できることもわかっています。1日20分程度の体操で改善できるのですから、やってみる価値は大いにあります。

骨盤底筋体操は姿勢によって4つのバリエーションがありますが、どれも基本は同じです。リラックスして、骨盤底を10秒ぐらいギューッと締めて、30秒ほどゆるめます。次にもっと速くキュッと締めてパッとゆるめます。それぞれ10回くり返し、これを1セットとして1日2〜3セット行います。つまり、締めてはゆるめるを、1日に40〜60回やるということです。骨盤底以外の筋肉を使わないようにしてください。おなかに手をあてて、腹筋に力が入っていないかどうか確かめながら行うといいでしょう。

何百回もまとめてやるよりも、少しずつ毎日続けていくことが何より大切です。コツがわかってきたら、日常生活に取り入れて習慣づけてしまうといいですね。たとえば、テレビを見ながら、掃除をしながら、バスや電車の中で座りながら、つり革につかまりながら、いつでもどこでもできます。くしゃみが出そうなときや重い物を持つときなど、腹圧がかかりそうなときは、意識して骨盤底を締めてみましょう。いざというときに、いつでも締められるように訓練することが大切です。

ただし、効果には個人差があります。骨盤底を締めることができても、収縮力が弱い人は効果が出にくいですし、どんなにがんばっても収縮させられない人もいます。

数ヵ月骨盤底筋体操を続けても改善が見られない人は、別の治療法を選択したほうがよいでしょう。

骨盤底筋体操の効果は？

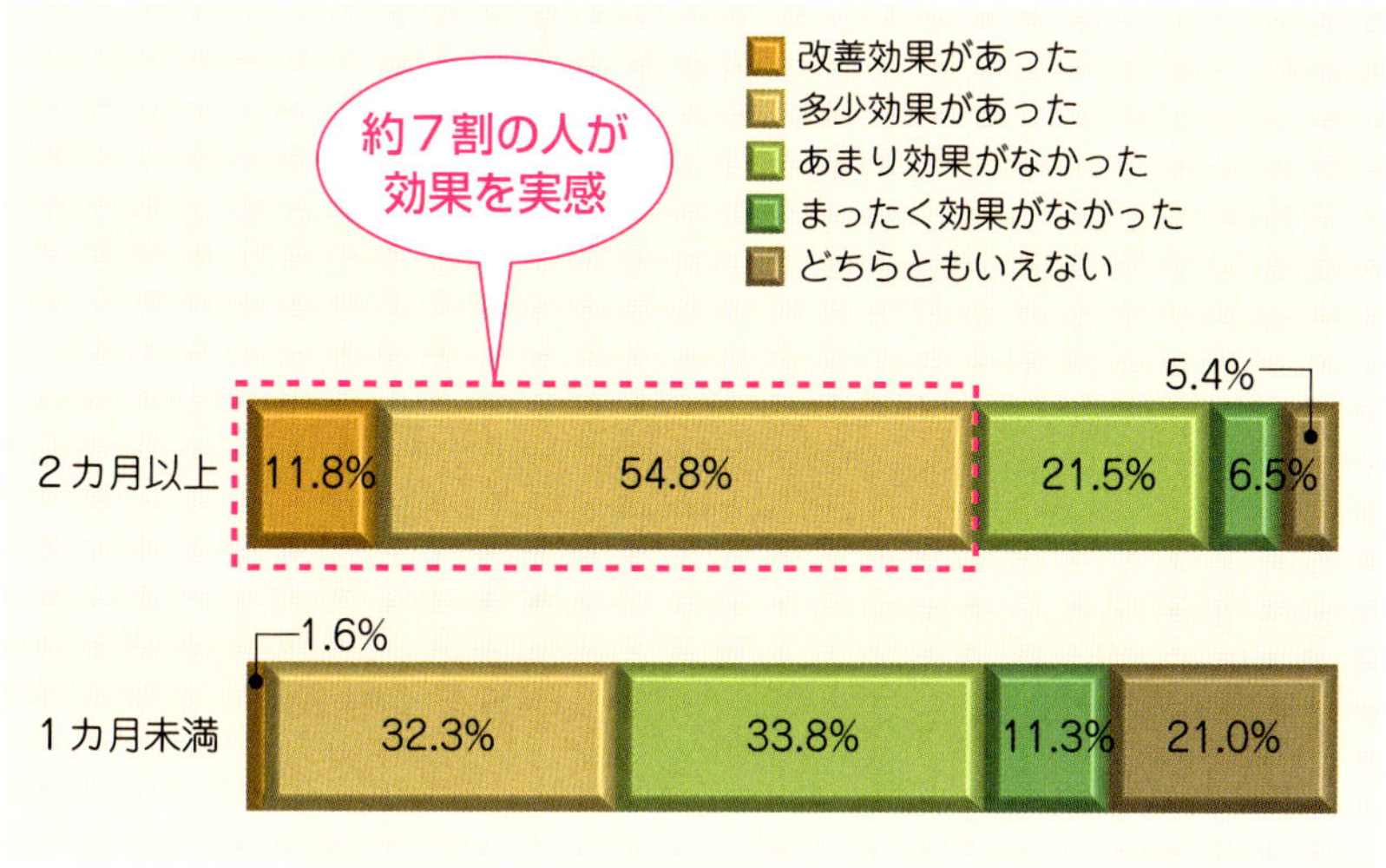

改善した人への質問

訓練の頻度は？

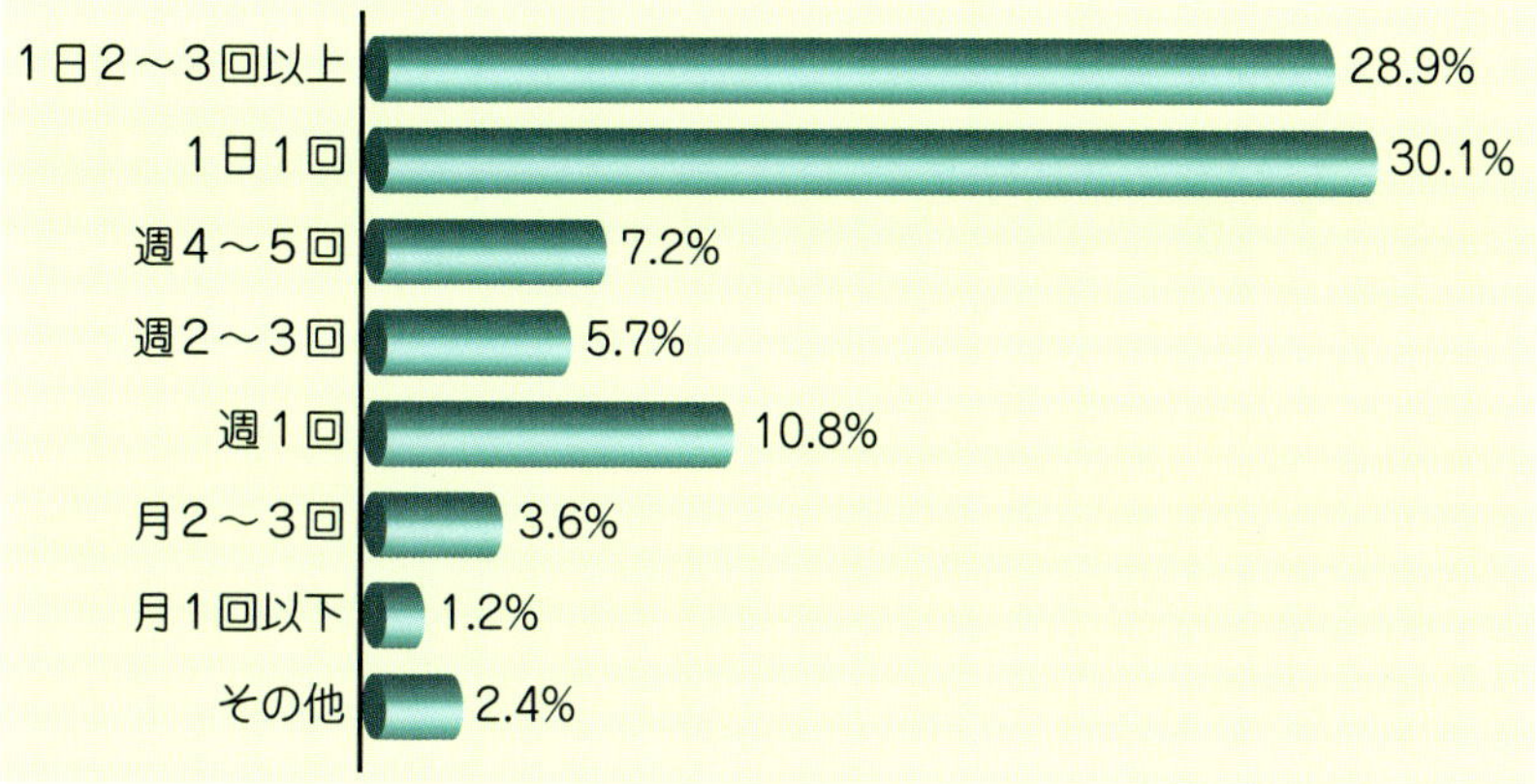

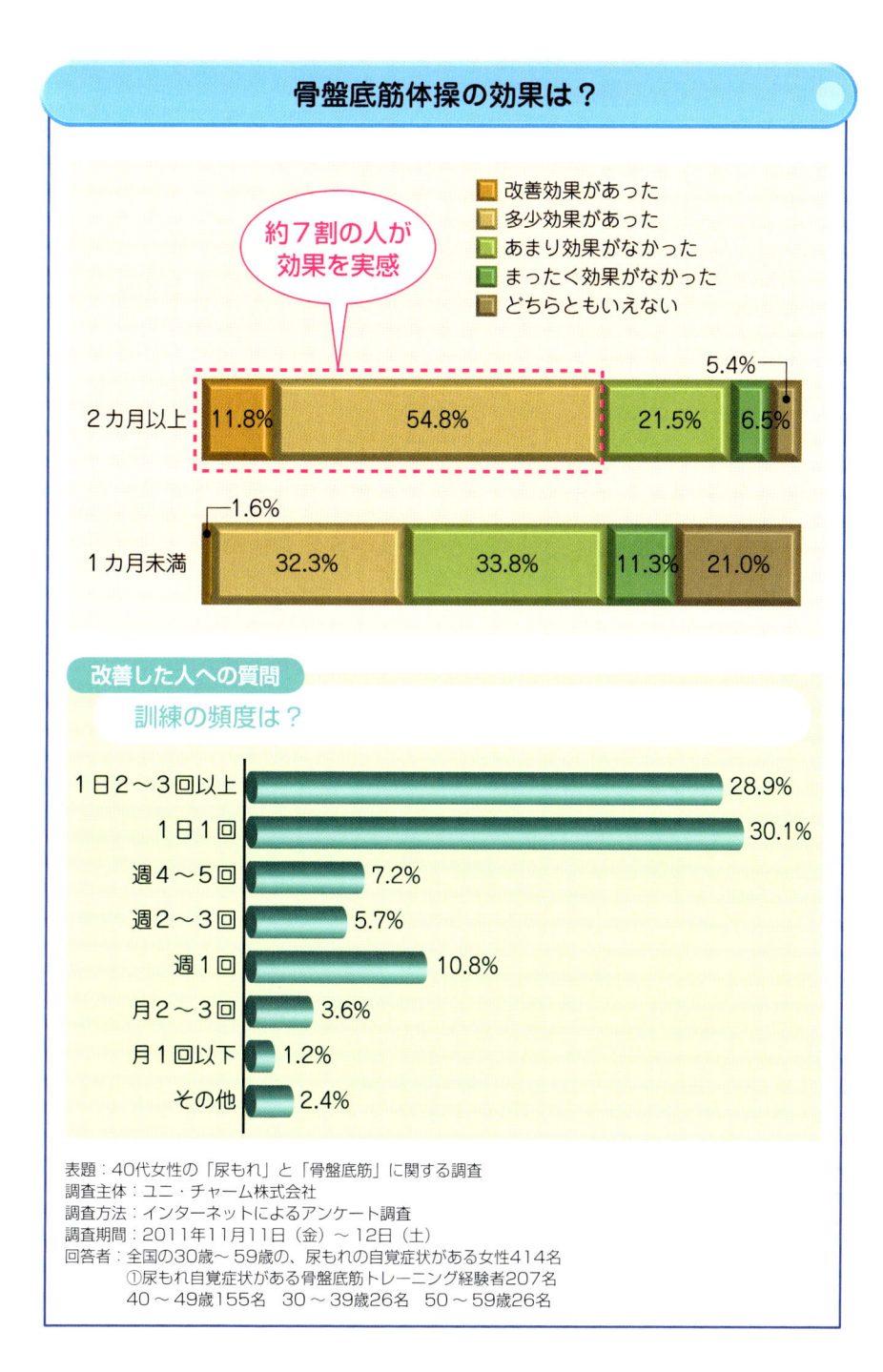

表題：40代女性の「尿もれ」と「骨盤底筋」に関する調査
調査主体：ユニ・チャーム株式会社
調査方法：インターネットによるアンケート調査
調査期間：2011年11月11日（金）～12日（土）
回答者：全国の30歳～59歳の、尿もれの自覚症状がある女性414名
①尿もれ自覚症状がある骨盤底筋トレーニング経験者207名
40～49歳155名　30～39歳26名　50～59歳26名

骨盤底筋体操をやってみよう

目標

- 締めてゆるめるで1セット、それを1日2〜3セット
- 毎日続ける！
- はじめは基本の姿勢で

基本の姿勢

仰向けで

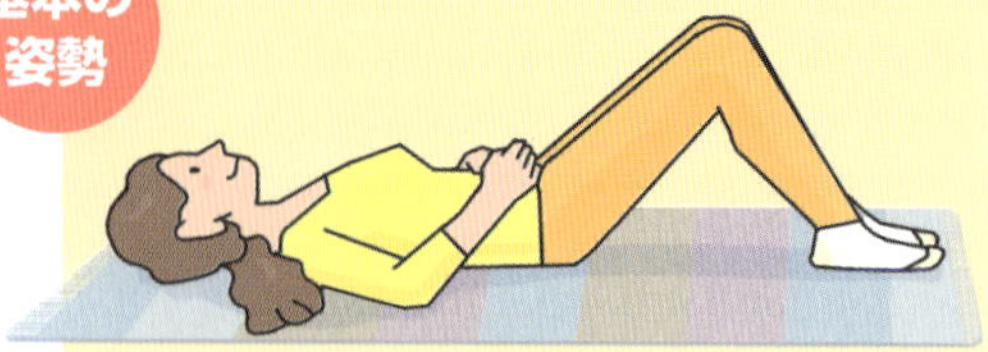

1

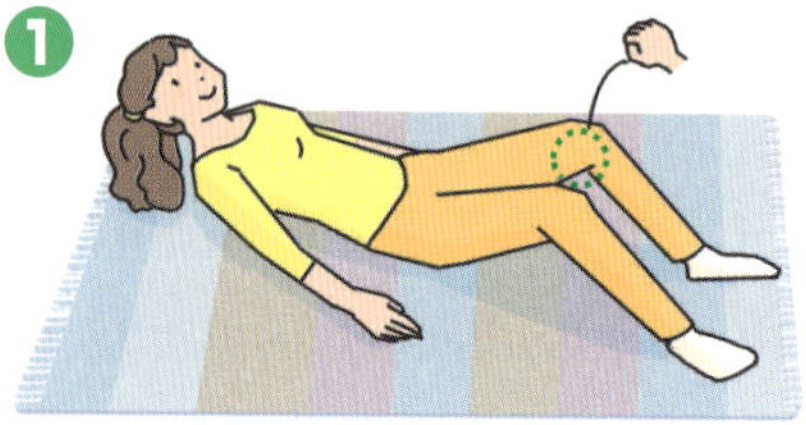

仰向けに寝て足を少し開き、膝を立てる。膝の間はこぶし1つ分ぐらいあける。リラックスして全身の力を抜く

2

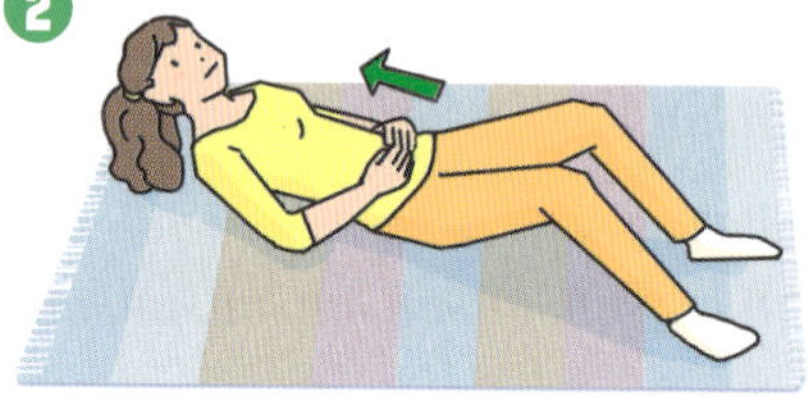

おなかに手をあて、肛門と膣、尿道に意識を集め、ギューッと胃のほうに引き上げる感じで締める。おなかに力が入っていないか確かめながらやるとよい。腰、膝などにも力を入れないように

3

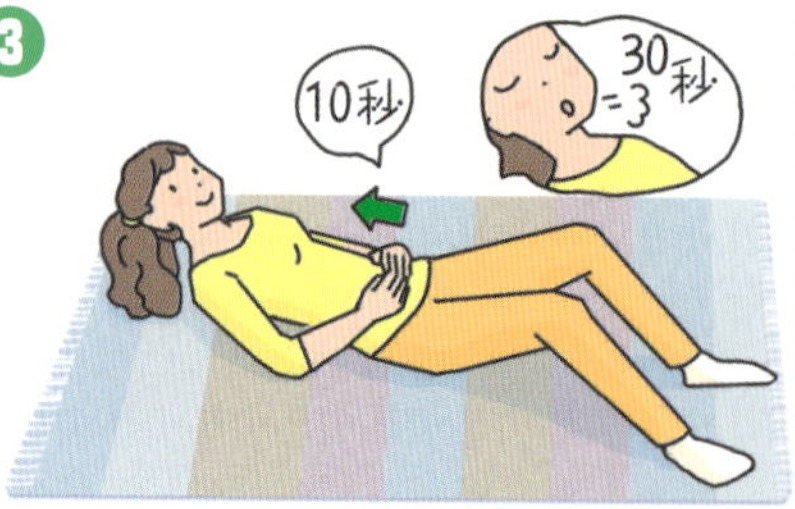

10秒ぐらい引き締めたら力を抜いて30秒ほどリラックスする。これを10回くり返す。

4

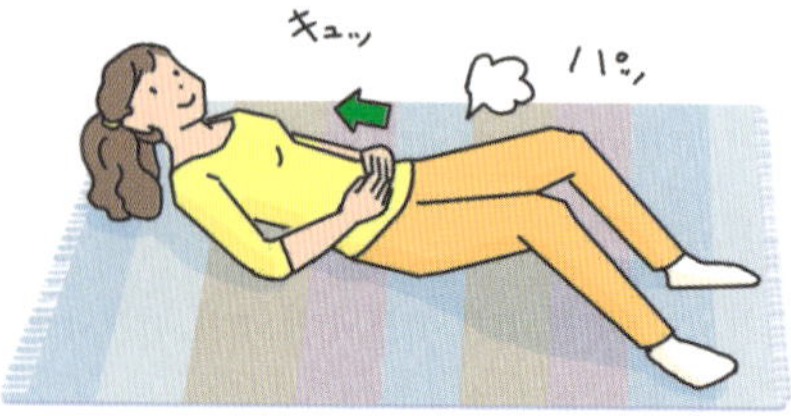

同様に速いテンポで、キュッパッ、キュッパッと肛門、膣、尿道を締めてはゆるめる。これを10回くり返す。慣れるにつれ、回数を増やしていくとよい

5 ②〜④を1セットとして1日2〜3セット行う

朝起きたとき　夜寝るとき　布団の中で行う習慣を！

慣れてきたら応用編を

イスに座って

❶

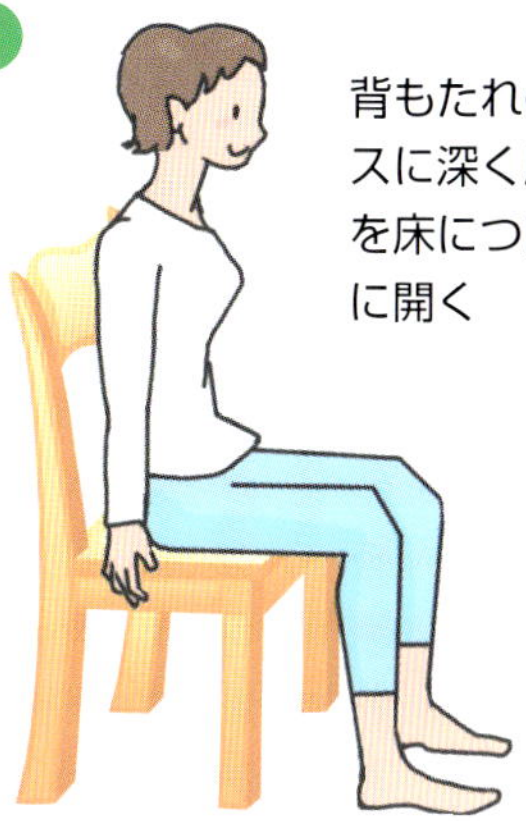

背もたれのあるイスに深く座り、足を床につけ、肩幅に開く

❷

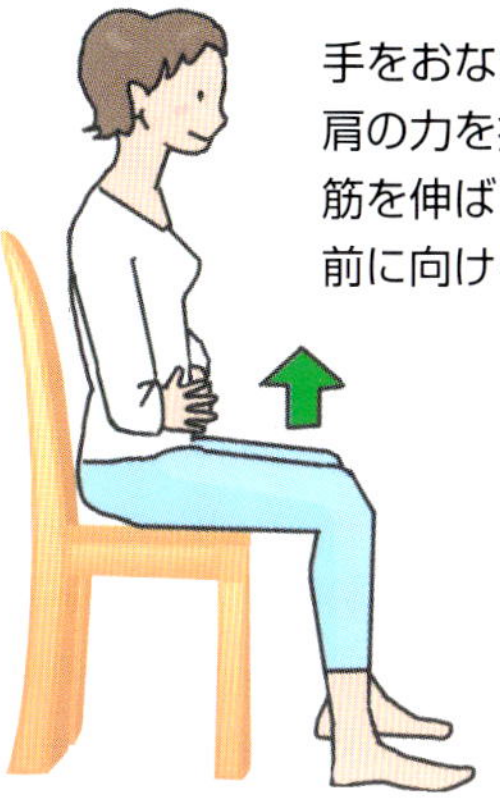

手をおなかにあて、肩の力を抜き、背筋を伸ばして顔を前に向ける

❸

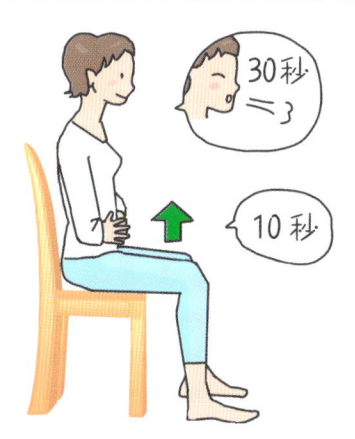

基本の姿勢と同じように、肛門、尿道、膣を10秒締めてはゆるめ、30秒リラックスする。これを10回くり返し、その後、もう一度速いテンポで10回くり返す

❹ ②③を１セットとして１日2～3セット行う

同じ姿勢で３セットくり返すのではなく、朝は基本の姿勢、昼はイスに座って、夜は机にもたれて（118ページ）でもＯＫ。やりやすい姿勢でやってみよう

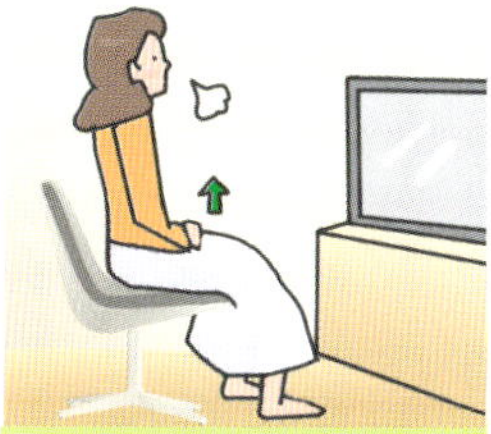

テレビを観ながら

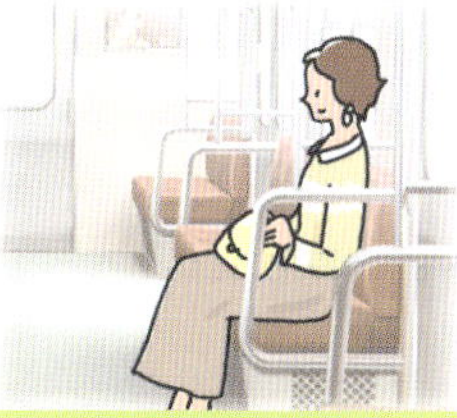

バスや電車の中で

机にもたれて

1. 足を肩幅に開き、机の前に立つ
2. 両手も肩幅に広げ、机につき、体重を腕にかける
3. 背筋を伸ばし、顔をまっすぐに前に向け、肩とおなかの力を抜く
4. 基本の姿勢と同様に、締める、ゆるめるをくり返す

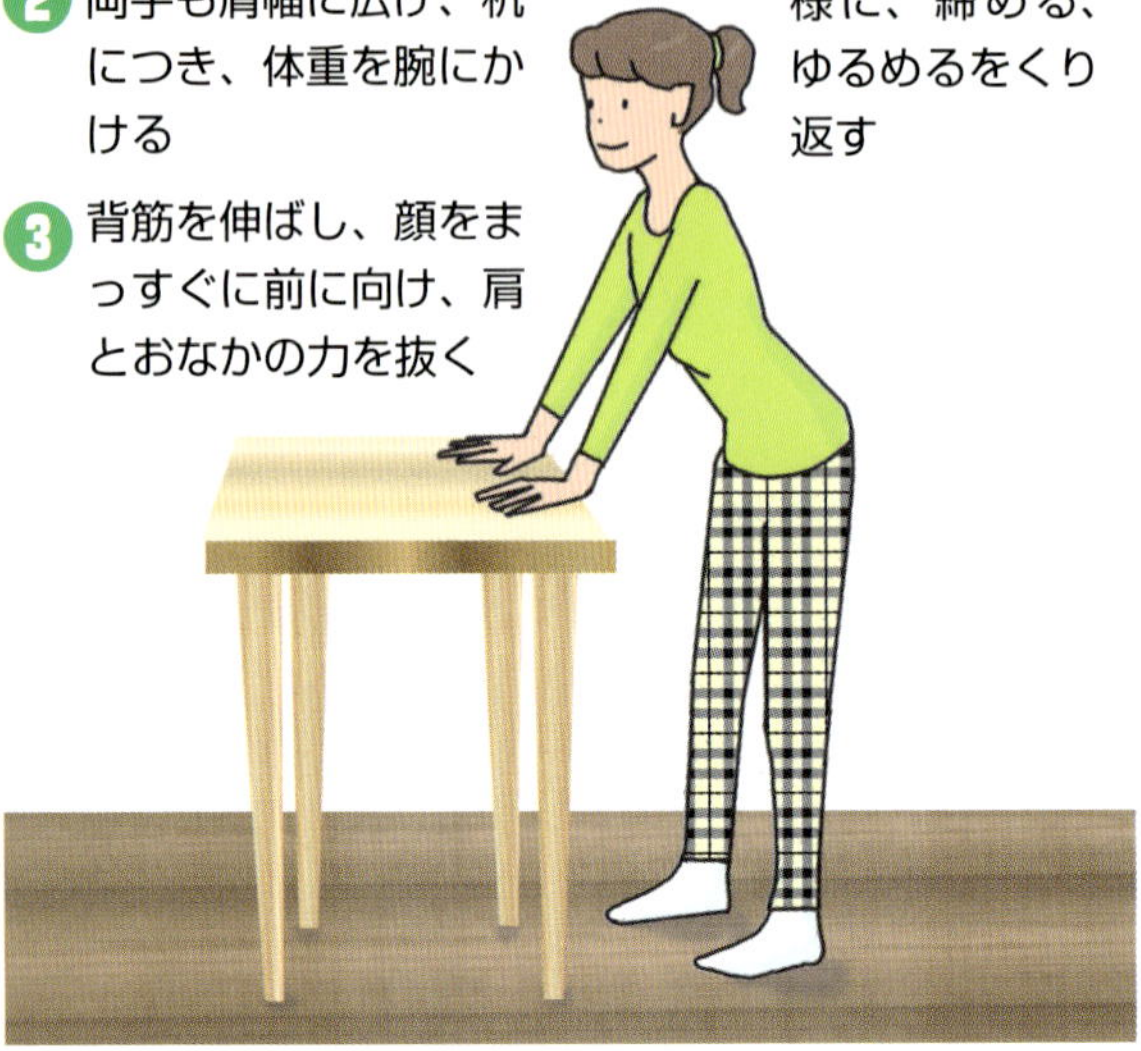

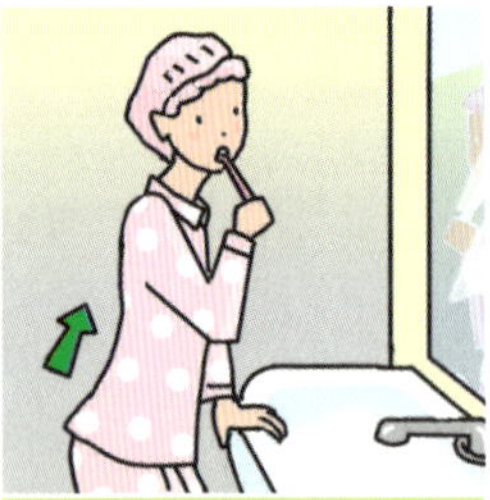

歯磨きをしながら

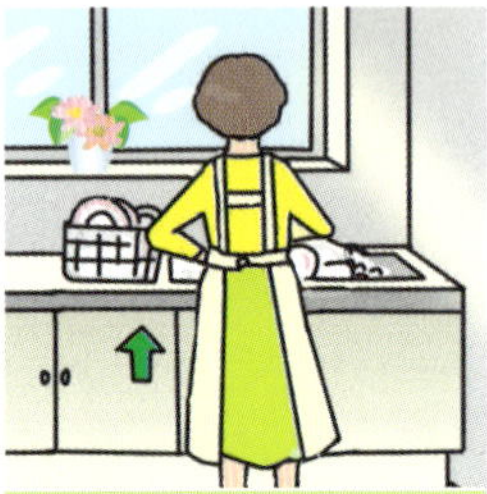

食器を洗いながら

四つんばいの姿勢で

1. 床に膝をついて四つんばいになり、ひじを立ててあごを支える

床だとひじが痛くなるので、座布団などを敷いてやるとよい

2. 基本の姿勢と同様に、締める、ゆるめるをくり返す

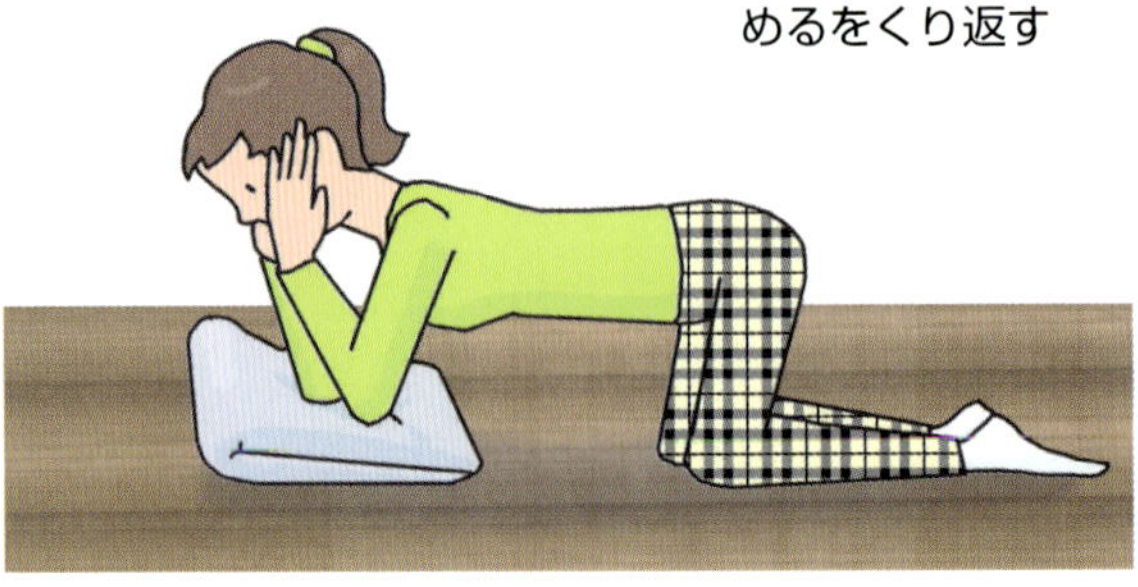

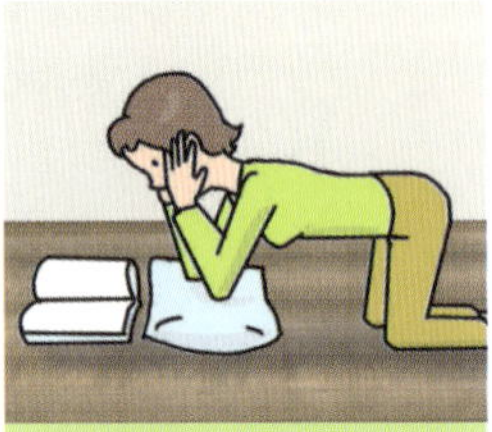

新聞や雑誌を読みながら

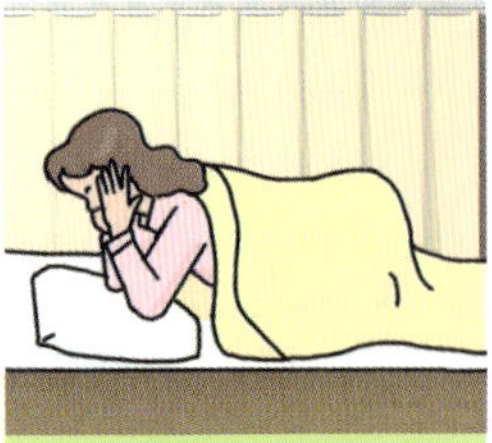

布団の中で

尿失禁が改善してよかったことは？

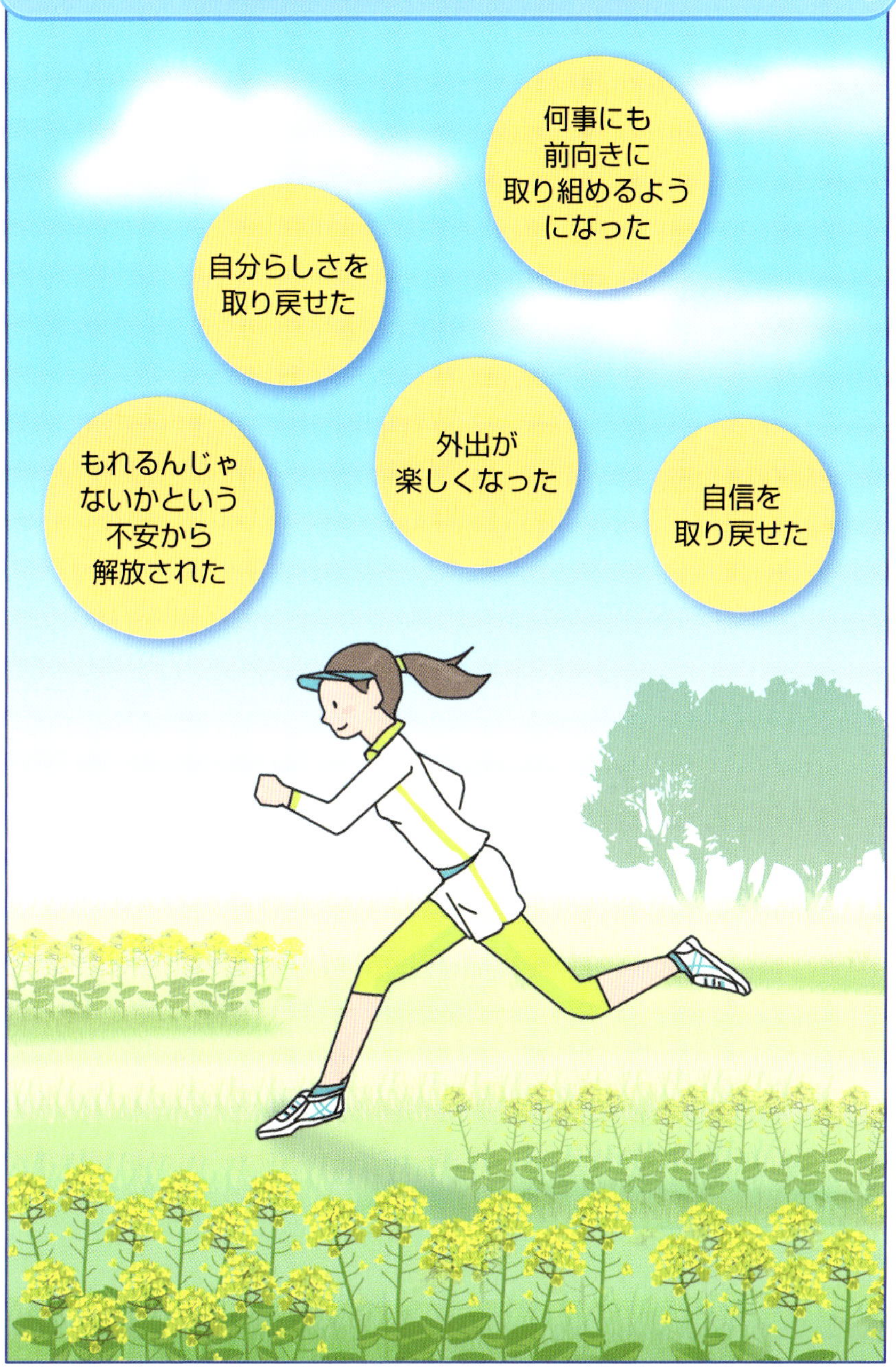
何事にも
前向きに
取り組めるよう
になった
自分らしさを
取り戻せた
外出が
楽しくなった
もれるんじゃ
ないかという
不安から
解放された
自信を
取り戻せた

バイオフィードバック療法で体操の効果が調べられる

骨盤底筋体操は手軽にできてよいのですが、きちんと効果が上がっているのか、正しく行えているのかわからないため、モチベーションを保ちにくいのが難点です。そこで、どの程度骨盤底が鍛えられているのか、目で見て確かめられるようにしたのがバイオフィードバック療法です。

現在用いられているのは、フェミスキャンとマイオトラック3という装置で、どちらも健康保険が適用されています。

バイオフィードバック療法では、筋肉の活動を感知するセンサーを腟内に挿入して骨盤底筋体操をします。すると、リアルタイムで波形がパソコンの画面に映し出されるので、どのくらい締めたか、ゆるめたか、はっきりわかります。収縮と弛緩のコツもつかみやすく、骨盤底筋体操の正しいやり方を習得するのに非常に役立ちます。さらに、体操を続けるにつれ、筋力がアップしていくのも確かめられます。バイオフィードバック療法を骨盤底筋体操に取り入れると、モチベーションを高めることができます。ただし、残念ながらこの療法ができる施設は限られています。

自宅で使える、ポータブル型の器具もあります。例えば、フェミスキャンホームトレーナーでは、「締めて」「ゆるめて」というヘッドフォンから流れる音声に従って、骨盤底筋体操をします。自分の目標値に達するとシグナル音が、達していない場合は「もっと!」という音声が流れます。日々の体操の結果がデータで記録され、それを医師に評価してもらうこともできます。

こうして正しいやり方をマスターすれば、器具に頼らなくても1人で続けていけるようになります。

バイオフィードバック療法

目や耳で、骨盤底筋体操が正しく行われているか、効果があらわれているか、確認できる

病院で

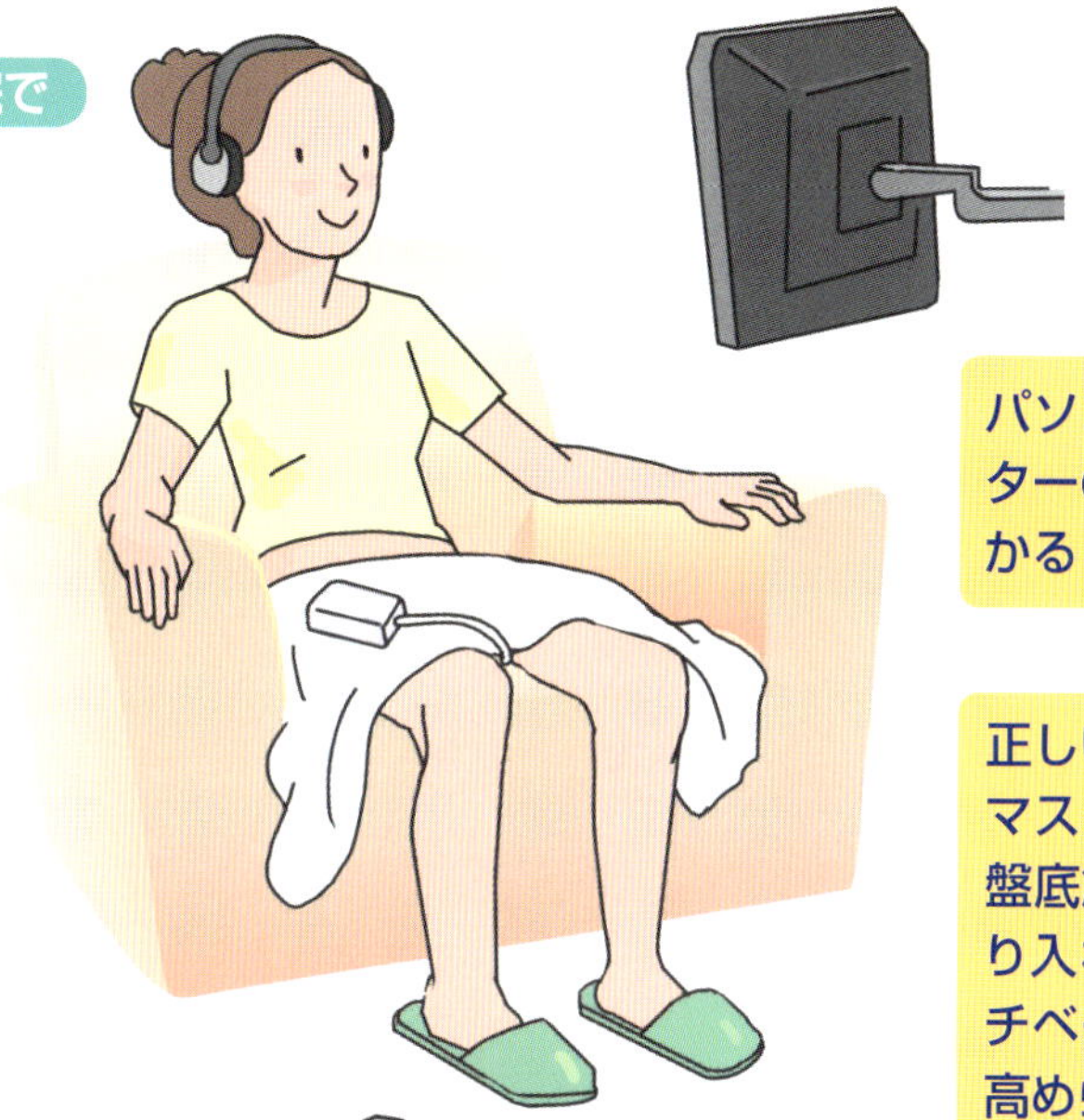

パソコンのモニターの波形でわかる

正しいやり方をマスターし、骨盤底筋体操に取り入れれば、モチベーションを高められる

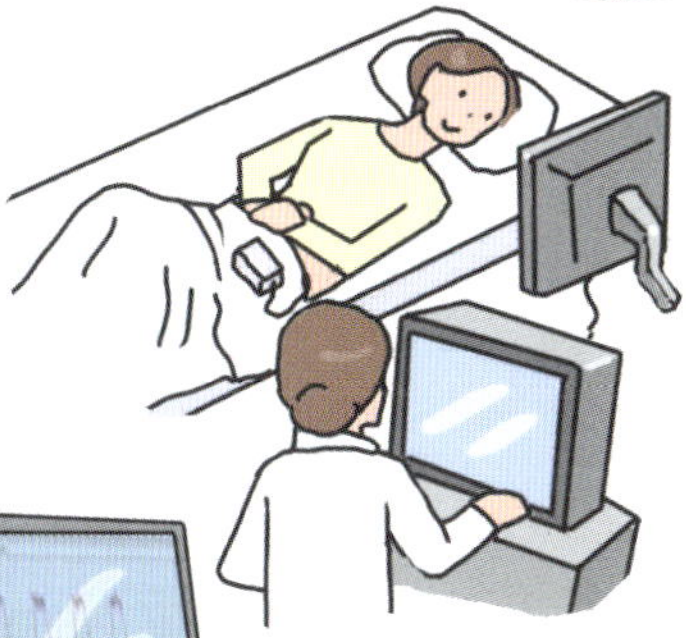

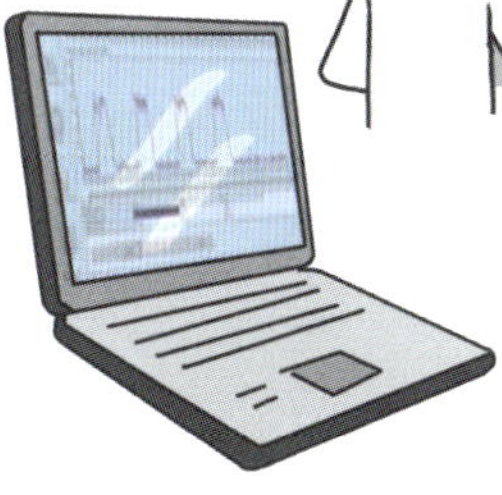

自宅でも

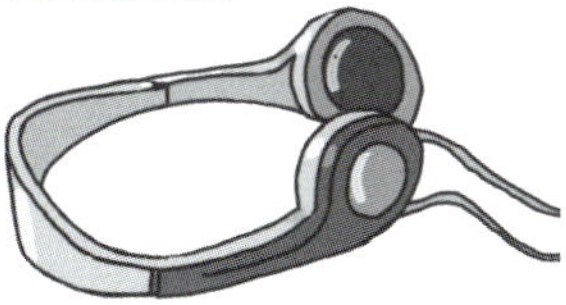

音声で教えてくれる

薬物療法

腹圧性尿失禁では、薬は尿失禁の回数や量を減らす目的で使われます。軽度から中等度の人には効果がありますが、重度の人には効きません。

また、薬によって骨盤底筋が鍛えられることはありません。あくまでも薬は対症療法です。根本的に治すわけではないので、服用中は尿失禁が改善しても、服用をやめるとまた元の状態に戻ります。ですから、骨盤底筋体操を行いながら、補助的に用いるのがふつうです。

もっともよく使われている薬はスピロペントです。腹圧性尿失禁の治療薬として日本で唯一認められているもので、健康保険も適用されます。もともとは、*気管支ぜんそくの患者さんに用いられる薬でしたが、膀胱をリラックスさせ、外尿道括約筋を収縮させて尿道を閉じる働きがあることがわかり、腹圧性尿失禁の治療にも使われるようになりました。

ただし、手や指が震える、動悸がする、気分が悪くなる、頭痛がするなどの副作用が出ることがあります。そんなときは、すぐに主治医に相談しましょう。

一般に、腹圧性尿失禁では、長期にわたって服用を続けることはありません。骨盤底筋体操の効果があらわれるまでの間、症状を緩和するために使う、あるいは、もれると困るときだけ頓服的に飲む、というのが一般的です。

かつては、うつ病の治療薬であるトフラニールや、女性ホルモン製剤も腹圧性尿失禁に有効とされていましたが、今はほとんど使われていません。

スピロペントの働き

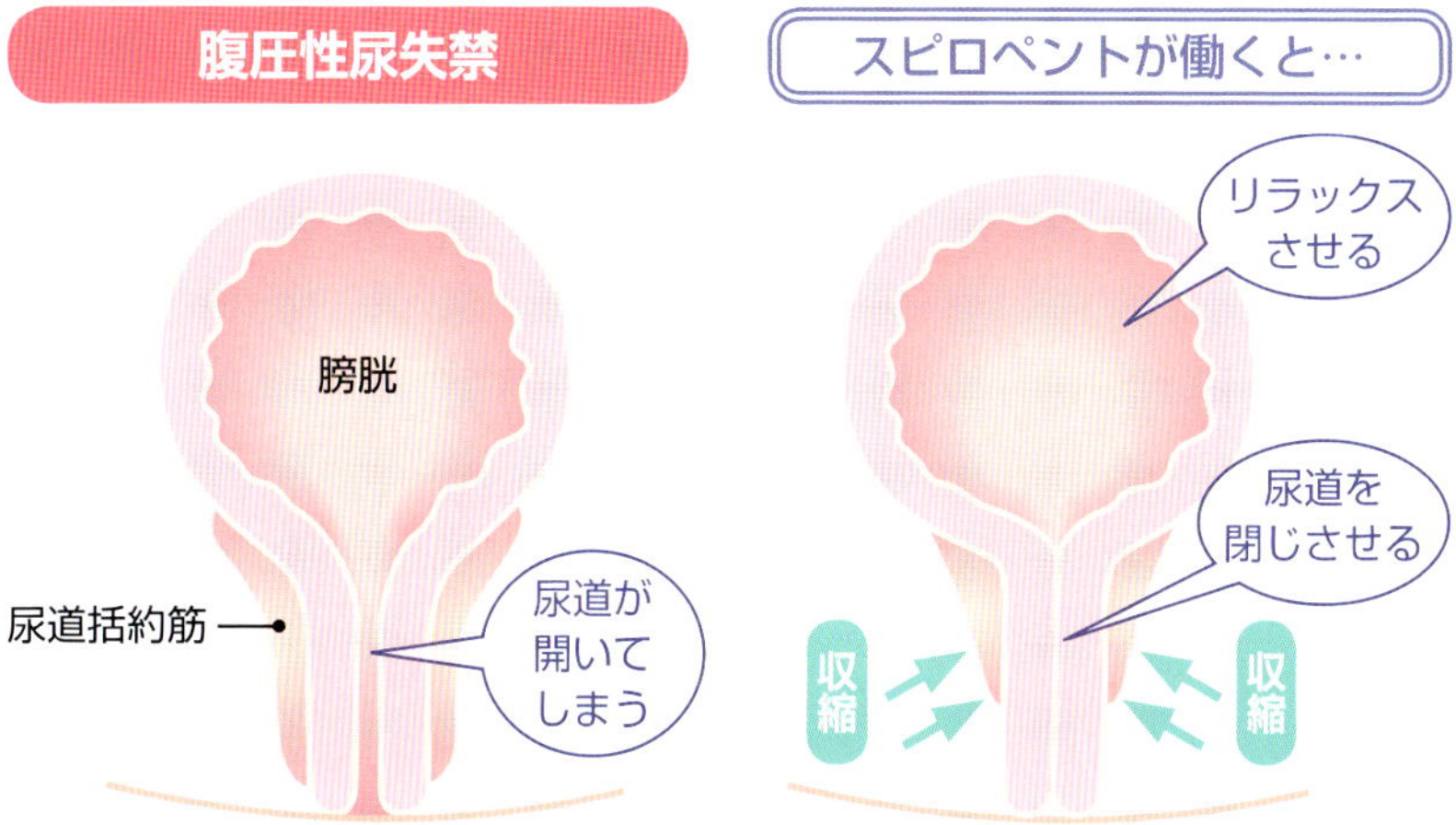

尿道括約筋《にょうどうかつやくきん》にあるβ2アドレナリン受容体を刺激し、膀胱の筋肉をリラックスさせてゆるめ、尿道括約筋を収縮させて尿道を閉じる

こんな症状があったら、すぐに主治医に相談を

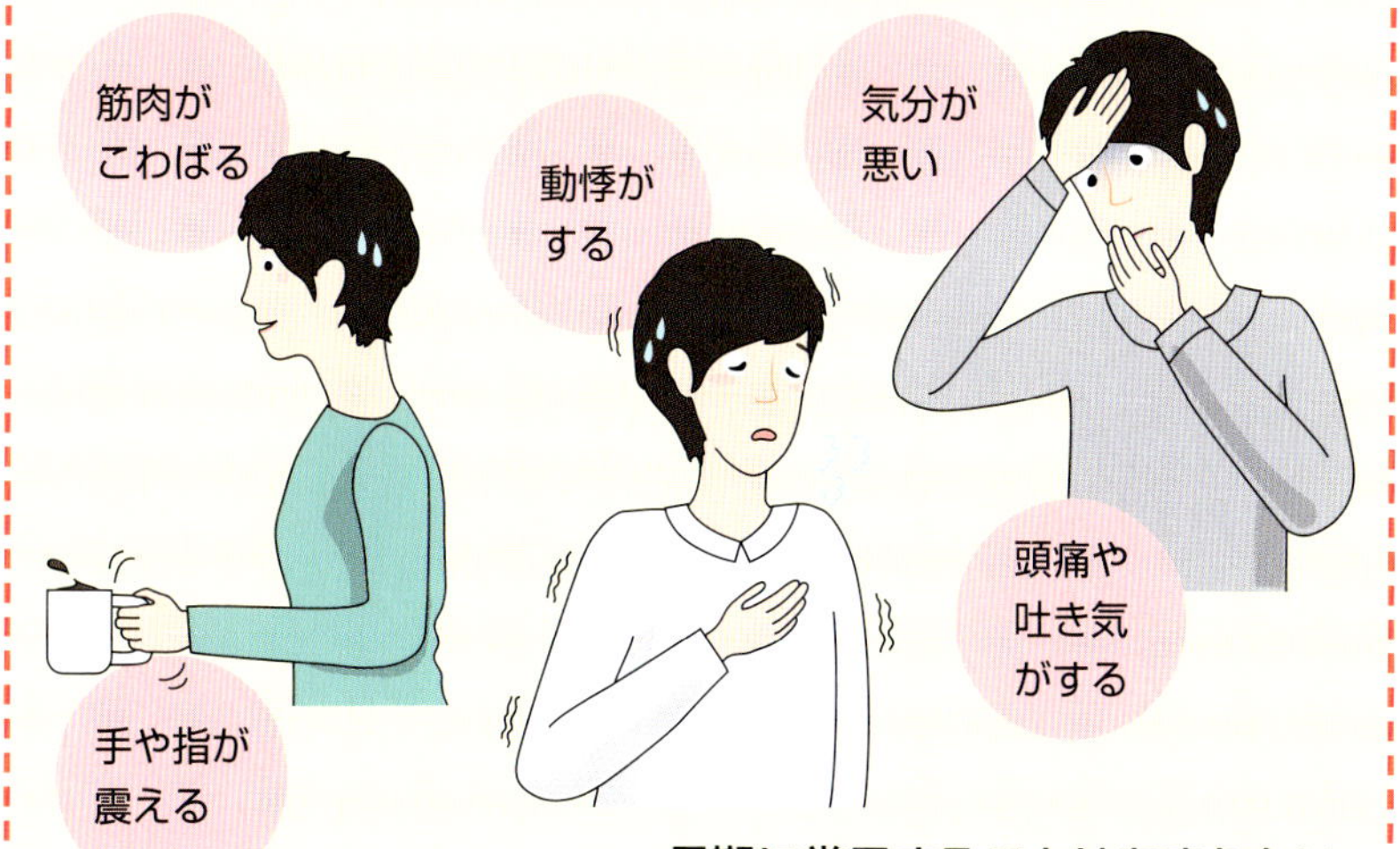

長期に常用することはあまりない

手術療法

腹圧性尿失禁は手術で治せます。また、手術療法が有効なのは腹圧性尿失禁だけです。

手術を行うかどうかは、患者さんのライフスタイルや希望を尊重して、相談のうえ決定します。重度の人は手術、軽度の人は不要、と決まっているわけではありません。軽度でも、たとえばエアロビクスのインストラクターをしていて、指導中に少しずつもれるのを治したい、という人は手術を選択したほうがいいでしょう。また、ジョギングが趣味の人が、走るともれるというのでは困りますね。

このように、尿失禁はＱＯＬやライフスタイルに深くかかわってくるので、自分が心地よく過ごすにはどうすればいいか、ということを念頭に置いて治療法を選択するといいでしょう。

かつては、重症で日常生活にも支障をきたすような人だけが手術を受けていました。しかし、体の負担が少ないすぐれた手術法が次々に開発された今は、生活の質を改善させたいという人にも選択肢の一つになっています。

さまざまな手術法がありますが、目的は同じで、膀胱頸部や尿道の位置を修正したり支えたりして、尿道の締まりをよくします。そのやり方が少しずつ異なるというわけです。

手術前には、必ずインフォームド・コンセントが行われます。家族同伴できちんと医師の説明を聞くようにしましょう。どんな手術にもリスクはつきものです。しっかり理解して納得したうえで、手術を受けるようにしたいものです。

手術までの流れ

❶ 手術を受けるかどうか医師と相談

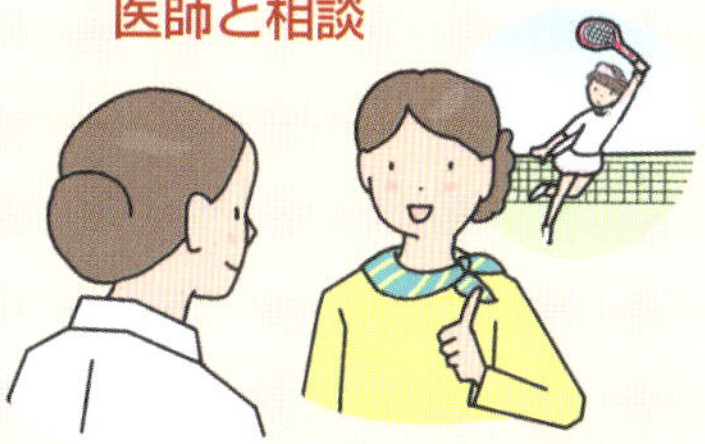

自分のライフスタイルや希望をきちんと伝えよう

❷ 精密検査を受ける

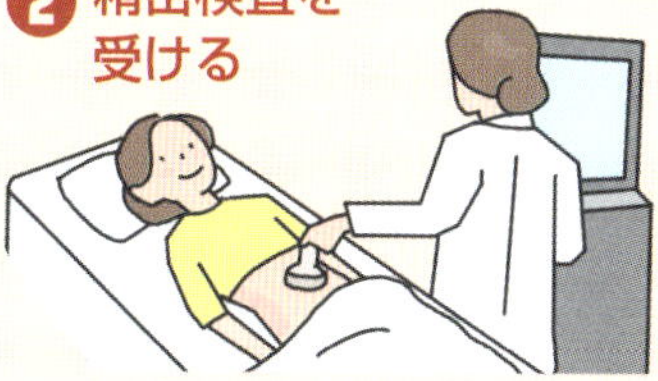

尿流測定や鎖尿道膀胱造影検査、パッドテスト、超音波検査、膀胱内圧測定、血液検査、腎臓の検査などが行われる

❸ 手術の日程や入院の予定を決める

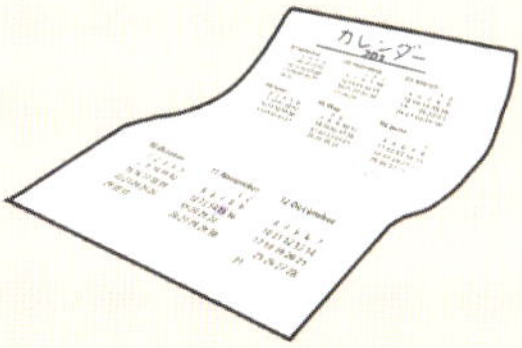

スケジュールを治療日程や体調に合わせて決める

❹ 家族といっしょにインフォームド・コンセントを受ける

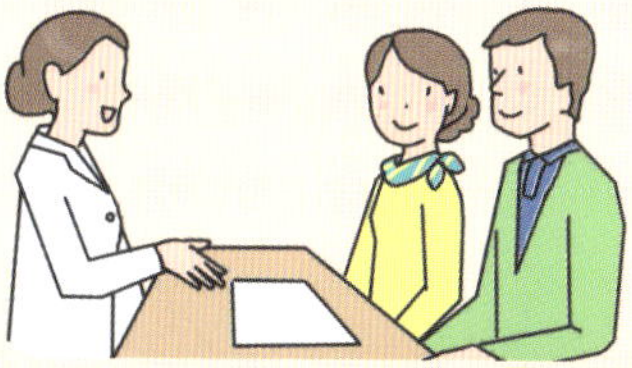

たいした手術じゃないからなどと、いいかげんに聞かないように！

❺ 同意書を提出

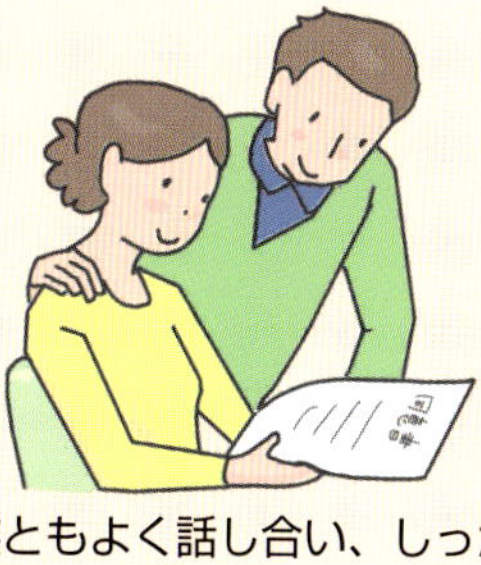

家族ともよく話し合い、しっかり内容を確認しよう

❻ 手術当日

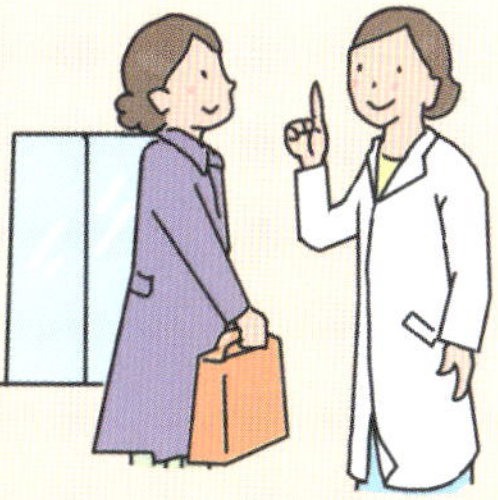

入院手続きをして、医師の指示に従う

現在の主流　ＴＶＴ（Tension-free Vaginal Tape）手術

ＴＶＴ手術は、腟壁《ちつへき》を小さく切開して、そこからテープを入れ、尿道の中ほどを支えるものです。そのテープの周囲にコラーゲンや結合組織が付着して、ゆるんだ靭帯《じんたい》を補強するような役割を果たします。腹圧がかかったときには、尿道が開かないようにテープが支えて、尿失禁を防ぐしくみになっています。このテープは心臓外科手術に用いるポリプロピレンという糸をメッシュ状に編んだもので、異物反応を起こすことはほとんどありません。

局所麻酔だけで行うことができ、所要時間は30分ほどです。開腹が不要で、切開創も腟壁と恥骨の左右の皮膚に、それぞれ１㎝程度とごく小さくてすみます。そのため、体への負担が少なく、３日程度の入院という施設が多いようです。

手術の成功率は90％前後と高く、５年後の再発率も約15％と、非常にすぐれた手術法といえます。日本では１９９９年から行われるようになり、健康保険も適用されます。

このようなさまざまなメリットがあるため、従来の吊り上げ方式の手術に取って代わり、現在はこのＴＶＴ手術と、次に述べるＴＯＴ手術が主流になっています。

ただし、切迫性尿失禁の人には効果がありません。また、膀胱機能が低下している人にも行いません。ＴＶＴ手術後は一時的に少し尿が出にくい状態になることがあるので、もともと排尿障害がある人は尿が出なくなってしまうおそれがあるからです。

リスクとしては、まれに手術中に出血したり、膀胱や腸管を傷つけることがあります。

ＴＶＴ手術

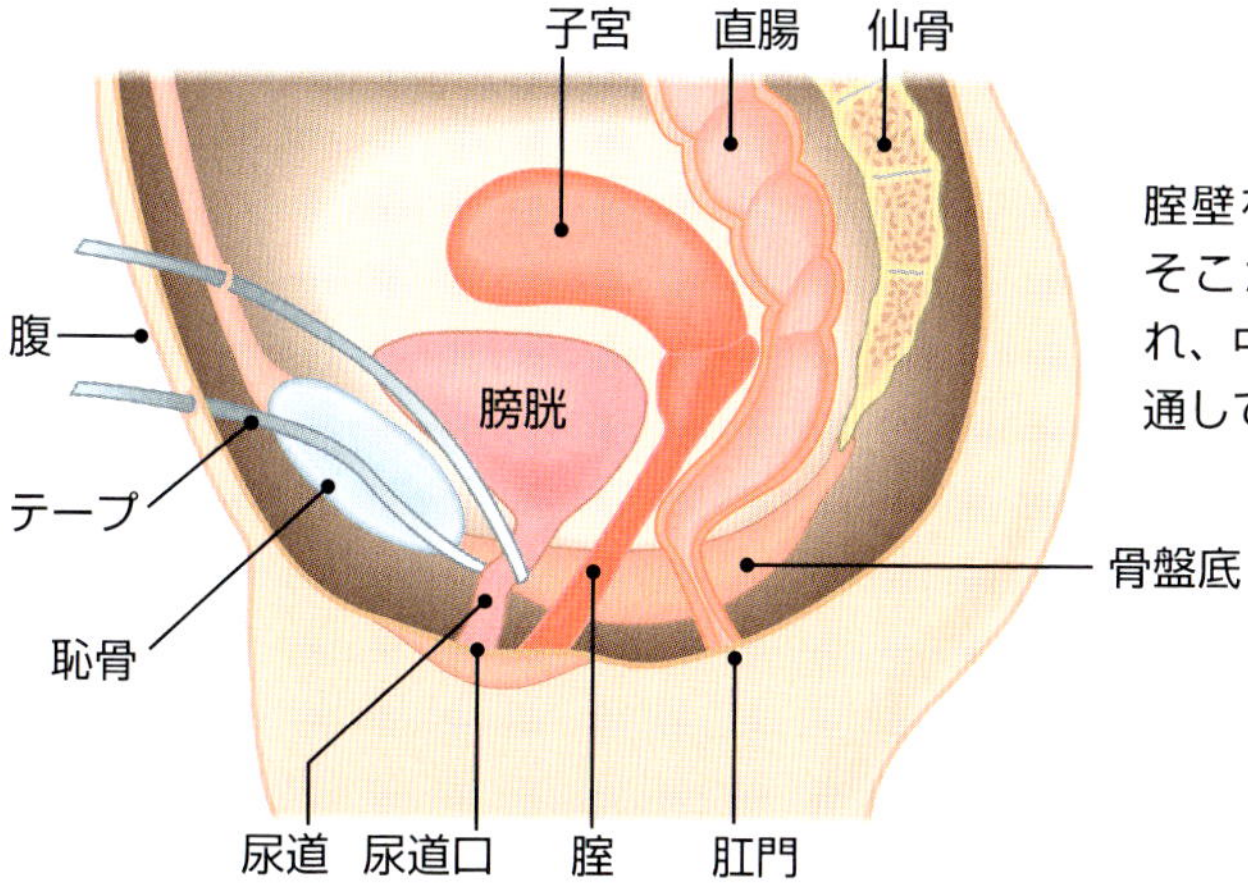

膣壁を小さく切開し、そこからテープを入れ、中尿道の後ろ側に通して下腹部に出す

安静時

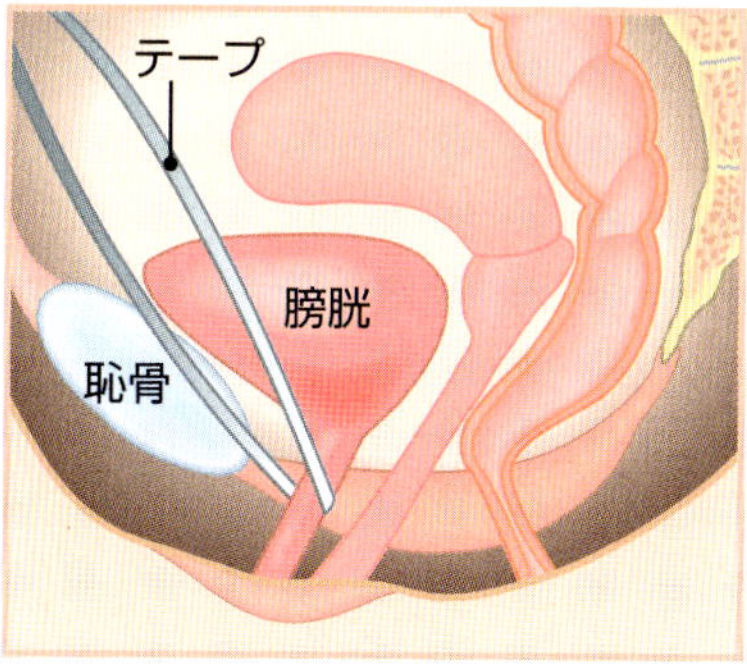

テープがゆるく張られている状態

腹圧がかかったとき

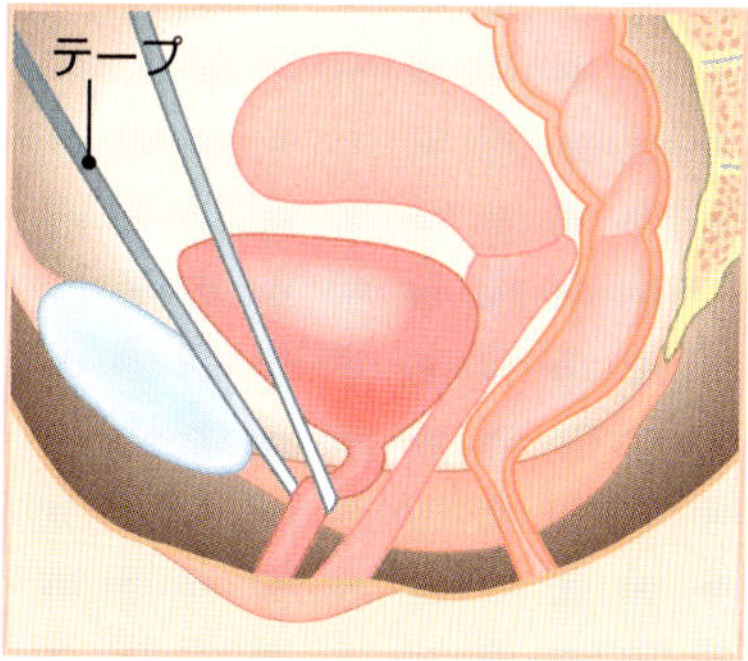

膀胱が後ろに傾き、テープがくびれを作る。そのため尿道が開かず尿がもれない

メリット

- 局所麻酔だけで行え、手術時間が短くてすむ
- 開腹不要で、傷が小さく、体への負担が少ない
- 手術の成功率が高く、効果が持続する

リスク

- 血腫や感染症を起こすことがある
- 膀胱や腸管を傷つけることがある
- 新たに尿意切迫《せっぱく》感が出現することがある
- テープを吊り上げすぎて排尿困難に陥ることがある

TVT手術のプロセス

TVT手術の具体的な手順は次のとおりです。

①麻酔とテープの挿入

切開する部分と、針やテープが通過する部分に局所麻酔を打ち、テープが入る腟壁の部分と出る下腹部の部分を、1㎝程度切開します。TVTテープがついた針を、腟壁の切開部から下腹部の切開部に向けて、少しずつ慎重に差し込みます。最近は、腰椎（全身）麻酔で行うことが多くなっています。

②内視鏡で膀胱を確認

反対側も同様にテープを通し、針先が下腹部の左右の切開部から出たら、膀胱内に生理食塩水を入れます。誤って針で膀胱を傷つけていないか内視鏡で確認します。

③テープの位置を調整

膀胱内の生理食塩水を追加し、患者さんに咳をしてもらいます。腰椎麻酔をした場合は、この咳テストで尿のもれ方を確認しながら、TVTテープを徐々に引き上げていき位置を調整します。咳テストの代わりに下腹部を圧迫し、尿の出方を見てテープの位置を調整することもあります。吊り上げすぎると尿が出にくくなり、ゆるすぎると尿失禁は治りません。ちょうどよい位置にするために慎重に調整します。

④テープの位置を確認

TVTテープのカバーを少しずつはずします。再度テープの位置を確認。両側のテープカバーを引き抜くと、テープは周囲の組織にからまって動かなくなります。その後、傷口をすべて縫合します。

TVT手術のやり方

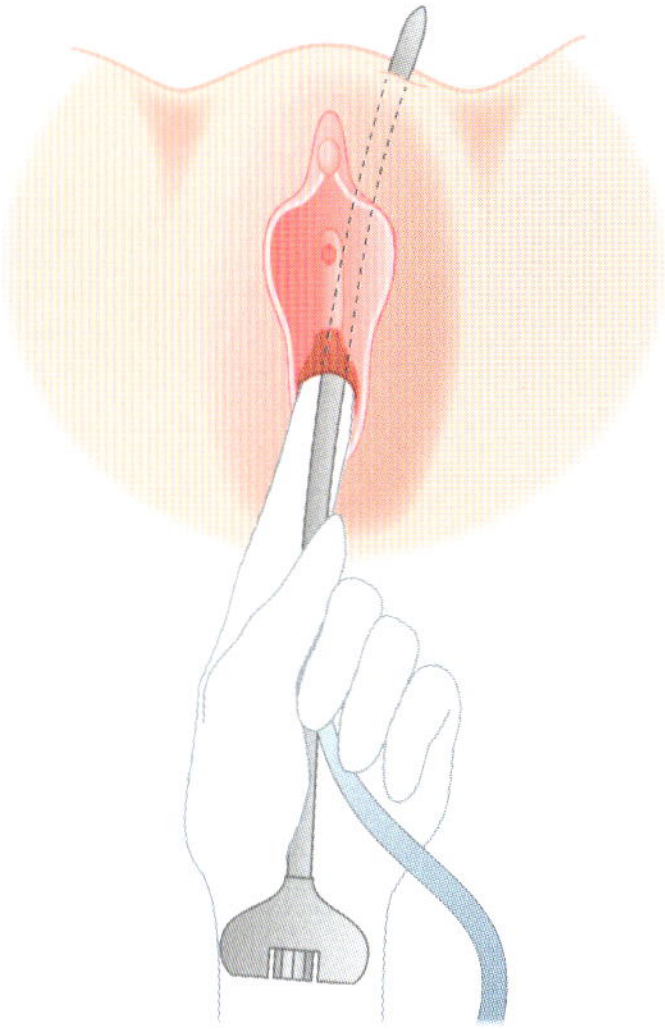

TVTテープをつけた針（TVTニードル）を腟壁の切開部から下腹部の切開部に向けて、少しずつ差し込んでいく

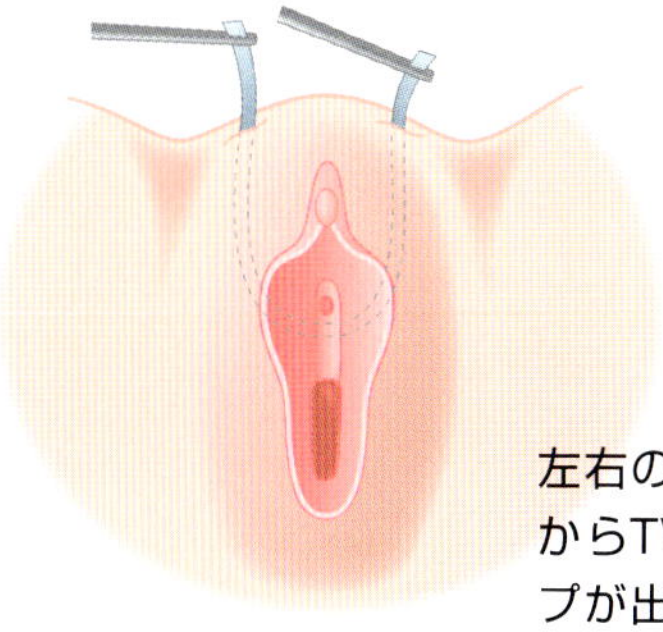

左右の切開部からTVTテープが出てきたところ

真横から見た内部のようす

テープの位置を慎重に調整する

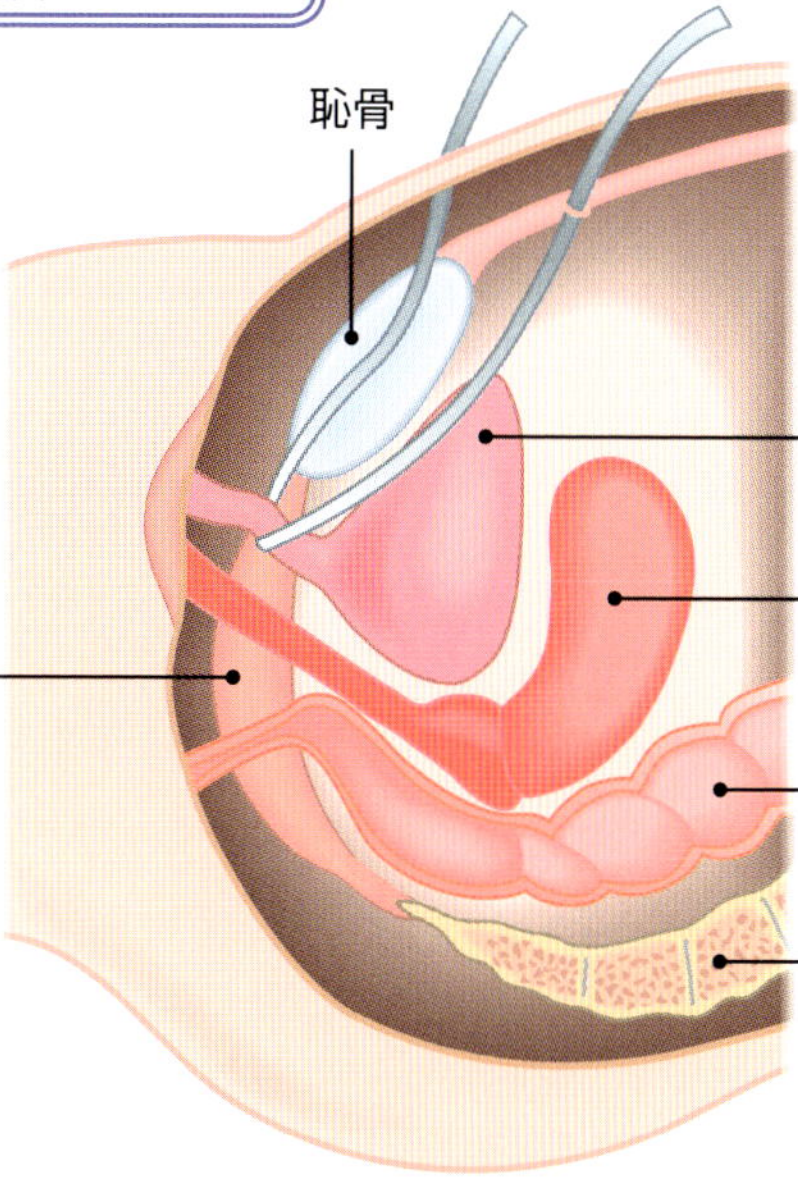

最新の手術法　ＴＯＴ（Trans-obturator Tape）手術

ＴＯＴ手術は、ＴＶＴ手術をさらに安全に改良したものです。ＴＶＴ手術では、テープを吊り上げすぎて排尿困難に陥ったり、テープが恥骨と膀胱の間を通るため、膀胱や腸管を傷つけたりするおそれがありました。高度な技術が必要だったのです。また、子宮摘出手術など骨盤内の手術を受けたことがある人は、骨盤内の臓器が癒着していることがあり、かなりのリスクを伴います。

そういうリスクを解消するために考案されたのがＴＯＴ手術です。ＴＶＴ手術と同じく、テープで尿道の後ろ側を支えますが、テープの通過経路が異なります。ＴＯＴ手術では、テープは閉鎖孔《へいさこう》という骨盤の穴を抜けて、恥骨の前を通り、内もものつけ根に出ます。

テープの通り道に太い血管や重要な臓器がないため、ＴＶＴ手術のように誤って重要な器官を傷つけるおそれがありません。また、吊り上げすぎによる排尿困難も起こりにくい、という大きなメリットがあります。骨盤内の手術歴がある人や肥満の人も安心して受けられます。

欧米ではＴＯＴ手術が主流になっており、日本でも２０１２年９月から健康保険が適用されるようになりました。今後、急速に普及していくと思われます。

ＴＯＴ手術の所要時間は30分ほどで、タネラーという専用の針を使って行います。傷も小さく、入院期間は数日です。治療成績もＴＶＴ手術同様良好で、危険な合併症はほとんどありません。

ただし、まれにしばらくももののつけ根に痛みが残ることがあります。

ＴＯＴ手術

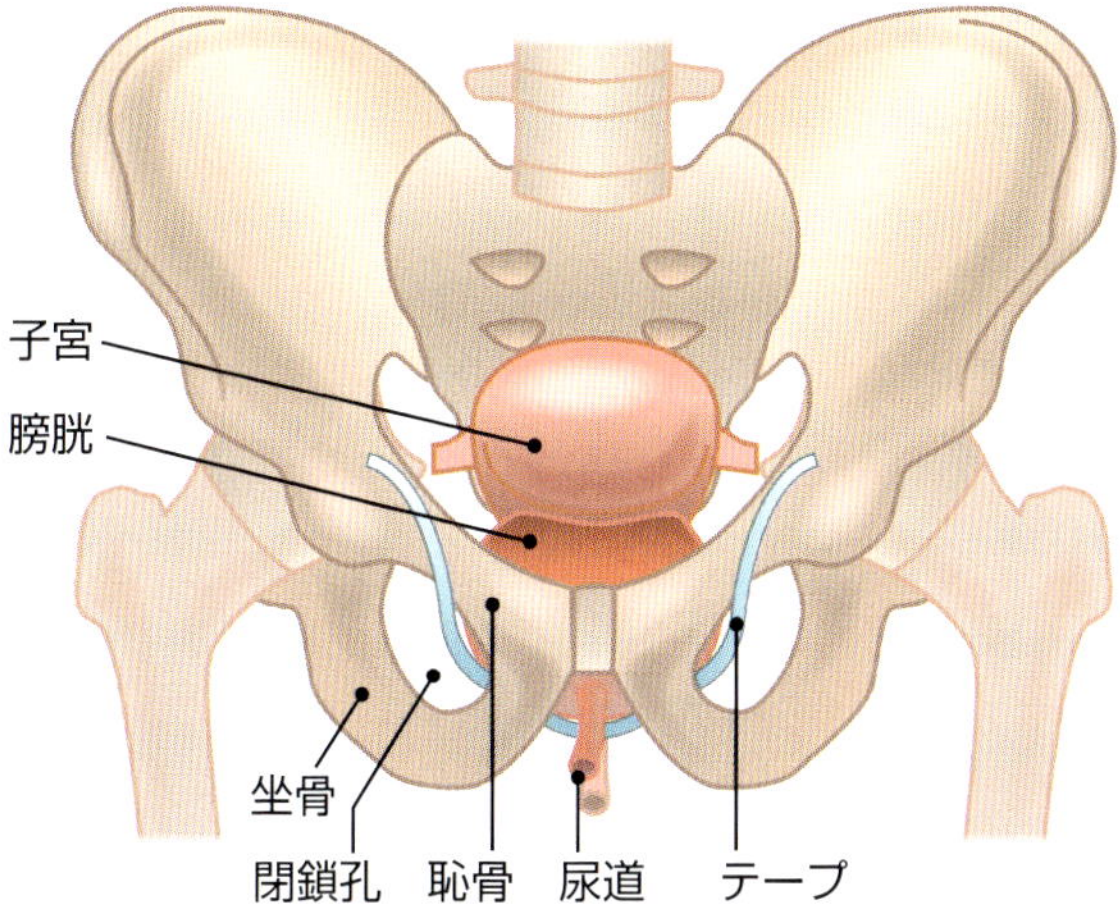

テープは尿道の後ろ側から閉鎖孔を抜けて恥骨の前を通り、内ももの切開穴に出る。TVT手術に比べると、手探りで針を通す距離が短くてすむ

タネラー

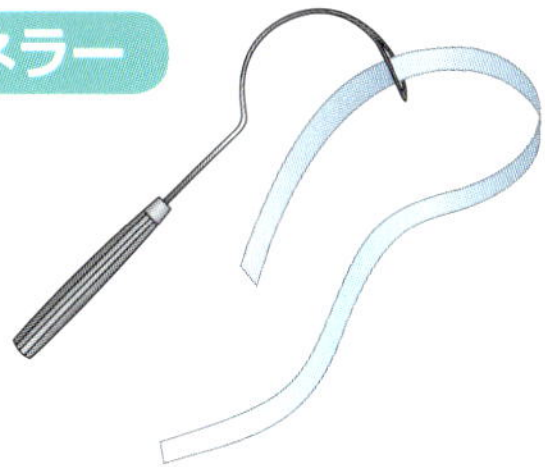

TOT手術専用の針。さまざまな形状のものがある。より安全な手術器具が次々に開発されている

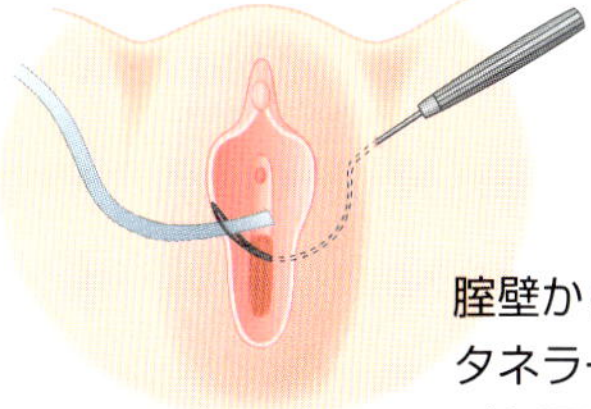

膣壁から出したタネラーにテープを通す

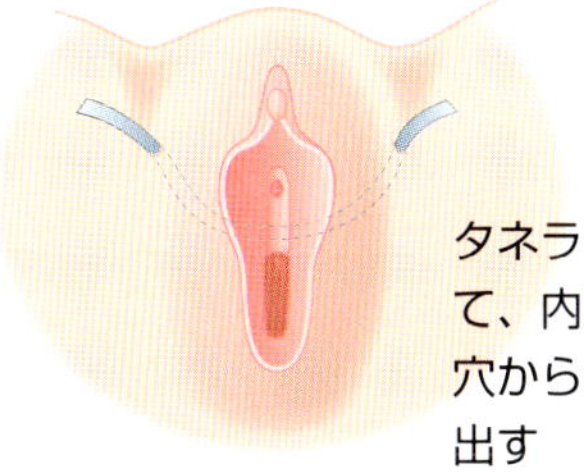

タネラーを使って、内腿の切開穴からテープを出す

メリット

- テープの通り道に太い血管や重要な臓器がないので安全
- テープの吊り上げすぎによる排尿障害が起こりにくい
- 傷が小さく体への負担が少ない
- 骨盤内の手術歴がある人や肥満の人も安心して受けられる

リスク

- まれに閉鎖孔の周りの筋肉を傷つけることがある

その他の手術療法

かつては、膀胱頸部《けいぶ》や尿道を吊り上げることによって尿失禁を治す手術が主流でした。さまざまな術式がありますが、どれも吊り上げすぎると排尿困難になるというリスクがあります。また、TVT手術やTOT手術に比べると体への負担が大きく、今ではこれらの手術はあまり行われなくなりました。

バーチ法

膀胱頸部を吊り上げて位置を修正する手術法です。開腹手術か腹腔鏡手術によって行います。

膀胱頸部の両側の腟壁を持ち上げるようにして、下腹部にあるクーパー靭帯というしっかりした組織に縫いつけて固定します。安定した方法で効果も高いのですが、開腹手術の場合は、傷が15㎝程度とかなり大きくなります。また、術後に腟の後ろ側の小腸や直腸が下がりやすくなるという欠点があります。

ステイミー法

腟壁ではなく、膀胱頸部の脇の組織を吊り上げることによって、尿失禁を治す方法です。いくつかの術式がありますが、ステイミー法（針式膀胱頸部挙上術）では、人工血管にナイロン糸を通して、膀胱頸部の両脇を針で吊り上げます。おなかの傷が比較的小さくてすむため、バーチ法などに比べると体への負担が少ないとされていました。

しかし、膀胱頸部を支える力がすべてナイロン糸にかかってしまうのでゆるみやすく、再発率が高くなっています。長期成績が不良のため、今では実施すべきではない手術法とされています。

バーチ法と腹圧性尿失禁のタイプ

バーチ法

膀胱の両脇の腟壁を持ち上げて、クーパー靭帯に縫いつけて固定する

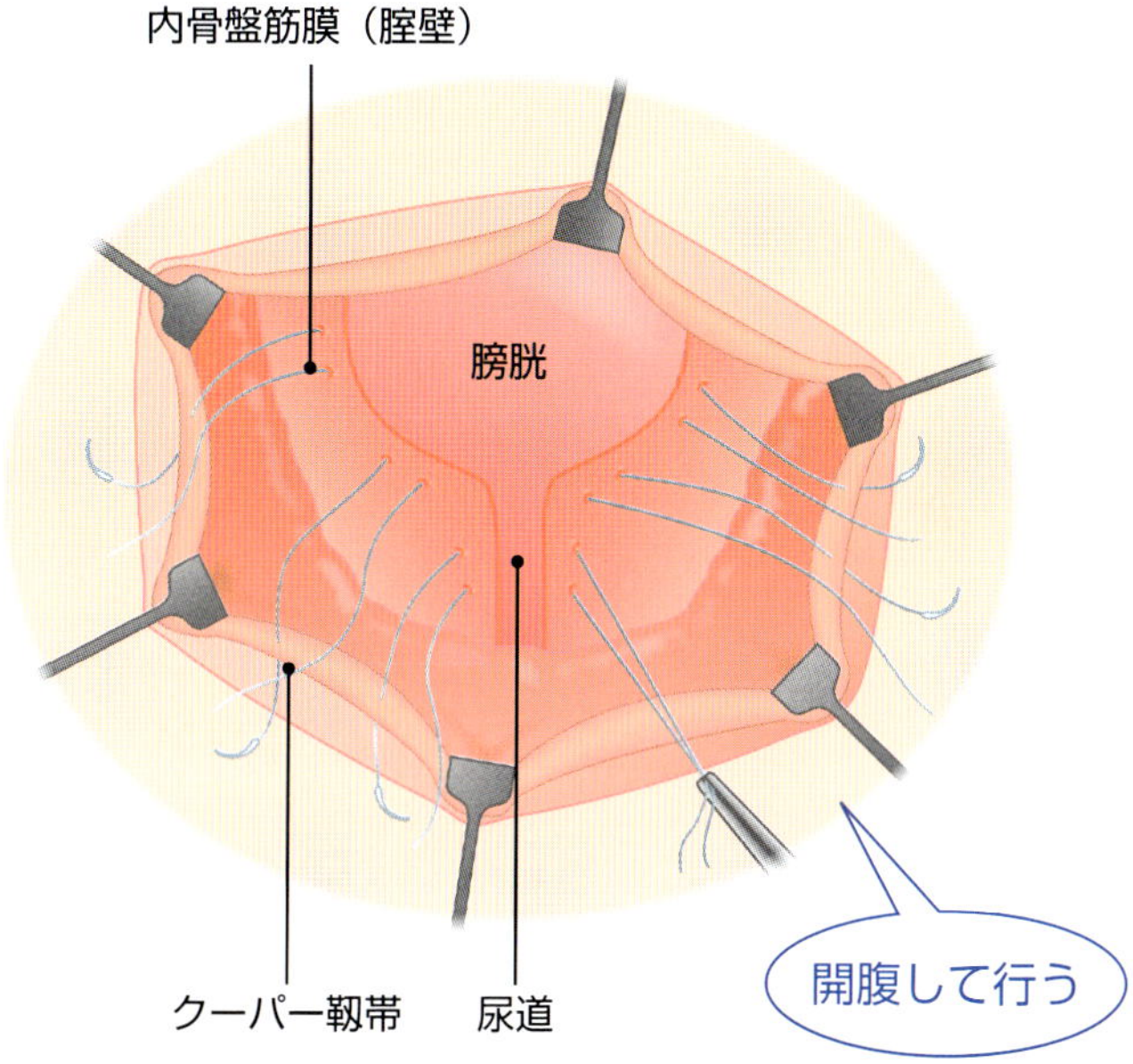

腹圧性尿失禁のタイプ

腹圧性尿失禁は、膀胱頸部の位置によって次の３つのタイプに分類されます。タイプによって治療法が異なるので、主治医とよく相談してください。

タイプⅠ	安静にしているときは正常な位置にあるが、腹圧がかかると膀胱頸部が恥骨下縁よりやや下がり（2㎝以内）、尿がもれるもの
タイプⅡ	安静にしているときは正常な位置にあるが、腹圧がかかると膀胱頸部が恥骨下縁より2㎝以上下がり、尿がもれるもの
タイプⅢ	安静にしているときにもすでに膀胱頸部が開いていて、弱い腹圧で容易に尿がもれるもの

筋膜スリング手術

自分のおなかの筋肉の膜を細長く採取し、膀胱頸部の下にあてて尿道を吊り上げるものです。体内に異物を入れなくてすむので、感染のおそれが少ないというメリットがあります。成功率も高く、長期にわたって効果が持続します。ただし、吊り上げすぎると排尿困難になる、開腹手術のため傷が約15㎝と比較的大きくなる、という欠点があります。

また、筋膜を長方形に採取して、尿道を支えるようにあて、水平方向に固定する「山田法」と呼ばれる手術法もあります。ＴＶＴ手術やＴＯＴ手術におけるテープの役割を、筋膜が果たしていると考えるといいでしょう。術後の排尿困難が起こりにくい、というメリットがあります。

コラーゲン注入療法

この方法はこれまでの吊り上げ方式の手術とはまったく異なります。尿道の粘膜下に注射器でコラーゲンを注入するだけです。これによって粘膜が盛り上がり、膀胱頸部が締まるので尿失禁が治まります。成功率が高い、局所麻酔ですむ、外来で簡単に行える、体への負担が少ない、合併症が起こりにくいなどのメリットがあります。１９９６年４月から健康保険も適用されるようになりました。

コラーゲンは体内に吸収されやすいため、効果が長続きしないという欠点はありましたが、膀胱機能低下や合併症などがあったり、高齢などの理由で手術を避けたい人にはよい治療法でした。

しかし、現在日本ではコラーゲンの供給がストップし、コラーゲン注入療法は行えなくなりました。よりよい素材の開発が待たれるところです。

筋膜スリング手術

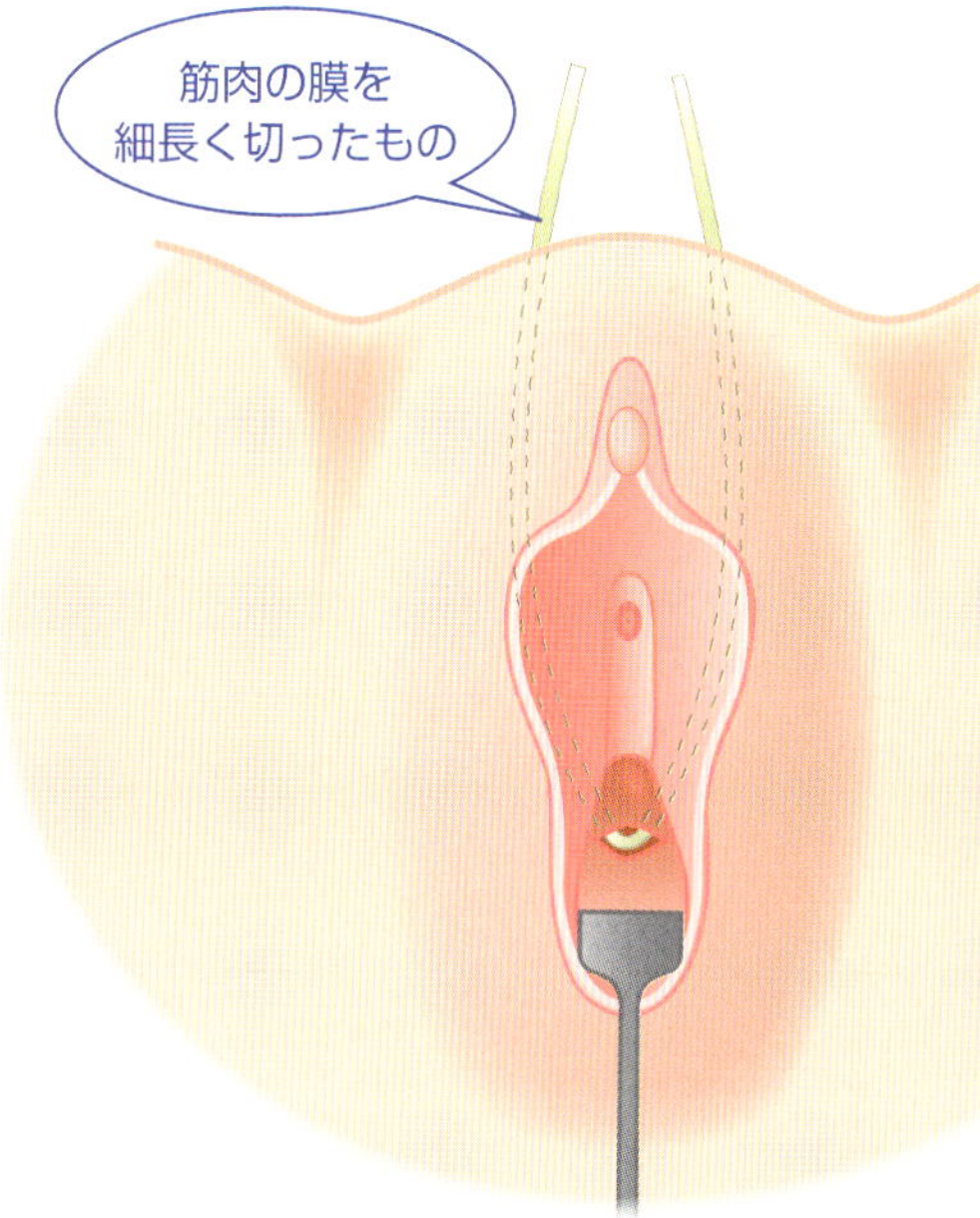

自分の腹直筋の筋膜を細長く切り取り、膣の切開部から差し込み腹壁に出して吊り上げる

山田法

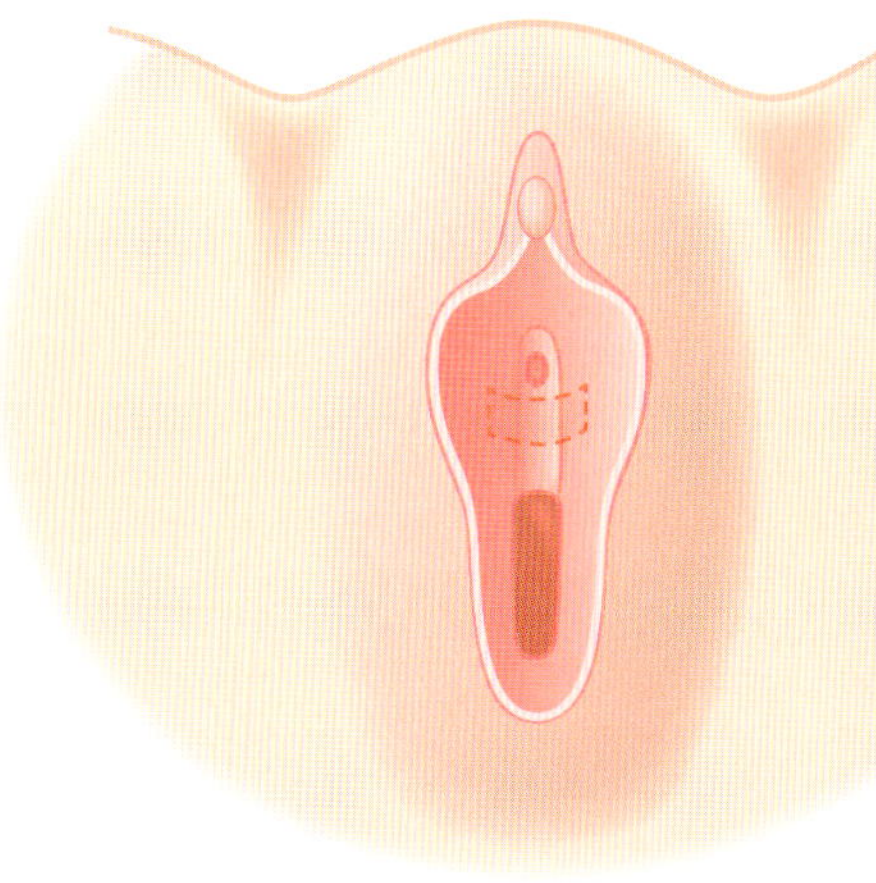

長方形の筋膜を尿道を支えるようにしてあて、水平方向に固定する

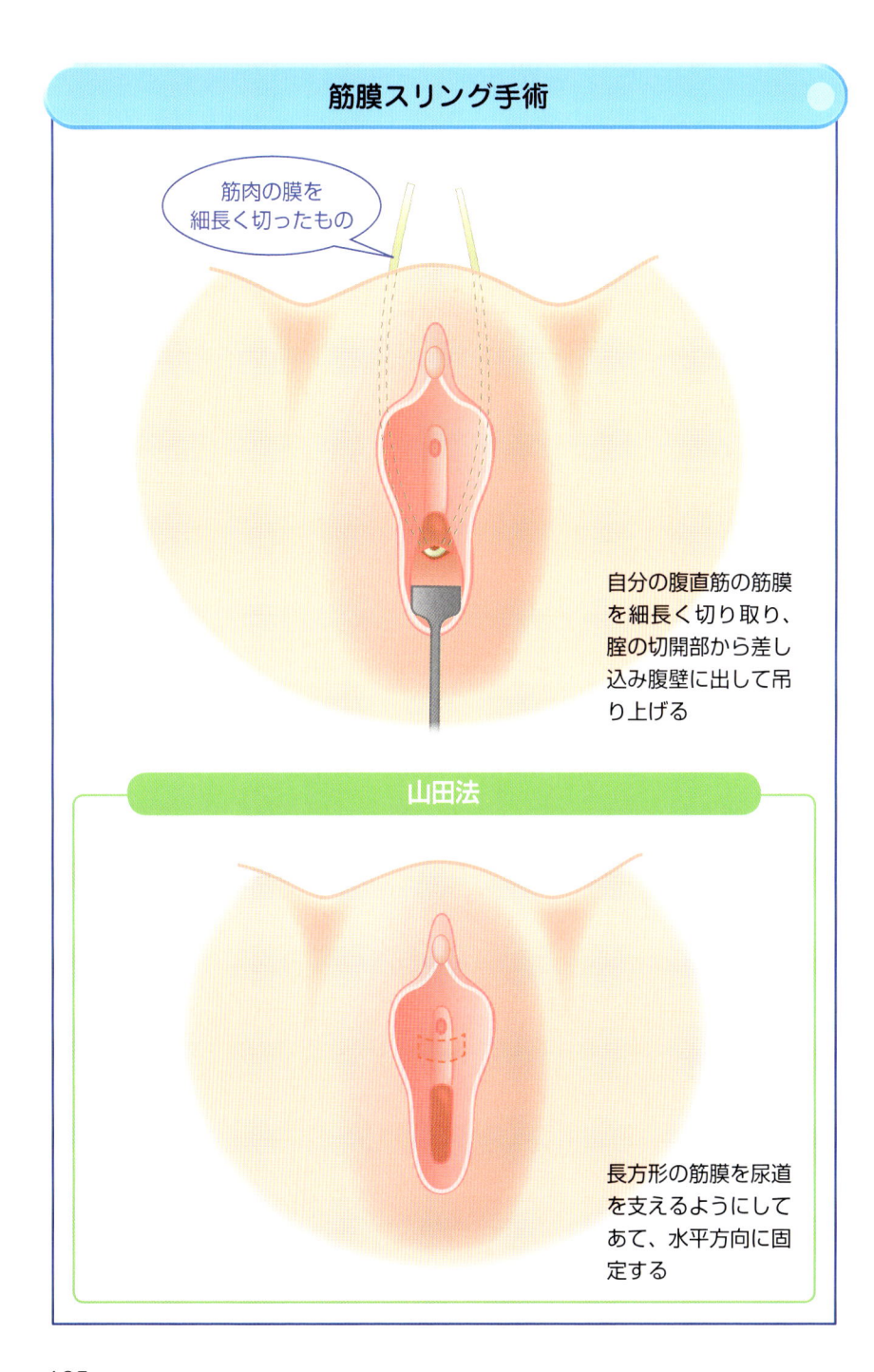

手術後の生活

ＴＶＴ手術もＴＯＴ手術も数日で退院できます。術後８日目からは、入浴もＯＫです。「さあ、これからは心置きなく好きなことができるぞ」と張り切っているかもしれませんが、しばらくは控えなくてはいけないことがあります。

術後１カ月は、膣の傷にさわってはいけないので、自転車には乗らないこと。３㎏以上の重い荷物を持ったり、性行為をしたり、激しいスポーツをするのは控えること。また、トイレの温水洗浄の使用も１カ月は控えてください。

これだけ守れば、あとは退院直後からふつうに家事や仕事をしてもかまいません。便秘がある人は、術後２カ月間ぐらいは便秘薬が処方されます。いきまないように気をつけましょう。

また、手術後に尿のきれが多少悪くなったと感じることがあります。尿道にあてたテープによって尿道にわずかに圧力がかかり、尿が出にくくなるからです。といっても、以前より数秒排尿に時間がかかる程度ですから、そう気になることはないはずです。非常に出にくいと感じるときは、早めに医師に相談しましょう。

手術によって尿失禁が治っても、筋肉が強くなったわけではありません。以前と同じような生活をしていたら、また骨盤底が傷んでしまいます。できるだけ、術後も骨盤底筋体操を続けるようにしてください。また、すすんで重いものを持ったり、腹筋運動をしたりしないようにしましょう。食生活を見直して、便秘や肥満を防ぐことも大切です。

退院後に気をつけたいこと

術後１カ月はＮＧ！

自転車に乗る

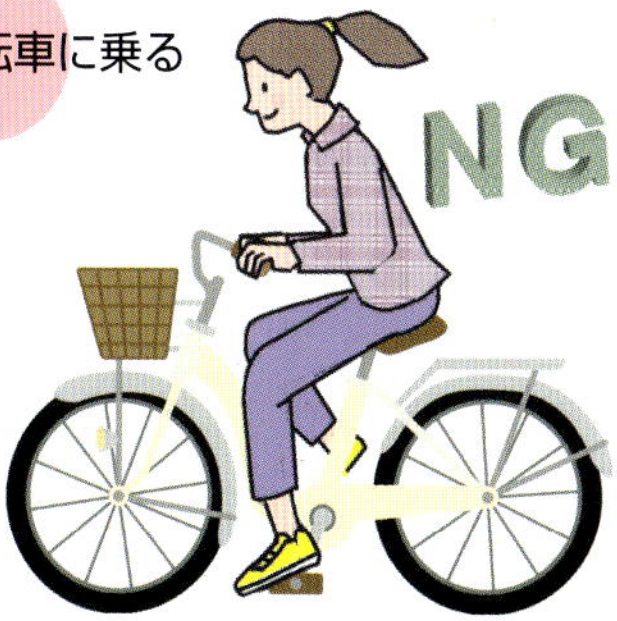

重い荷物を持つ

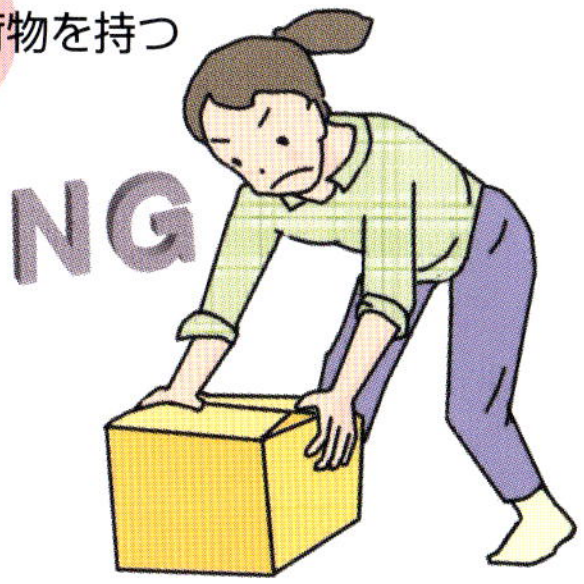

性行為をする

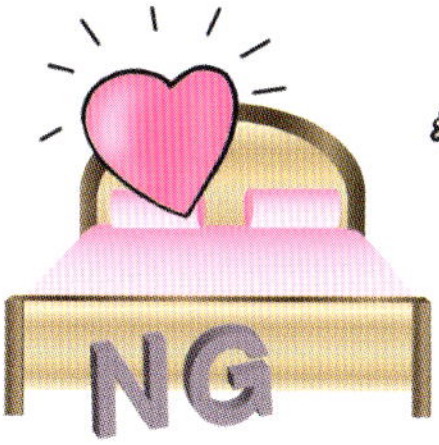

激しいスポーツをする

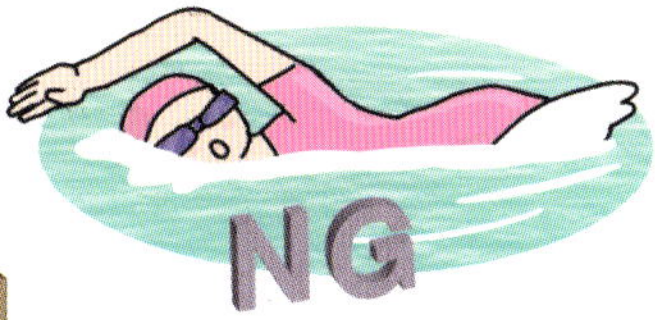

トイレの温水洗浄を使う

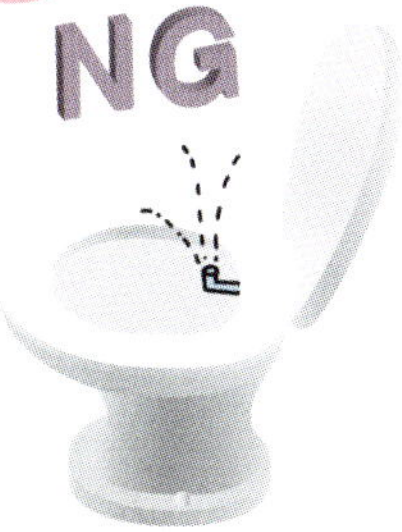

できるだけ
骨盤底筋体操を
続けよう！

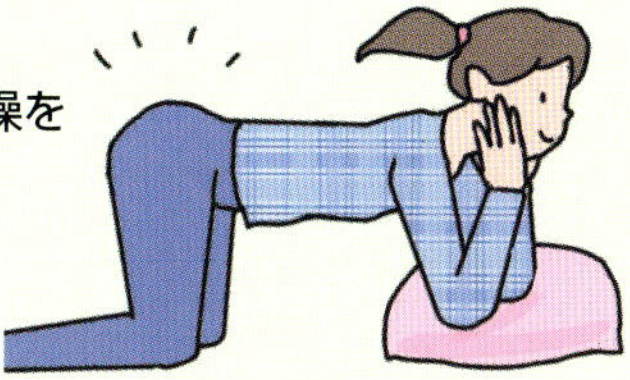

肥満や便秘を防ごう！

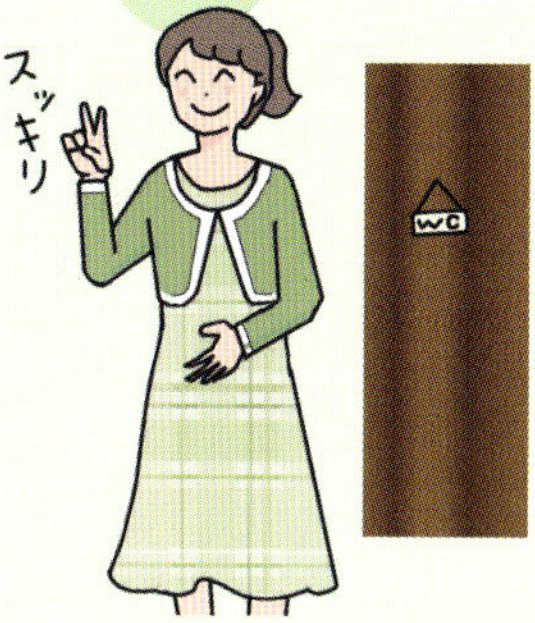

重いものは持たない
ようにしよう！

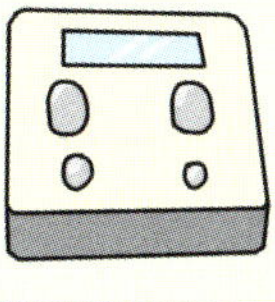

刺激療法

刺激療法とは電気や磁気の刺激によって骨盤底を鍛え、尿道括約筋の収縮力を高める治療法です。肩や背中が凝ったときに電極を貼って低周波を流す治療をされることがよくあります。血行を改善する効果があるのですが、それを応用して、尿失禁の治療にも使われるようになりました。

「干渉低周波療法」と呼ばれるもので、下腹部と臀部に4枚の電極を貼ります。すると、干渉低周波が骨盤底筋群や排尿にかかわる神経を刺激して、骨盤底の収縮を促すので、骨盤底筋体操をしたのと同じような効果があらわれます。定期的に通院する手間はかかりますが、患者さんは着衣のまま、ただ座っているだけですから非常に楽です。骨盤底筋体操と併用するとさらに効果的です。

周波数を変えると、膀胱の筋肉をゆるませることもできるので、切迫性尿失禁や神経性の頻尿《ひんにょう》、過活動膀胱などにも有効です。

腹圧性尿失禁、切迫性尿失禁に対して、それぞれ適切な周波数を設定した場合、1ヵ月の治療で約80%の改善効果があり、ほとんど副作用はなかったと報告されています。治療時間は20分程度、健康保険が適用されるので費用面でも安心です。ただし、ペースメーカーを入れている人や妊婦は使えません。

このほか、磁気による刺激で骨盤底筋群を鍛える治療法もあります。服を着たまま20分ほど磁場発生装置がついたイスに座るだけで、骨盤底のトレーニングができます。簡単で楽でいいのですが、日本では現在のところ健康保険の適用もなく、あまり導入が進んでいません。

干渉低周波療法

干渉低周波が骨盤底筋群や排尿にかかわる神経を刺激して、骨盤底を収縮させる
骨盤底筋体操と併用すると効果アップ
ただし、効果があらわれるまで３ヵ月ほどかかる

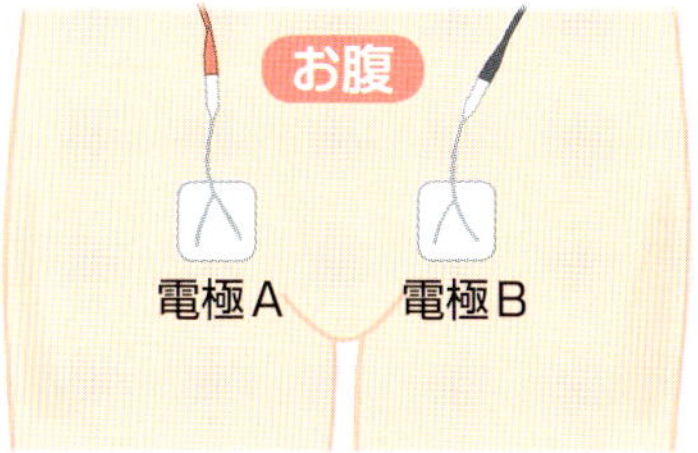

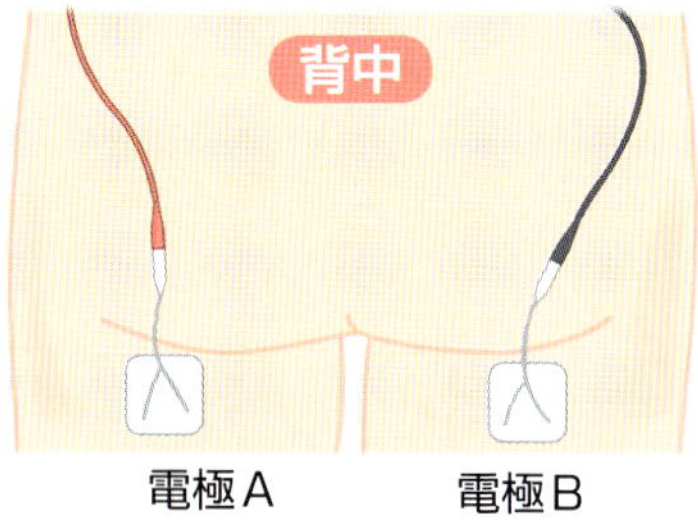

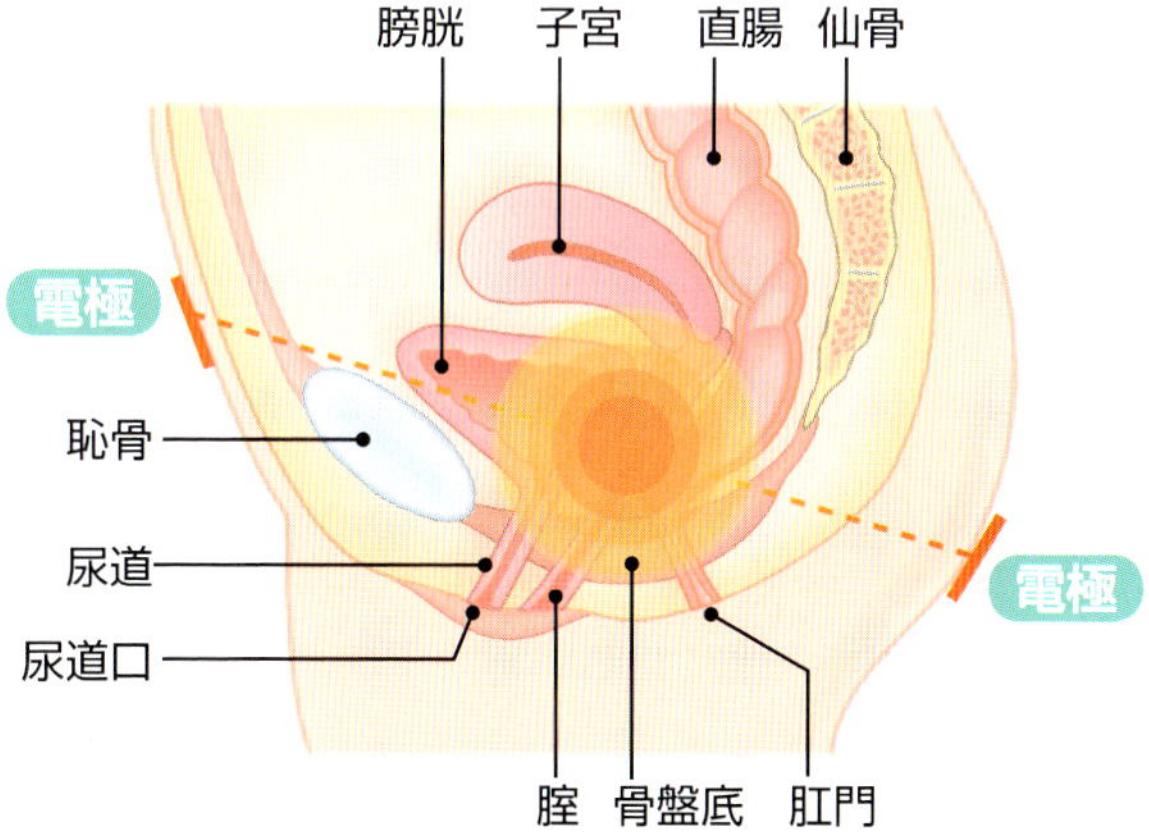

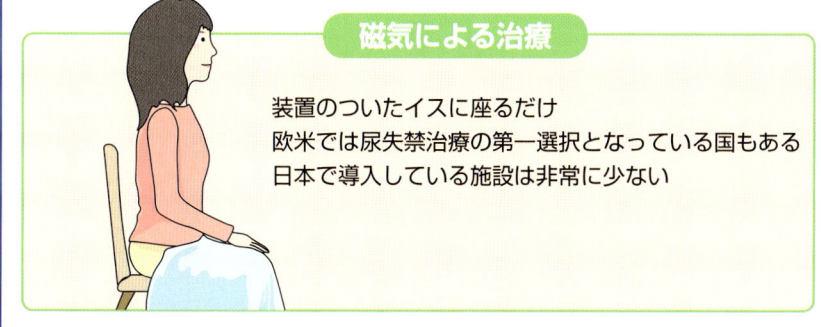

磁気による治療

装置のついたイスに座るだけ
欧米では尿失禁治療の第一選択となっている国もある
日本で導入している施設は非常に少ない

頻尿《ひんにょう》・切迫性尿失禁の治療法

基本は薬物療法

頻尿・切迫性尿失禁は、脳や脊髄《せきずい》の障害、膀胱や尿道の病気、原因不明の過活動膀胱などによって起こりますが、原因が何であれ、治療法は原則的には同じです。背景にある過活動膀胱を改善しなければなりません。

生活スタイルの見直し、膀胱訓練や骨盤底筋体操などの行動療法、薬物療法などを組み合わせて治癒を目指します。

まずは生活スタイルの見直しを行います。水分の過剰摂取はないか、カフェインやアルコールをとりすぎていないかチェックします。さらに、膀胱訓練を行います。トイレに行くのを我慢して、膀胱に尿をたくさんためられるように訓練するのです。

また、腹圧性尿失禁同様、骨盤底筋体操も有効です。尿道括約筋を鍛えることは、過活動膀胱や頻尿、切迫性尿失禁の改善に役立ちます。膀胱訓練と併せて日課にするといいでしょう。

このような訓練と並行して、頻尿や切迫性尿失禁では薬物療法を行います。膀胱訓練や骨盤底筋体操は、効果があらわれるまで数ヵ月かかります。その間、薬で症状を抑えます。また、それらの訓練を行っても効果が出にくいときも、薬物療法を併用します。

このほか、前述の電気や磁気による刺激療法も有効です。積極的に利用するといいでしょう。

切迫性尿失禁の治療法

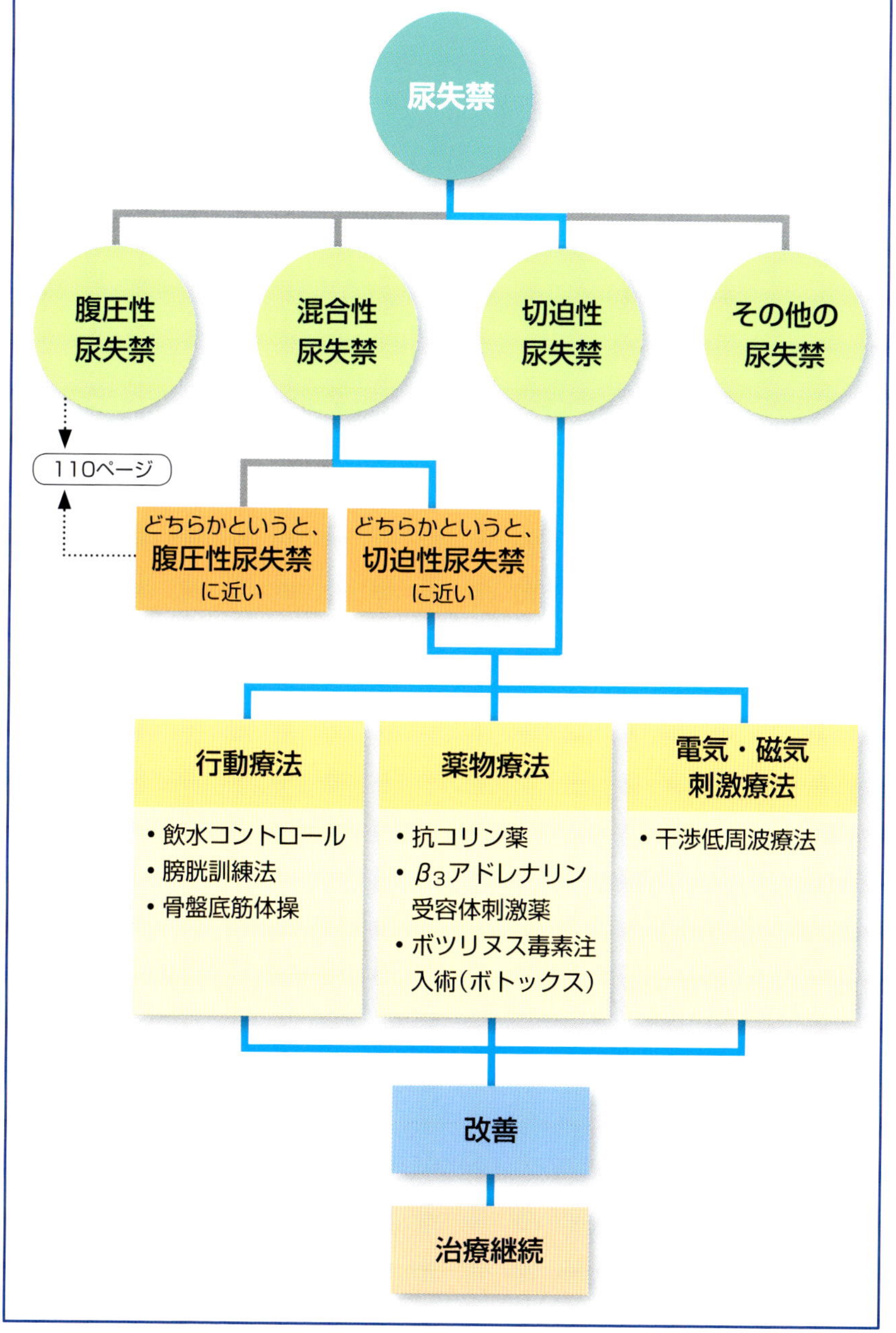
尿失禁
腹圧性尿失禁
混合性尿失禁
切迫性尿失禁
その他の尿失禁
110ページ
どちらかというと、腹圧性尿失禁に近い
どちらかというと、切迫性尿失禁に近い
行動療法
・飲水コントロール
・膀胱訓練法
・骨盤底筋体操
薬物療法
・抗コリン薬
・β3アドレナリン受容体刺激薬
・ボツリヌス毒素注入術（ボトックス）
電気・磁気刺激療法
・干渉低周波療法
改善
治療継続

飲水コントロール

飲水コントロールとは、水分の摂取量を見直し、適切な量をとるように調節することです。一時、１日に水を２ℓ飲む健康法が流行りましたが、私たちは食べ物からも水分をとっていますし、食べ物を分解したときに体の中で作られる水分もあります。無理に２ℓも飲む必要はありません。

頻尿や尿失禁がある人が水分をとりすぎると、症状が悪化します。水分をたくさんとればとるだけ血液がサラサラになるわけではなく、お肌がプルプルになるわけでもありません。

自分がどの程度水分をとっているか、きちんと把握して適切に管理することは、頻尿や尿失禁の治療の第一歩ともいえます。一般には、１日に必要な水分の摂取量は、朝昼晩の３度の食事のほかに、水やお茶などを１０００㎖程度といわれています。ただ、季節によっても食事の内容によっても異なってきますので、排尿日誌（74ページ）をつけてみるといいでしょう。

排尿日誌をつけていると、自分の排尿状態がわかるとともに、どのくらい水分をとっているか、おおよその見当がつきます。とりすぎているとわかったら飲水量を調整し、排尿状態が変わるかどうか確かめましょう。それで症状が改善するようなら、自然に水分調整できるように習慣づけてしまえばいいのです。

ただし、もれないようにしようと、水分の摂取量を減らしすぎるのは考えものです。腎臓機能の低下を招いたり、尿路感染症を引き起こすこともあります。１日の排尿量が８００㎖未満のときは、水分の摂取量を増やしたほうがいいでしょう。

飲水コントロール

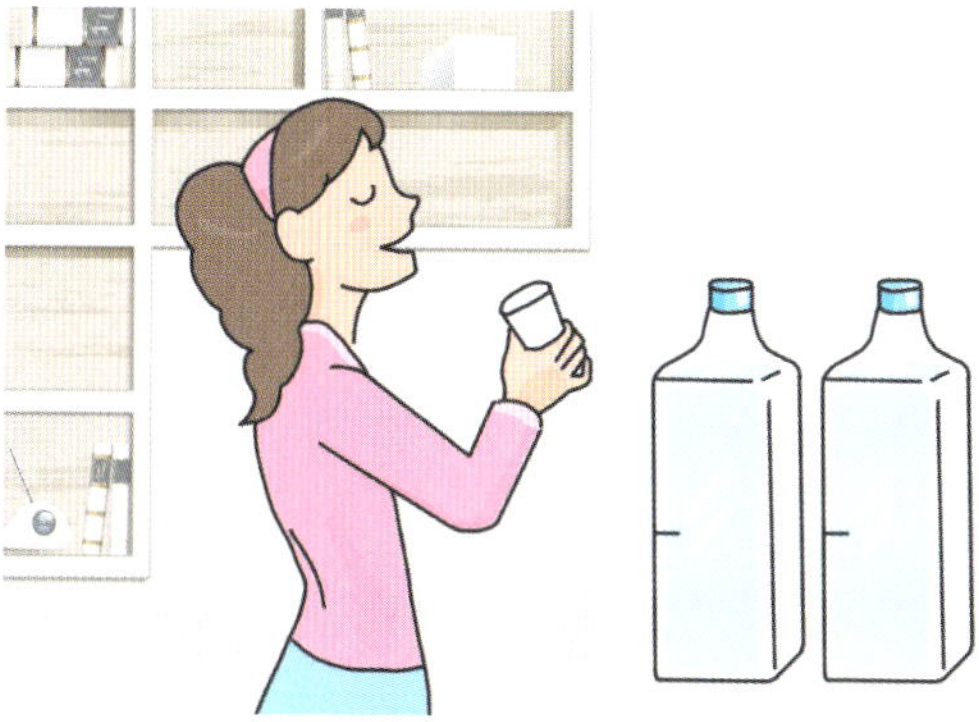

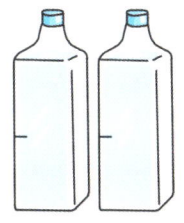

１日あたりの水分摂取量は、３度の食事＋お茶や水を１０００mℓとればＯＫ！
１日あたりの尿量は、体重１kgあたり20 ～ 30mℓ
つまり、60kgの人なら1200 ～ 1800mℓ

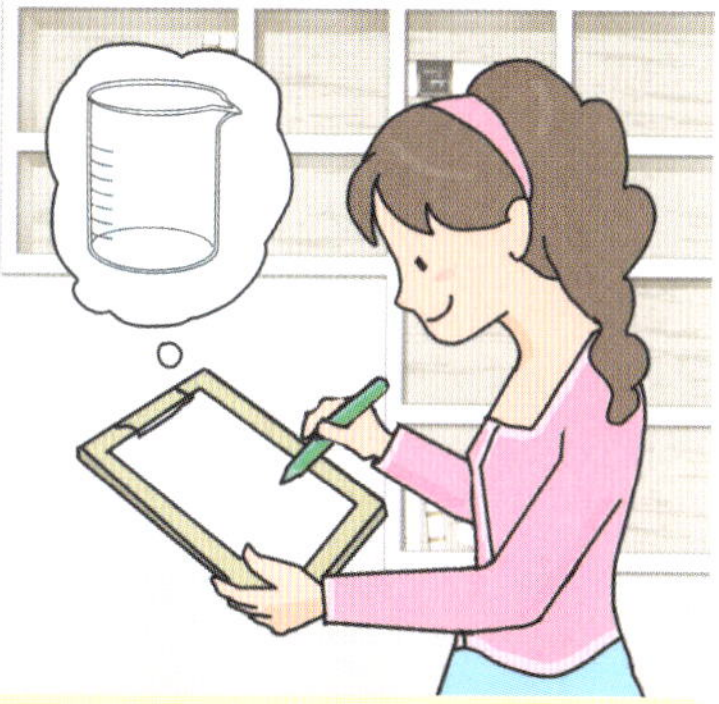

排尿日誌をつけて、自分の水分摂取量が適切かどうか調べてみよう

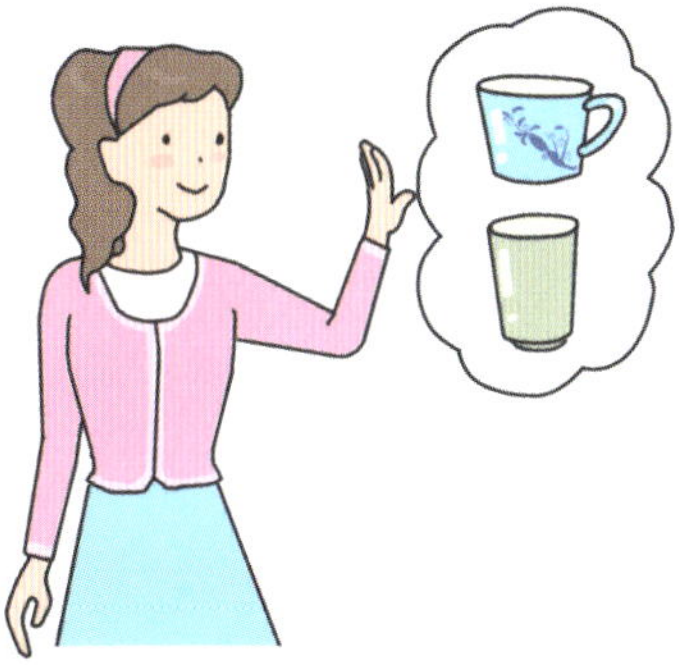

多すぎる場合は控えめにして、排尿状態が変わるかどうか確認

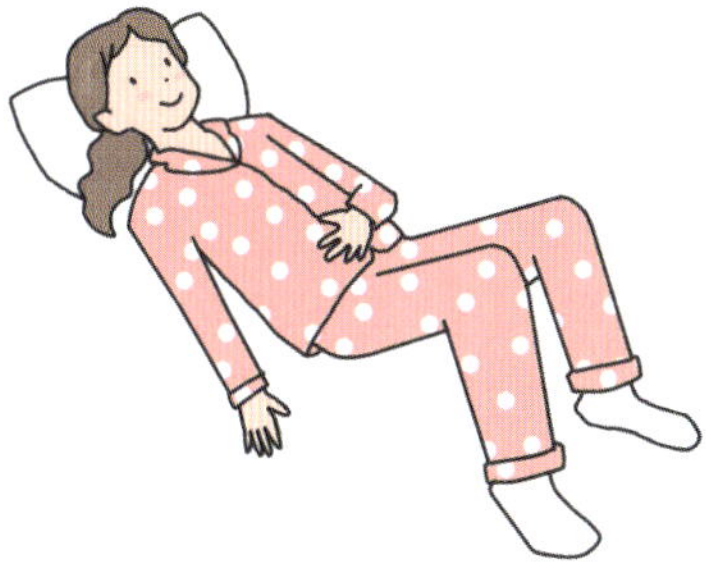

併せて骨盤底筋体操と膀胱訓練をがんばる

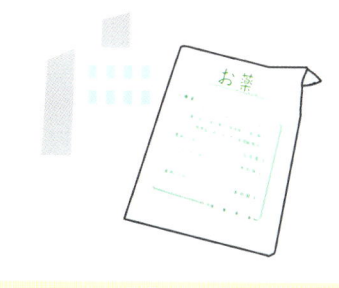

改善が見られないときは薬物療法も受ける

膀胱訓練法

膀胱訓練は、トイレに行くのを我慢するものです。体に悪いのではないかと心配される方もいますが、尿意を我慢するのであって、長時間排尿しないようにがんばるわけではありません。医師の指導のもとに行えば体に悪影響はありませんから、安心して訓練してください。

頻尿や切迫性尿失禁の場合、強い尿意に襲われても、実際に膀胱がいっぱいになっているわけではありません。もれるのを心配して早め早めにトイレに行く癖がついているため、知らず知らずのうちに膀胱が知覚過敏になり、少しの尿に過剰に反応してしまうのです。そこで、トイレに行きたくなってもちょっと我慢し、排尿の間隔をあけられるように訓練します。

もともと私たちの体は、はじめに尿意を感じてから、しばらく我慢できるしくみになっています。トイレに行きたくなっても我慢しているうちに、膀胱の緊張がゆるみ、尿意の波がひいていきます。

まずは5分ぐらい我慢しましょう。尿意が来るたびに我慢しなくても、1日1回でもかまいません。無理のない範囲でやってみましょう。それを1週間続け、自信がついたら我慢する時間を10分、15分と少しずつ延ばしていきます。こうして排尿間隔をあけていくと、膀胱にためられる尿の量がだんだん増えていきます。最終的に2〜3時間あけられるようになったら、自分の意思でコントロールできるようになったといえます。１回の排尿量としては、２００〜４００㎖が目標です。

ただし、膀胱炎などの病気があるときは、我慢は逆効果です。受診して病気がないかどうか確認してから実施してください。

膀胱訓練法

尿意を我慢して排尿間隔をあけ、膀胱に尿をたくさんためられるように訓練する

❶

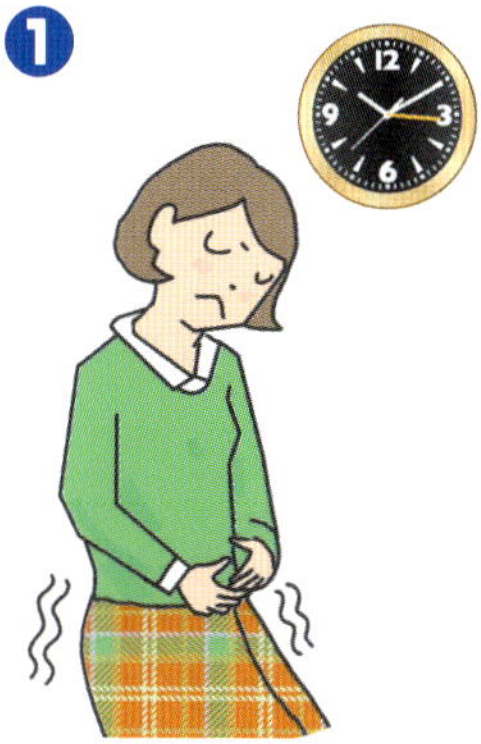

はじめは1日数回、5分ぐらい我慢する

❷

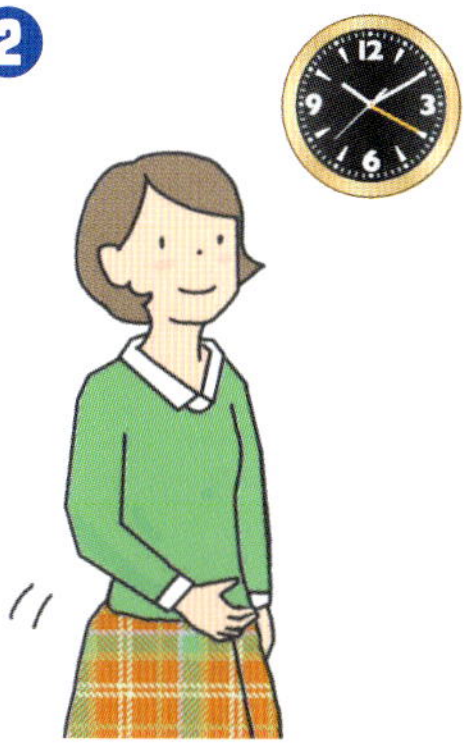

1週間続けて成功したら、10分、15分と徐々に我慢する時間を延ばしていく

❸

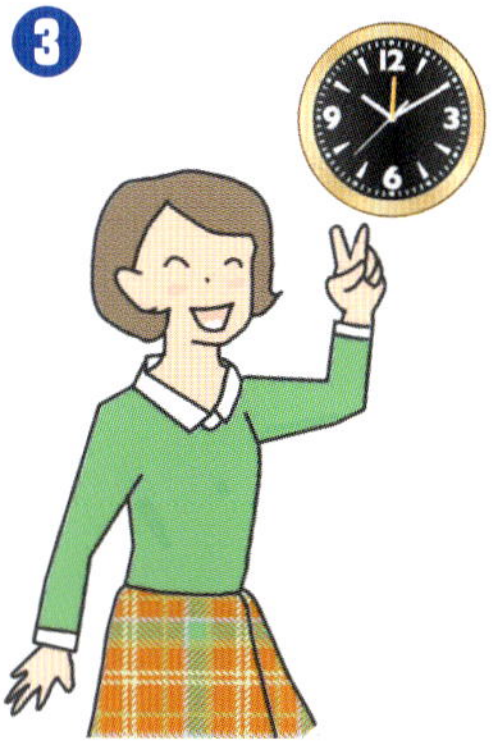

排尿間隔が2～3時間になり、1回の排尿量が200 ～ 400㎖になったら、目標達成！

正しく骨盤底を動かせているかどうか確認しよう

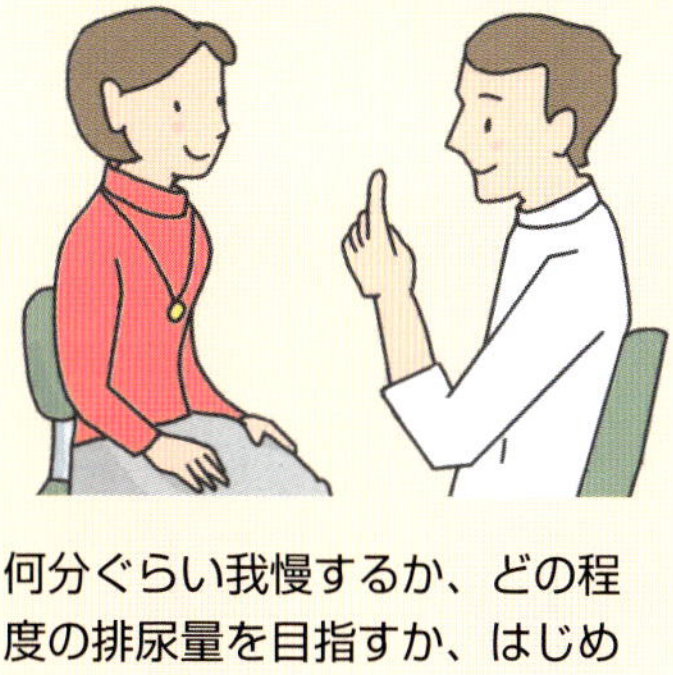

排尿間隔や1回の排尿量を、排尿日誌で確認しながら進めよう

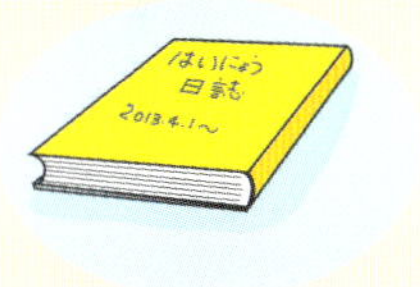

何分ぐらい我慢するか、どの程度の排尿量を目指すか、はじめは小さな目標を立てて、医師と相談しながら少しずつステップアップしていくとよい

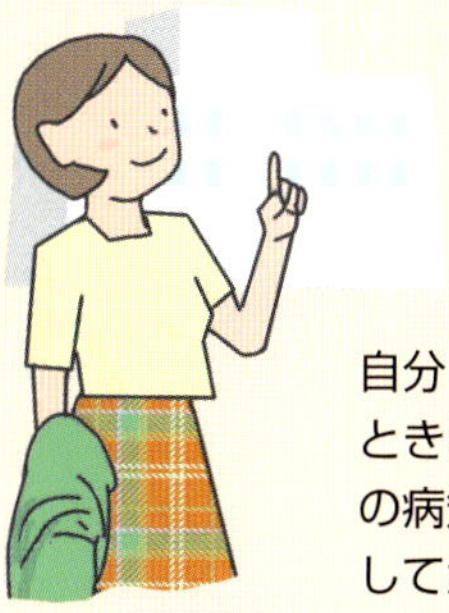

自分1人で訓練するときは、膀胱炎などの病気がないか確認してから行うこと

薬物療法

頻尿や切迫性尿失禁では、治療の基本は薬物療法になります。現在もっとも多く用いられているのは「抗コリン薬」ですが、「β_3アドレナリン受容体刺激薬」や「ボツリヌス毒素注入術」も新たな選択肢として注目を集めています。

抗コリン薬

排尿時は、副交感神経から放出されるアセチルコリン*という神経伝達物質が、膀胱の筋肉にあるムスカリン*受容体（アセチルコリンを受け止めるもの）を刺激して、膀胱を収縮させます。過活動膀胱では、尿をためているときもこのアセチルコリンが放出され続けるので、膀胱が過敏に収縮してしまうのです。

抗コリン薬はこのアセチルコリンの働きをブロックして、膀胱の過剰収縮を抑えます。膀胱の緊張をゆるめ、頻尿や尿意切迫感もやわらげますので、たくさんの尿をためられるようになります。

よく用いられる抗コリン薬として、ベシケア、バップフォー、デトルシトール、ウリトス、ステーブラ、トビエースなどがあります。

副作用としては、抗コリン薬は膀胱の働きだけではなく、腸の働きも低下させるので、便秘になることがあります。また、唾液も出にくくなり、口が渇いたり、口の中がねばねばすることがあります。まれに、目がかすんだり、物が二重に見えたりすることもあります。このような副作用が出たら、医師にきちんと伝えましょう。なお、抗コリン薬は一部の緑内障*の人には使えませんので、かかりつけの眼科医に必ず相談してください。

抗コリン薬の作用のしくみ

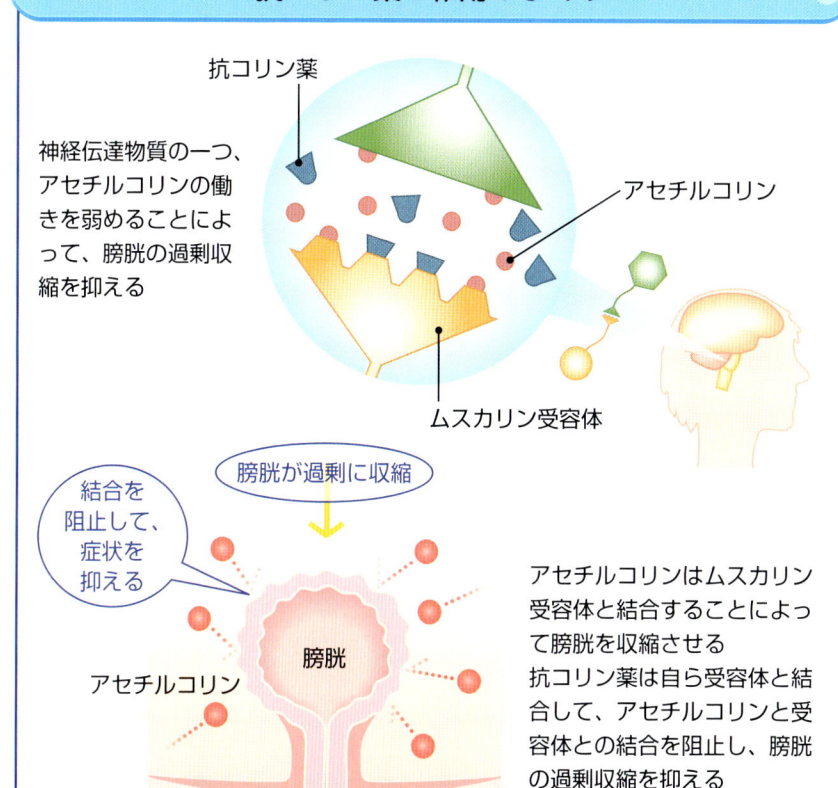

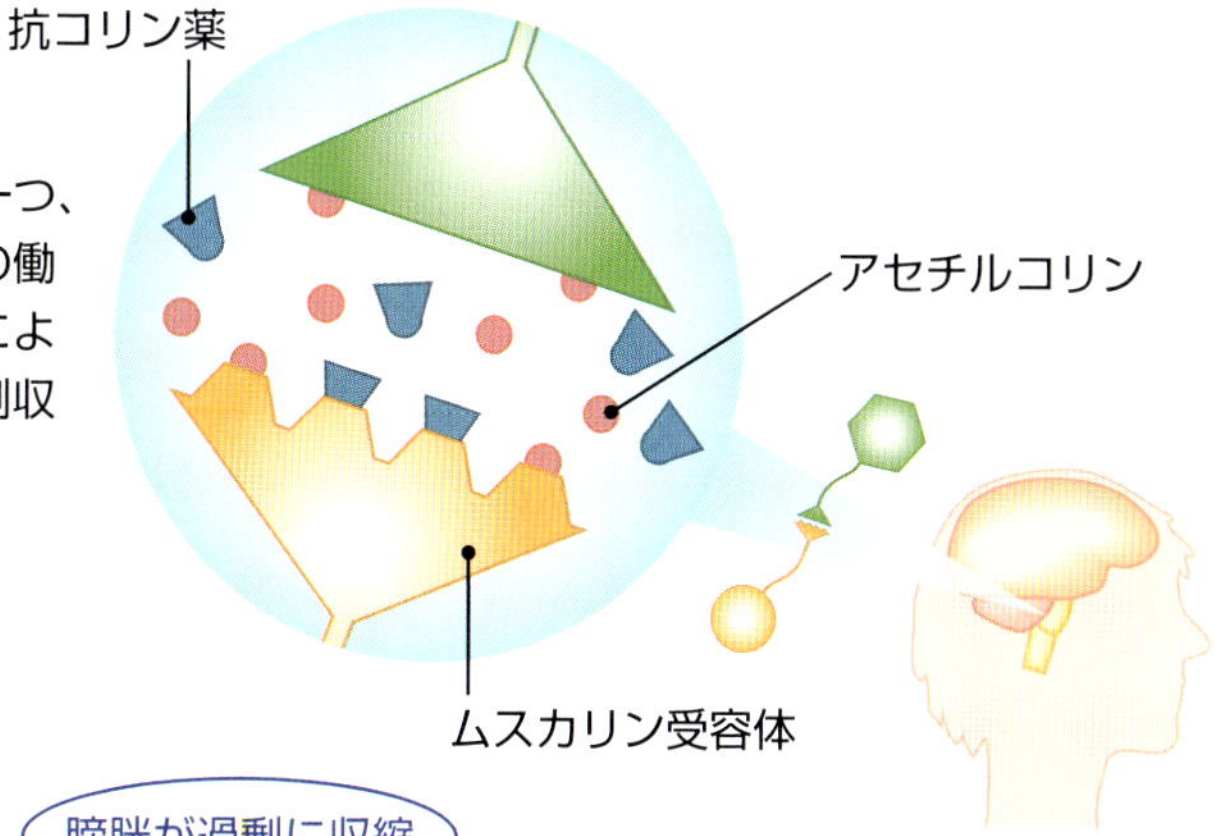

神経伝達物質の一つ、アセチルコリンの働きを弱めることによって、膀胱の過剰収縮を抑える

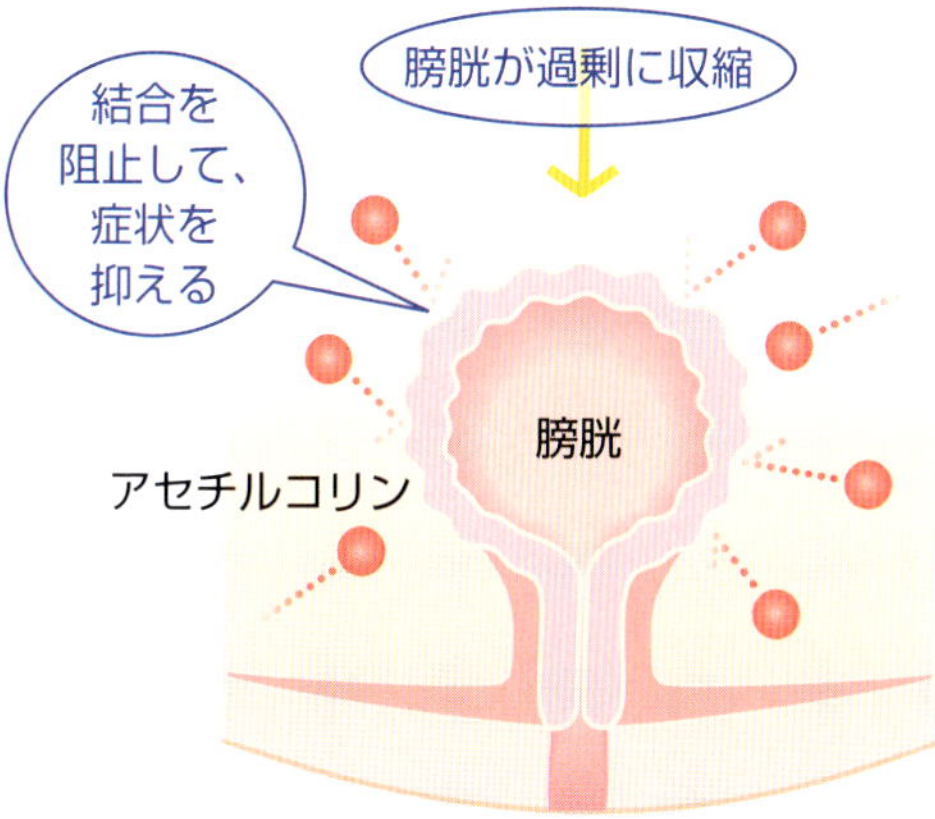

アセチルコリンはムスカリン受容体と結合することによって膀胱を収縮させる
抗コリン薬は自ら受容体と結合して、アセチルコリンと受容体との結合を阻止し、膀胱の過剰収縮を抑える

抗コリン薬の主な働き

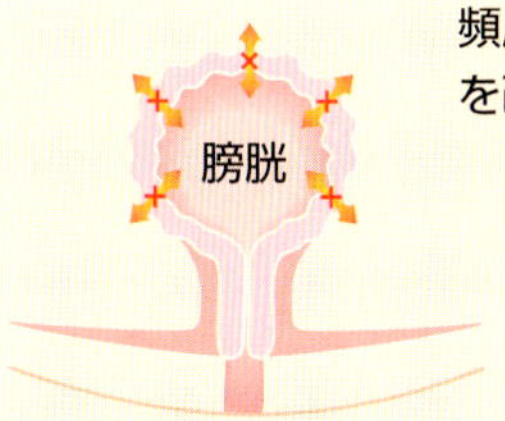

膀胱の過剰収縮を抑える

頻尿や尿意切迫《せっぱく》感を改善する

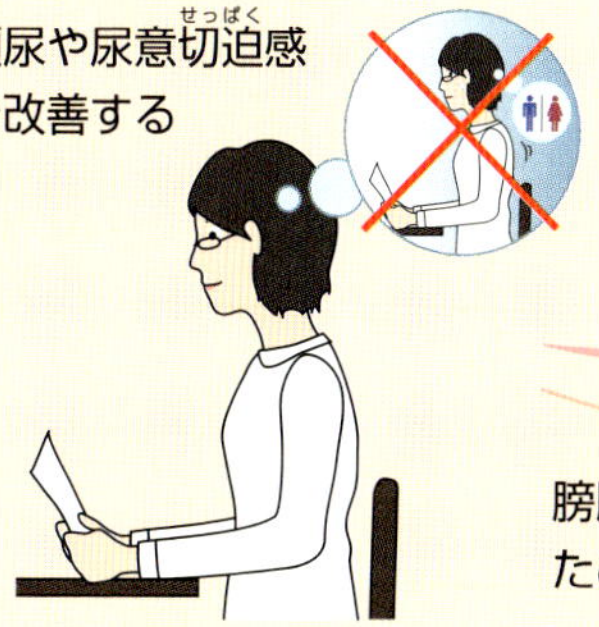

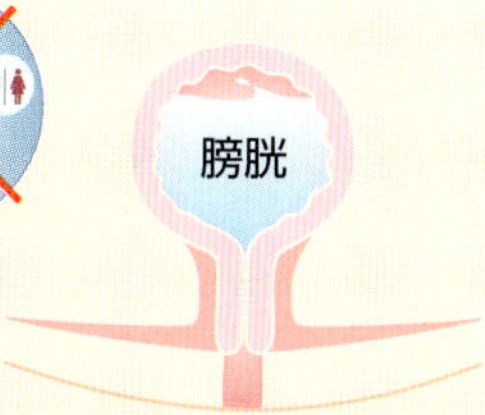

膀膀胱に尿をたくさんためられるようにする

β_3アドレナリン受容体刺激薬

膀胱に尿をためるときは、交感神経から放出されるノルアドレナリン*が、膀胱の筋肉にあるβ_3*アドレナリン受容体（ノルアドレナリンを受け止めるもの）に働きかけ、膀胱を弛緩させます。

抗コリン薬が膀胱の収縮を抑えるのに対して、β_3アドレナリン受容体刺激薬は、その名のとおり、膀胱の筋肉にあるβ_3アドレナリン受容体を選んで刺激し、膀胱をゆるませます。これによって膀胱の容量が大きくなり、蓄尿機能が高まります。排尿時の膀胱収縮力の低下も見られず、抗コリン薬に比べて副作用が少ないという大きなメリットがあります。頻尿や尿意切迫感も改善されます。

製品名はベタニスといい、２０１１年に世界に先駆けて日本で発売されました。これからは切迫性尿失禁治療の中心的役割を担うのではないかと期待されています。ただし、まったく副作用がないわけではなく、まれに動悸や尿が出にくくなることもあり、その際はすぐに受診しましょう。

ボトックス注射法（ボトックス膀胱壁内注入療法）

膀胱鏡で患部を確認しながら、筋弛緩薬ボトックス（A型ボツリヌス毒素）を膀胱の粘膜に注射して、膀胱の緊張を和らげ、機能を改善し、尿をためておく（蓄尿）能力をアップさせる治療法です。ボトックスはしわとりなどの美容整形の治療薬としても使用されており、ご存じの方も多いかもしれません。

アメリカでは２０１１年にＦＤＡ（アメリカ食品医薬品局）で認可されるなど、海外では過活動膀胱による頻尿・尿失禁の一般的な治療法として行われています。日本ではまだ、ボトックス膀胱壁内注入療法の臨床研究が始められたばかりですが、今後、広く用いられることになるでしょう。

抗コリン薬とβ_3アドレナリン受容体刺激薬の作用のしくみ

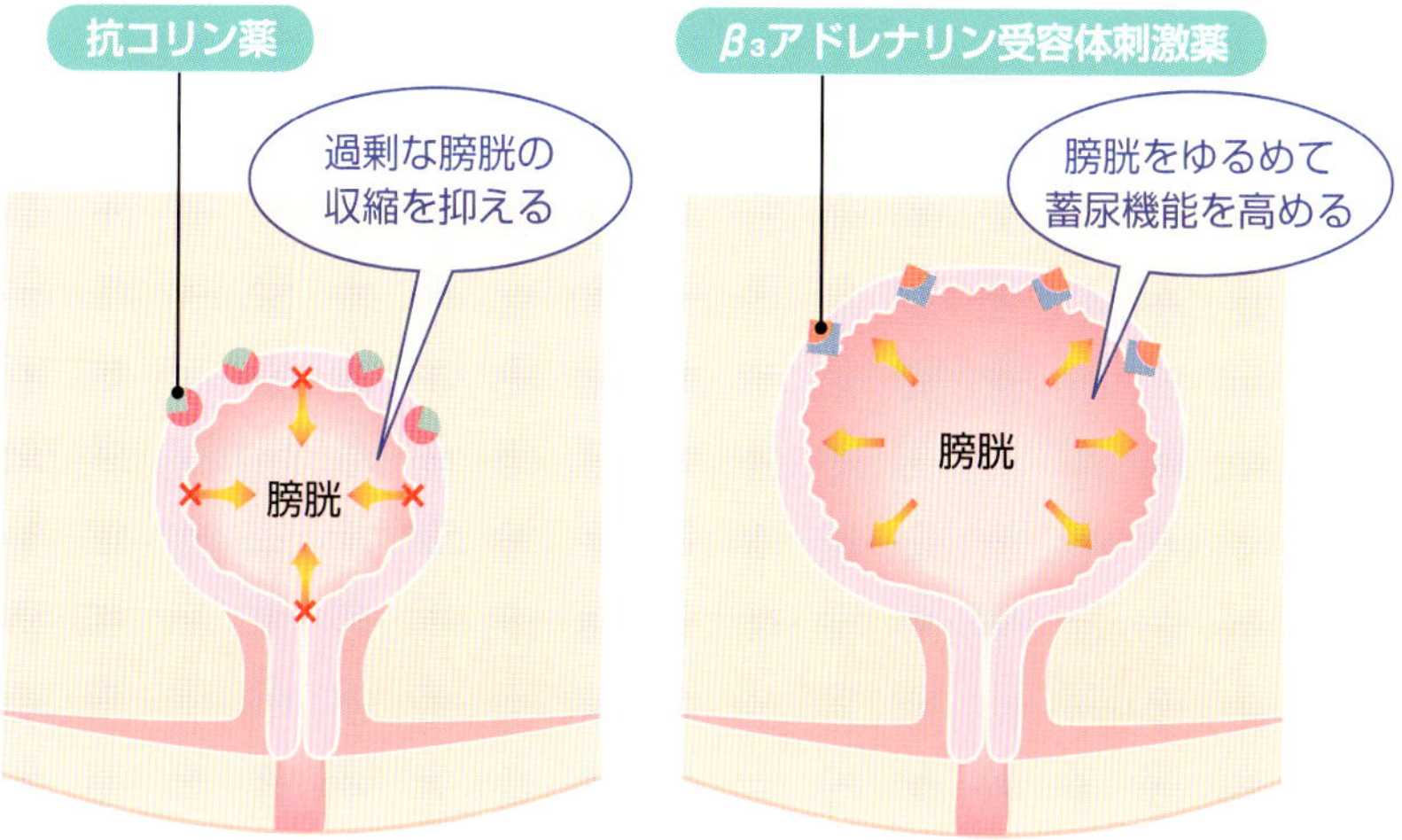

β_3アドレナリン受容体刺激薬ベタニスの効果

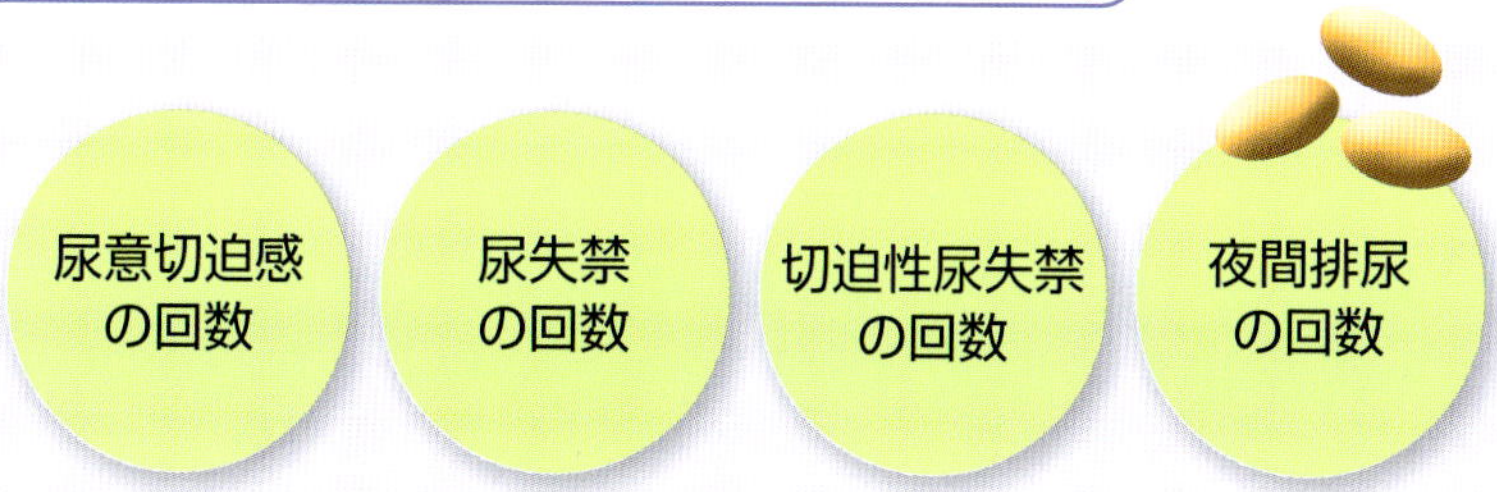

以上のような点について、改善がみられる。
副作用として、まれに動悸や尿が出にくくなることがある

尿失禁に用いられる主な薬

腹圧性尿失禁	スピロペント
切迫《せっぱく》性尿失禁	ベシケア、バップフォー、デトルシトール、ウリトス、ステーブラ、トビエース、ベタニス、ブラダロン
溢流性尿失禁	エブランチル、ウブレチド、ベサコリン

その他の尿失禁の治療法

溢流性尿失禁の治療法

溢流性尿失禁は尿の排出がうまくいかないことによって起こります。膀胱の出口や尿道がふさがっている、あるいは、膀胱の収縮力が低下していると考えられますが、ときにはそれらが重なって起こることもあります。膀胱炎や尿路結石、骨盤臓器脱、糖尿病など、排尿困難を引き起こしている病気がある場合は、まずその治療をしなければなりません。

また、骨盤内の手術や脳卒中の後遺症などで、排尿をコントロールする神経に損傷が起きて尿がうまく排出できなくなることもあります。これを「神経因性膀胱」といいます。神経因性膀胱は、過活動膀胱になって尿をためられなくなるタイプと、膀胱の収縮力が弱って尿を排出できなくなるタイプとに分けられます。前者は切迫性尿失禁を、後者は溢流性尿失禁を招くことがあります。どちらの場合も、基本的には薬物療法になります。

さらに、加齢によって膀胱の収縮力が低下したり、尿道が委縮《いしゅく》して狭くなり、尿が出にくくなることもあります。この場合も薬物療法を行います。骨盤底筋体操や、電気や磁気による刺激療法を併用することもあります。狭窄が著しい場合は、自分でカテーテルを挿入して尿をとる、自己導尿をすすめることもあります。

薬の副作用で排尿困難に陥ることも多いため、服用中の薬を確認することも大切です。

尿が出にくくなったときのセルフケア

尿勢低下がある人の割合（年齢別、性別）

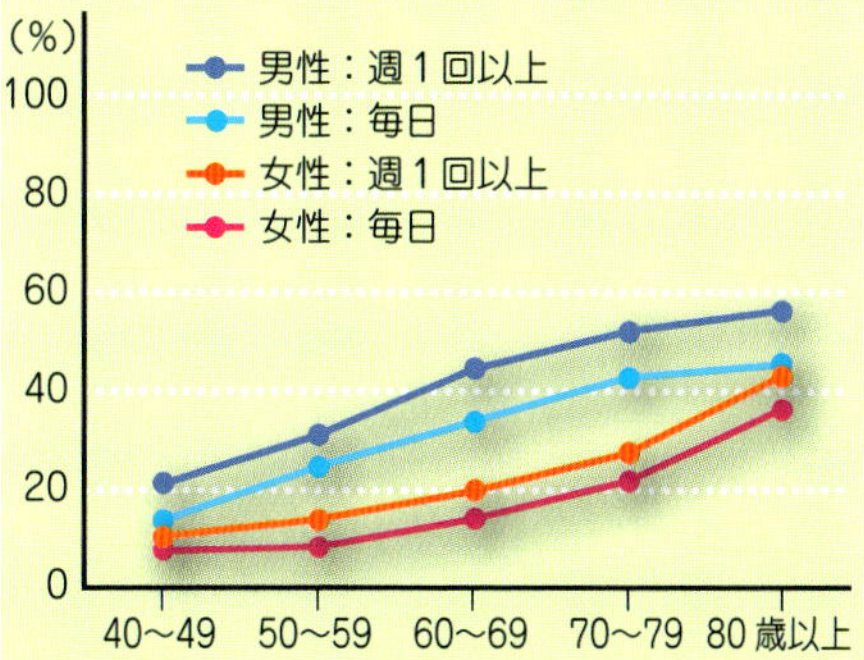

＊本間之夫ほか「日本排尿機能学会誌」2003年より

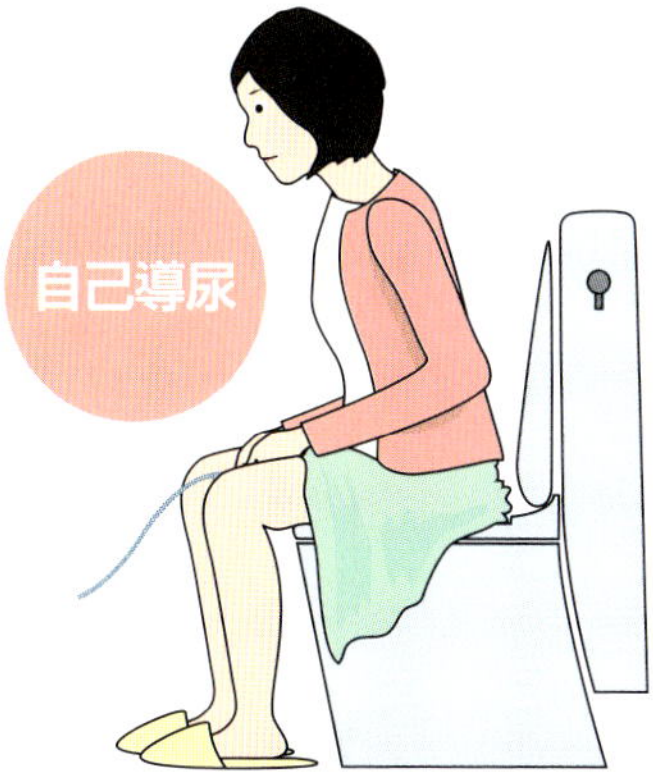

病院で指導を受け、自分で膀胱にカテーテルを挿入して、尿をとる

自分で尿量をはかってみよう！

❶

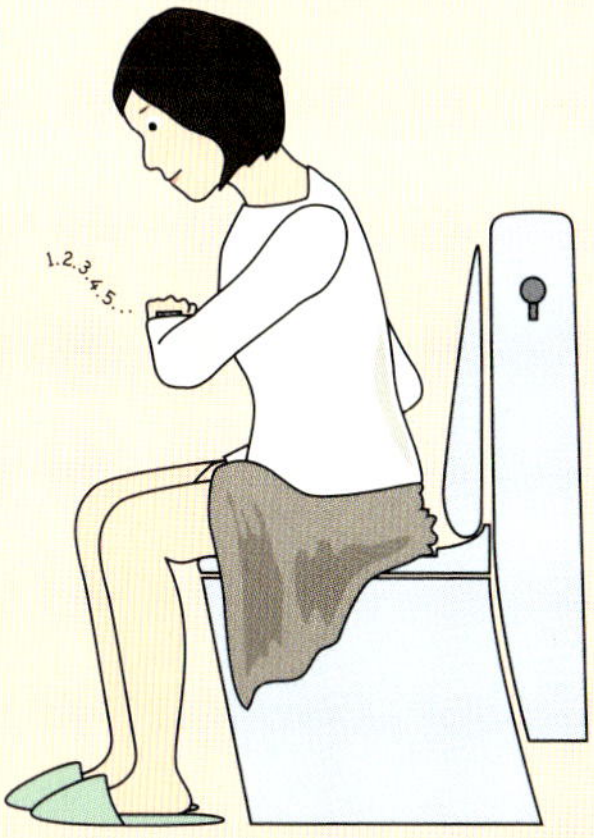

尿をカップにとりながら、出始めから出終わるまで、何秒かかるか計る

❷

$$\frac{\text{量（mℓ）}}{\text{秒}}$$

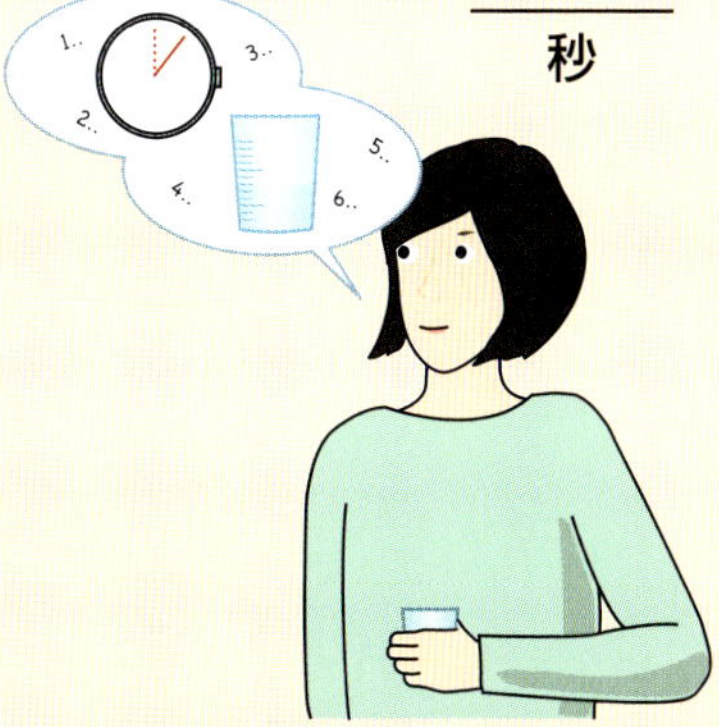

１秒あたりの排尿量を計算する

１秒あたり、20mℓ以上あれば合格。
10mℓ未満であれば、尿排出障害が疑われる

薬物療法

尿道が閉塞している場合は尿道の緊張をゆるめる薬が、膀胱の収縮力が弱っている場合は、収縮力を強化する薬が用いられます。

膀胱頸部や尿道が閉塞している場合

主にα_1遮断薬が用いられます。尿道の筋肉には、α_1受容体が多く存在しており、交換神経に支配されています。α_1遮断薬はα_1受容体の働きを阻害することによって、過剰な交感神経の指令をブロックし、尿道の緊張をゆるめます。その結果、尿道が広がり、尿が出やすくなります。

男性の前立腺肥大症にはα_1遮断薬が広く用いられていますが、女性の場合は唯一エブランチルという薬のみ、健康保険の適用になっています。神経因性膀胱に伴う排尿困難に効果があります。

ただし、めまいや立ちくらみ、頭痛、吐き気などの副作用が出ることがあります。

膀胱の収縮力が低下している場合

膀胱の収縮力を高める薬としては、ウブレチドやベサコリンなどがあります。

ウブレチドはアセチルコリンの作用を強めることによって、膀胱の収縮力を高めます。嘔吐や下痢、腹痛などの副作用が出ることがあります。また呼吸困難を引き起こすこともありますので、用量は必ず守るようにしてください。

ベサコリンは、副交感神経を刺激することによって膀胱の収縮を強め、排尿を助けます。腹痛や下痢、吐き気などの副作用が出ることがあります。そんなときは服用を中止し、すぐに医師に相談しましょう。

神経因性膀胱とα1遮断薬

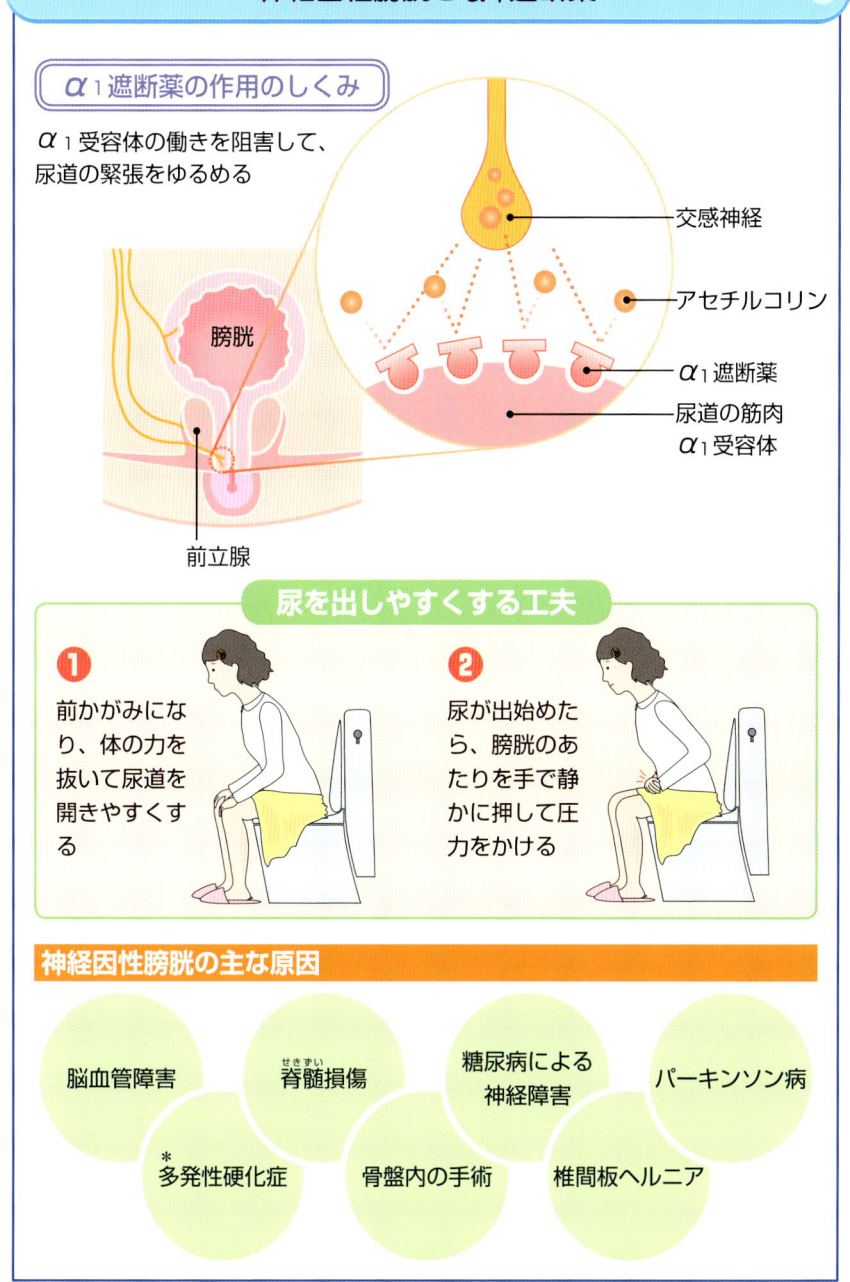

α1遮断薬の作用のしくみ

α1受容体の働きを阻害して、尿道の緊張をゆるめる

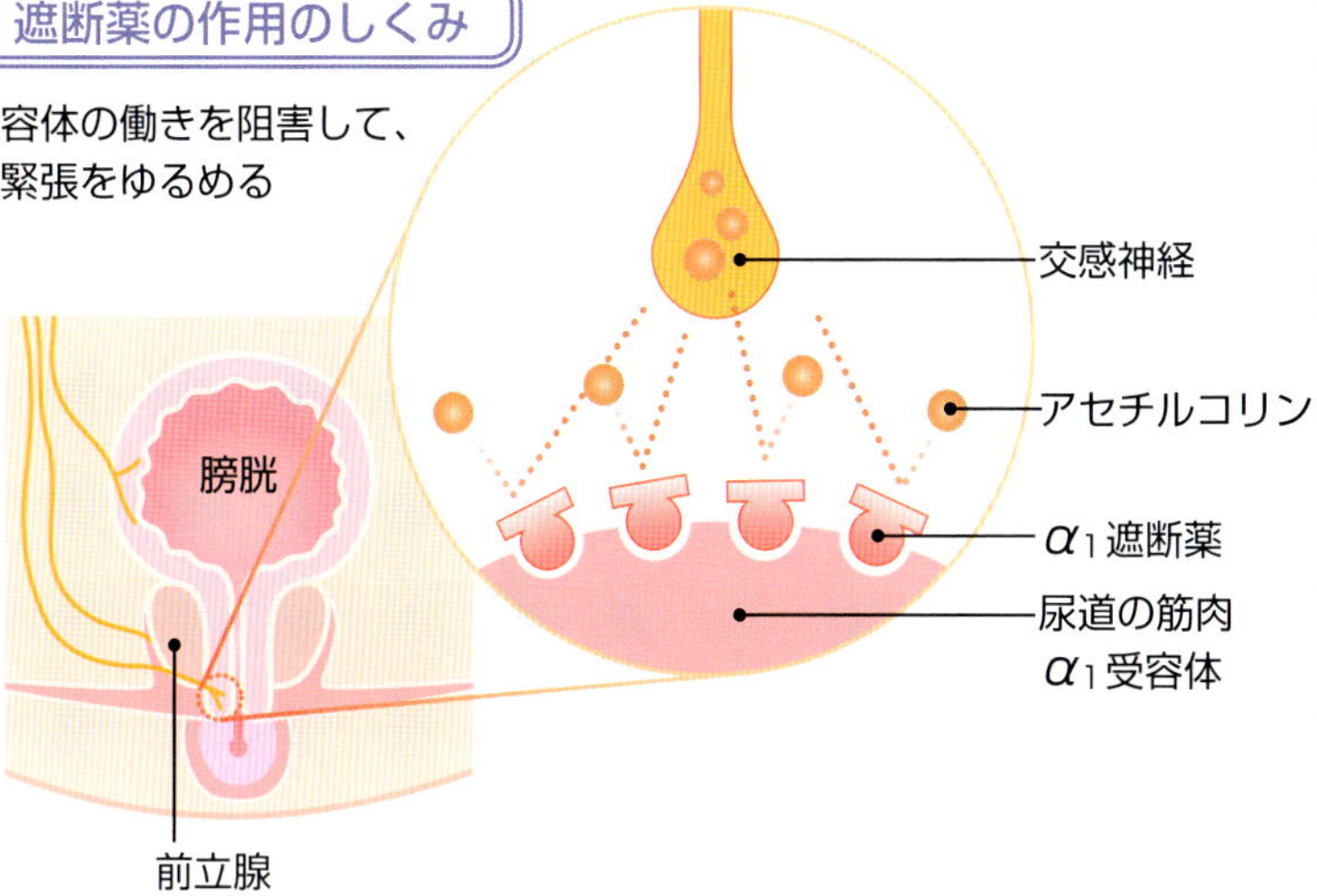

尿を出しやすくする工夫

❶ 前かがみになり、体の力を抜いて尿道を開きやすくする

❷ 尿が出始めたら、膀胱のあたりを手で静かに押して圧力をかける

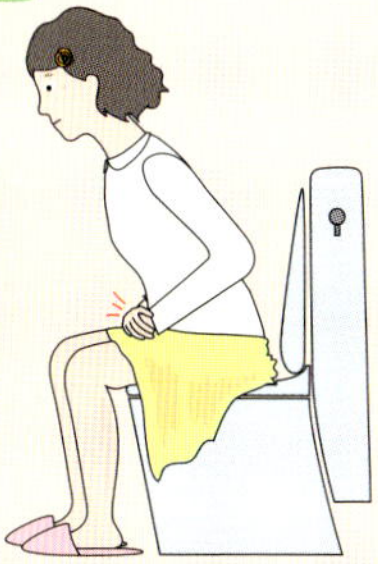

神経因性膀胱の主な原因

- 脳血管障害
- 脊髄《せきずい》損傷
- 糖尿病による神経障害
- パーキンソン病
- *多発性硬化症
- 骨盤内の手術
- 椎間板ヘルニア

機能性尿失禁の治療法

機能性尿失禁では、尿路や排尿機能には問題はないのですが、運動機能や精神機能の障害によって、トイレ以外の場所で失禁してしまいます。ですから、治療というより、きちんとトイレでできるような工夫をしたり、環境を整えたりすることが大切です。

脳卒中の後遺症などで体に麻《ま》痺《ひ》が残った場合は、リハビリに励むとともに、だれかに手助けしてもらい、間隔を決めて排尿するようにすると失禁を防げます。その際、排尿にかかわる動作の中で何がうまくいかないのかよく見極め、妨げになっていることを取り除くように努めましょう。

たとえば、廊下が歩きにくい場合は手すりをつける、トイレのドアが開けにくい場合はノブを変えるなど、住環境を整備します。夜間は尿器やポータブルトイレを使うのもいいでしょう。

尿もれパッドや紙おむつも有効ではありますが、頼りすぎると排尿の自立ができなくなるので、あくまでも補助するものと考えましょう。

認知症などで精神機能に障害が起きている場合は、介護者は排尿のサインを見落とさないようにし、それらしいそぶりが見えたらトイレに誘導します。また、トイレと間違えて部屋や風呂場などでしてしまうことがあるので、どこがトイレなのかわかりやすく表示しましょう。

着脱の楽な服装にして、排尿の動作や便器の使い方、ふきかたなどを見守り、できていない部分があればフォローします。また、排尿のパターンを観察し、本人が尿意を示さなくても、出そうな時間になったらトイレに連れていきましょう。規則正しい排尿習慣をつけることが尿失禁を防ぎます。

機能性尿失禁を防ぐ工夫

運動機能に障害があるとき

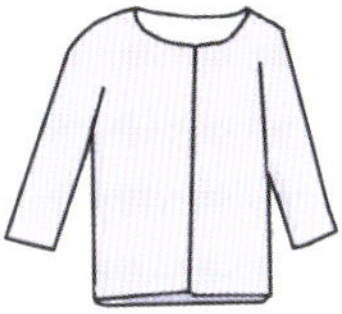

着脱の楽な服にする

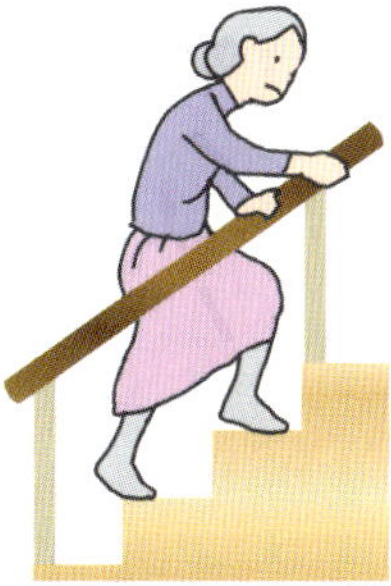

廊下やトイレに手すりをつける、段差をなくす

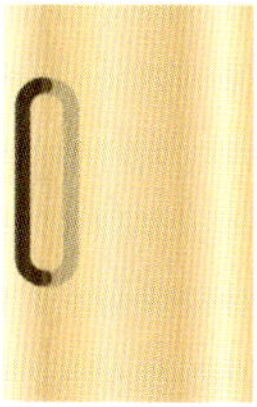

トイレのドアは開けやすいものに

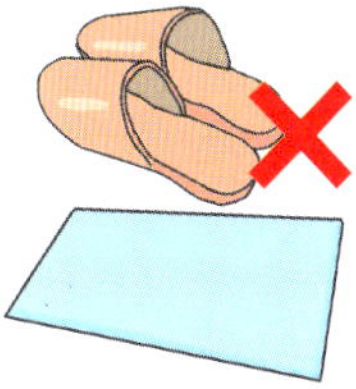

スリッパではなくマットにする

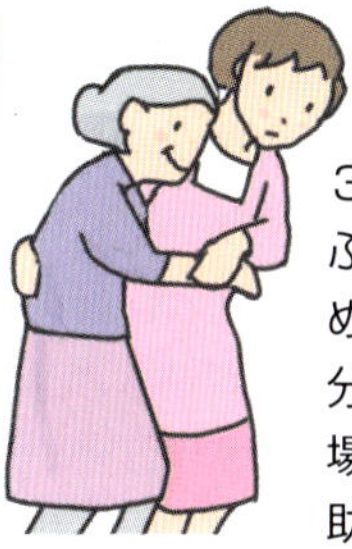

3時間おきというふうに、時間を決めて排尿する。自分1人では無理な場合は、だれかに助けてもらう

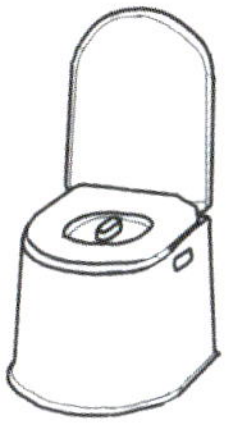

夜間、トイレまで行くのが難しいときは、尿器やポータブルトイレを利用するのもよい

精神機能に障害があるとき

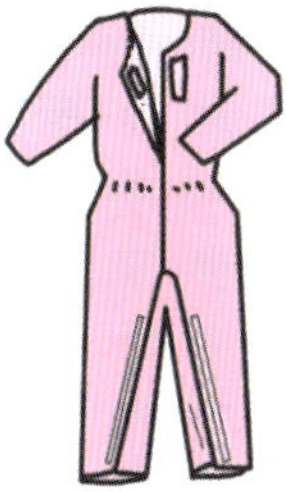

着脱の楽な服にする

どこがトイレかわかりやすく示す

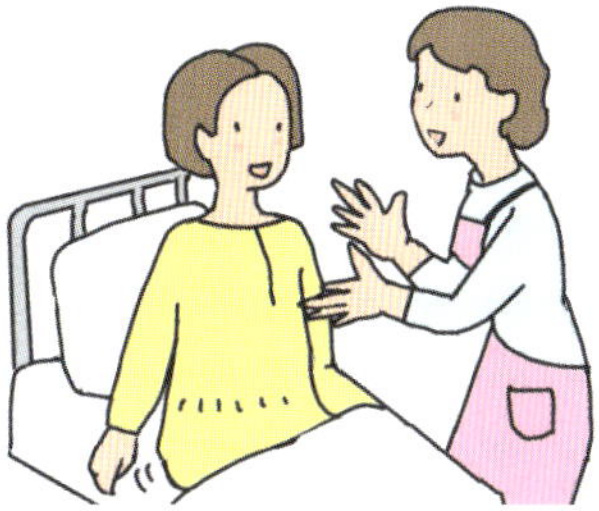

トイレに行きたそうなそぶりが見えたら誘導する

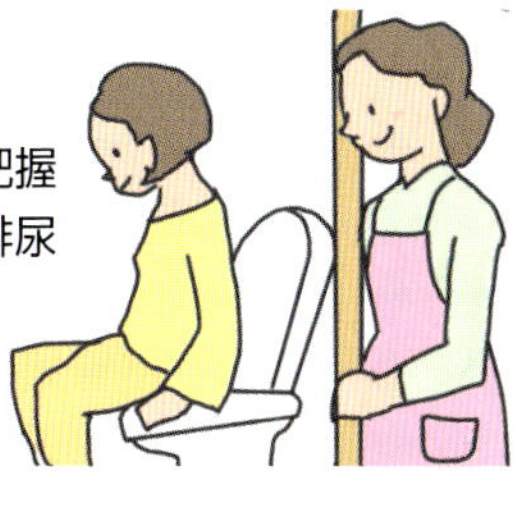

排尿パターンを把握し、規則正しい排尿習慣をつける

排尿動作や便器の使い方、ふきかたなどに間違いがないか確認する

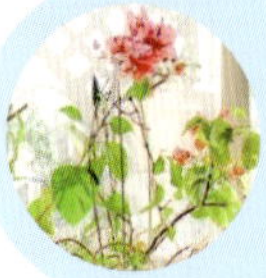

column

混合性尿失禁の治療法

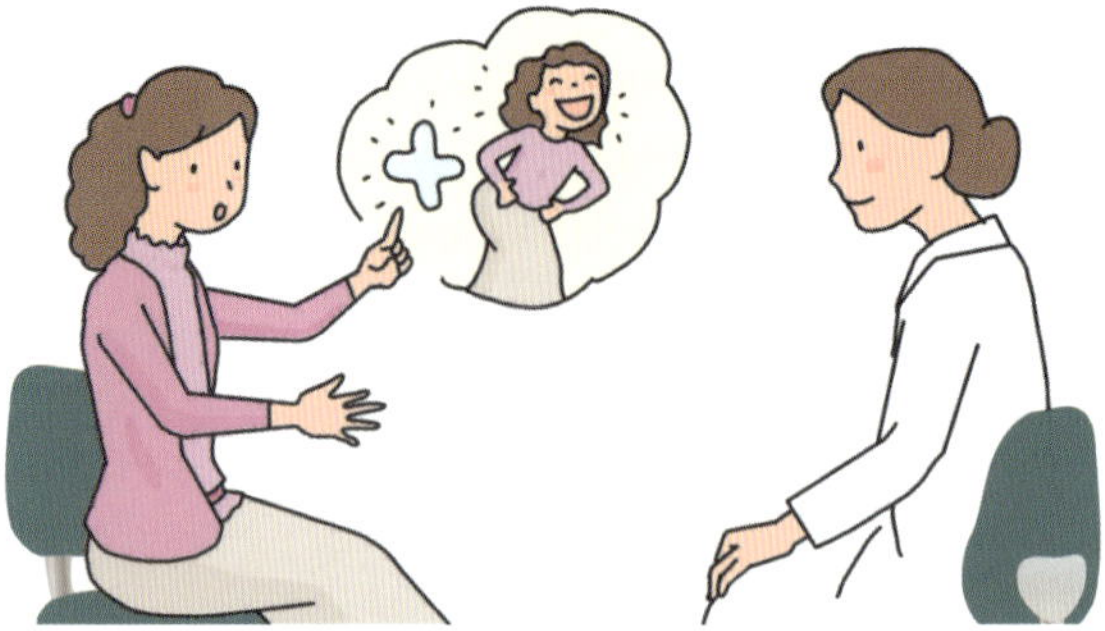

どちらの症状が強いか医師に伝えて、もっとも困っている症状の改善を図ろう

　腹圧性尿失禁と切迫性尿失禁の両方を持つ、混合性尿失禁の人はかなり多いものです。腹圧性尿失禁がある人の、およそ3人に1人が混合性尿失禁といわれています。閉経期を過ぎるころからこのタイプが増え始め、高齢になるにつれ、尿の悩みが深刻になっていきます。

　混合性尿失禁の治療は、強い症状が出ているほうに合わせて行います。たまに尿意が我慢できなくなることもあるけれど、歩くだけでもれるほうがずっと困る、というのなら腹圧性尿失禁の治療を、突然の尿意でドーッともれてしまうほうが深刻という場合は、切迫性尿失禁の治療を中心に行います。

　ですから、受診の際は、どのような症状がどの程度あって、より困っているのはどちらかを、きちんと医師に伝えるようにしてください。

　まずは骨盤底筋体操で改善を図りましょう。どちらのタイプにも有効です。切迫性尿失禁の症状が強い人は、併せて薬物療法を行います。手術を希望する人もいますが、腹圧性尿失禁は改善しても、切迫性の部分は残ってしまいます。

　腹圧性尿失禁の症状が強く出て困っている人は、手術も選択肢の1つになります。

第4章

The fourth chapter

毎日を快適にする改善テクニック

排尿のトラブルを予防、改善するには生活習慣の見直しも大切です。この章では日常生活の中でできる工夫をご紹介します。上手に生活に取り入れましょう。

頻尿《ひんにょう》・尿失禁《にょうしっきん》の改善法

生活習慣を見直す

これまで何度も述べてきましたように、女性の頻尿・尿失禁の主な原因は骨盤底《こつばんてい》のゆるみです。頻尿・尿失禁を改善するには、骨盤底をいたわる生活をするのがいちばんです。

生活習慣の見直しによって、頻尿・尿失禁を改善し、排尿をコントロールする力をつけましょう。

肥満を解消しよう

骨盤底に負担をかける原因の筆頭は肥満です。太ると内臓や腰まわりに脂肪がつき、骨盤底は常に重い荷物を支えている状態になるので、伸びきってしまいます。腰や膝も傷めがちです。かばって変な歩き方をすると、骨盤底にさらに大きな負担がかかります。肥満は高血圧や糖尿病などの生活習慣病の原因にもなり、いいことはありません。あきらめないで、ダイエットすることをおすすめします。

まずは食生活を見直してみましょう。もちろん、単純に量を減らせばよいというものではありません。急激なダイエットはかえって健康を損ねてしまいます。

糖質や脂質、塩分は控えめにして、野菜や海藻、きのこなどをたっぷりとるようにしましょう。腹八分目を守り、バランスのよい食生活を心がけることが大切です。

体重管理も排尿管理も自己管理です。上手にセルフコントロールできる人が成功します。いやいや取り組むのではなく、ポジティブシンキングでトライしてみましょう。

肥満している人は尿失禁が起こりやすい

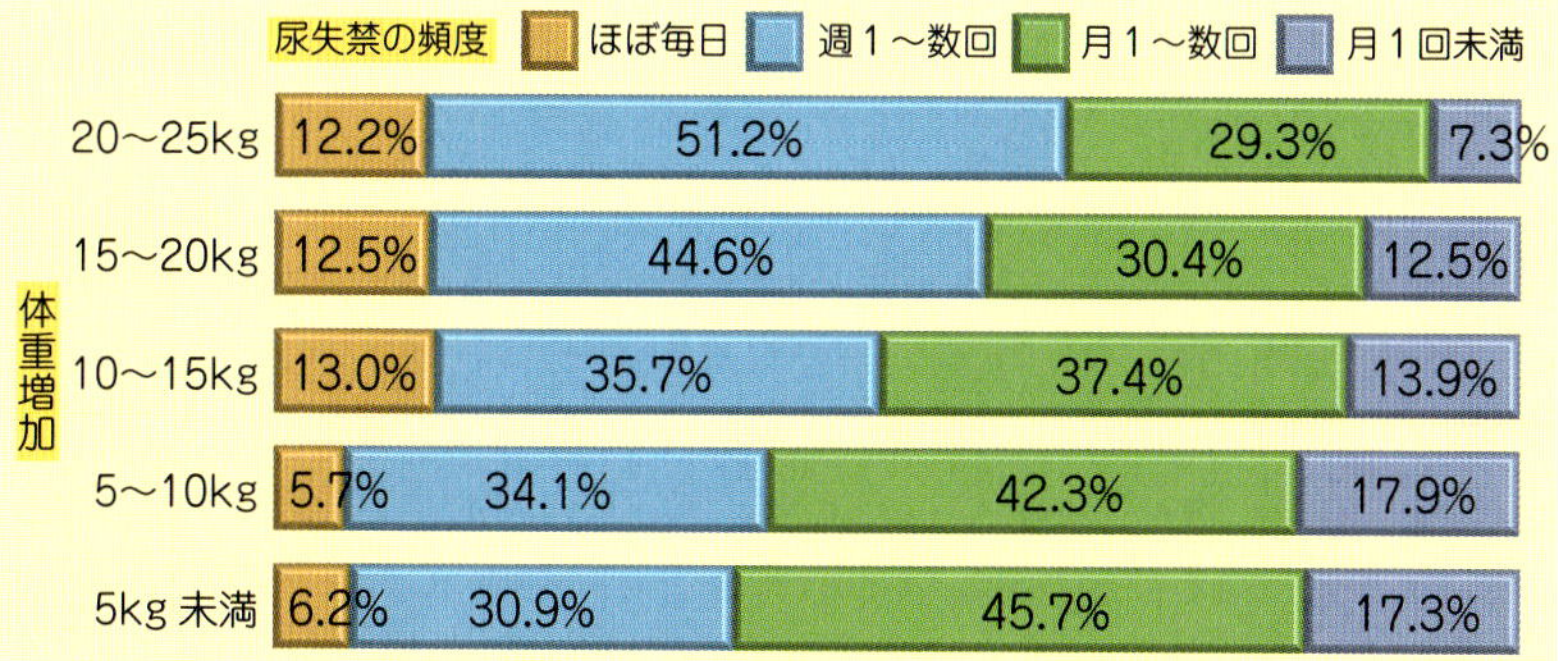

ユニ・チャーム調べ

40代女性の体重増加と尿失禁の関連性を調べたところ、体重が増えている人ほど、尿失禁の頻度も高くなっていることがわかった

ポジティブにダイエットに取り組むヒント

ゲーム感覚で楽しく

最新の体重計なら、体重だけではなく、体脂肪率も骨格筋率も、基礎代謝量も、体年齢もわかるものがある

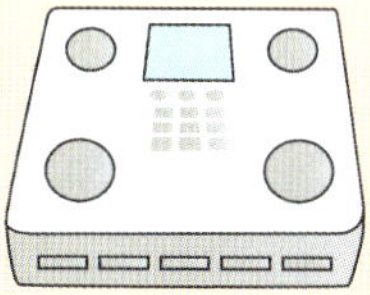

完全主義はやめる

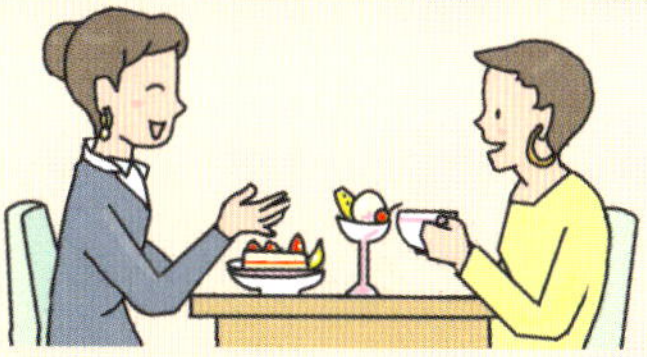

友達とのランチの最後にスイーツを食べるぐらいはOK

目標を達成したら自分にごほうびを

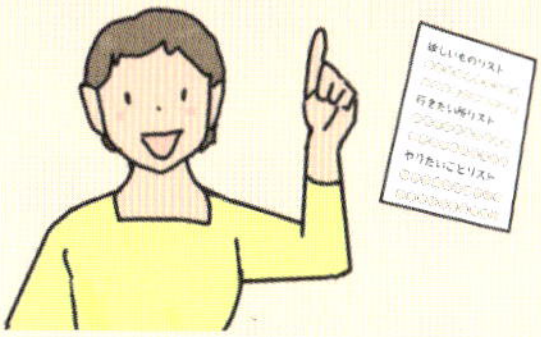

何がしたいか、欲しいか、リストアップして励みにする

きれいになるんだと言い聞かせる

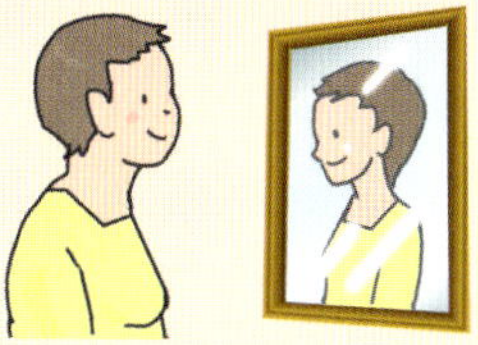

尿失禁のためというより、美しくなれると考えたほうがやる気が出る

便秘を解消しよう

便秘も骨盤底の大敵です。排便のたびに強くいきんでいると、骨盤底に大きな負担がかかり、ますますゆるんでしまいます。また、直腸にたまった便が膀胱《ぼうこう》を圧迫して、尿がもれやすくなったり、尿意を我慢しにくくなったりすることもあります。骨盤底のためにもお肌のためにも、便秘は解消したいものです。

私たちの体は朝食を食べると、便意が起こるようなしくみになっています。忙しいからと後回しにしないで、便意を感じたら出す習慣をつけましょう。海藻や野菜、きのこ、豆類など、食物繊維を豊富に含む食品、ヨーグルトやチーズ、味噌など、腸内の善玉菌を増やす食品を積極的にとることも大切です。

体の冷えを解消しよう

体の冷えは頻尿を招いたり、排尿困難を悪化させることがあります。女性は冷え症の人が多いので注意が必要です。特に下腹部を冷やさないように心がけましょう。ビキニショーツはやめて、おなかまですっぽり覆うものにし、寒い季節は重ね履きするといいでしょう。

最近は、夏も冷房で体が冷えてしまいます。職場の冷房がききすぎているときは、ソックスやひざかけ、肩かけなどで保温に努めましょう。家庭では、28度ぐらいに設定し、やはり足元やおなかは冷やさないように気をつけます。

また、冷たいものや甘いものは体を冷やします。砂糖の過剰摂取は避け、温かいものをとるようにしてください。良質のたんぱく質やビタミンEを積極的にとるといいでしょう。

冷え症を改善するヒント

血行をよくする

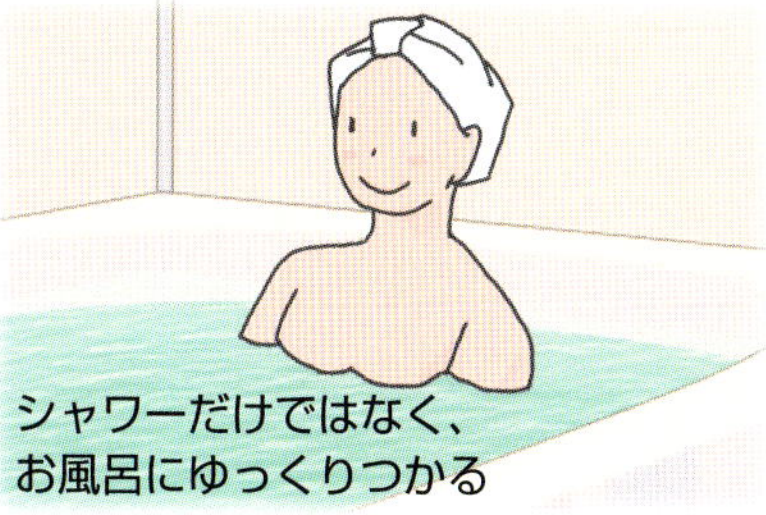

シャワーだけではなく、
お風呂にゆっくりつかる

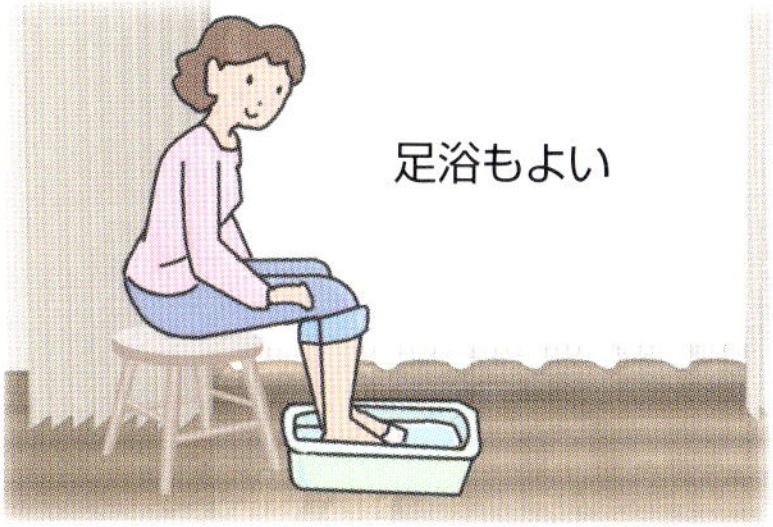

足浴もよい

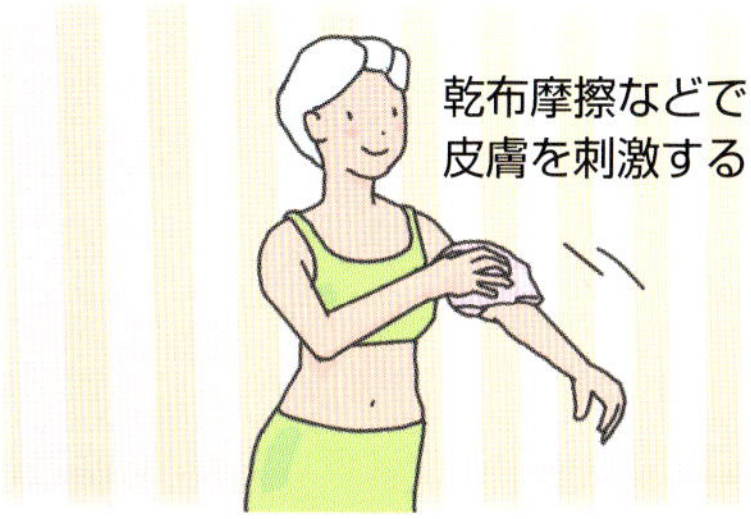

乾布摩擦などで
皮膚を刺激する

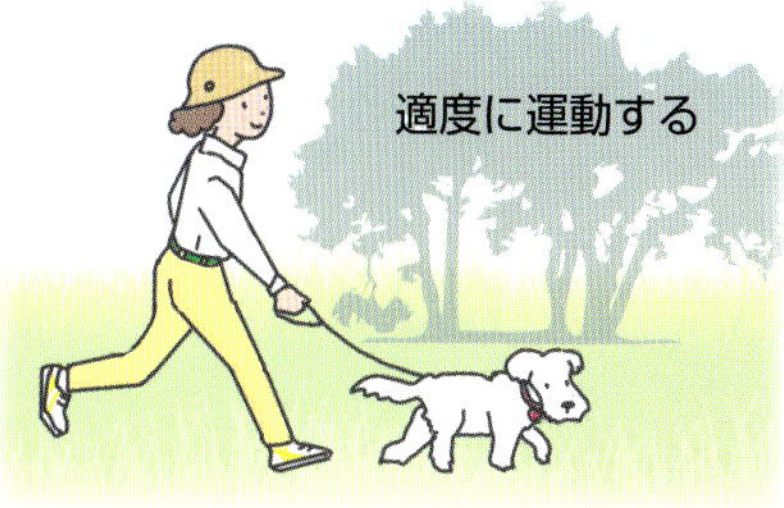

適度に運動する

保温を心がける

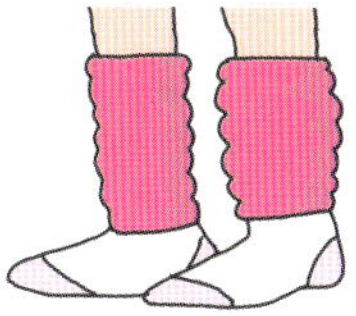

ソックスやレッグウォーマーなどを活用する

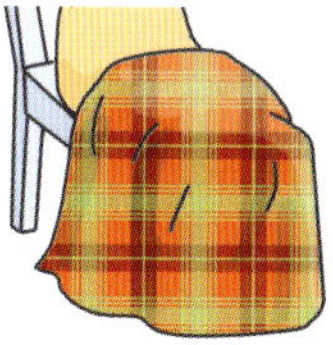

ひざかけや肩かけで
保温に努める

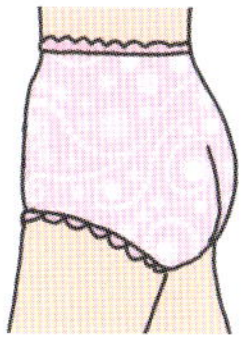

ショーツはおなかを
すっぽりおおうものを

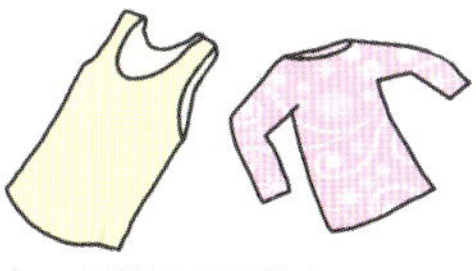

寒い季節は下着を
重ね着する

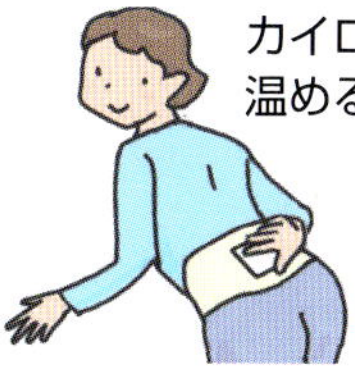

カイロで
温める

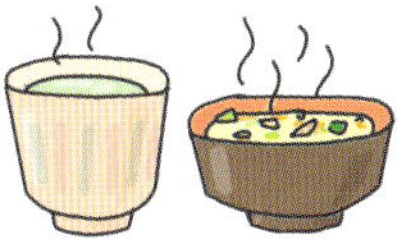

温かい食べ物や
飲み物を

バランスのよい食生活も不可欠！

適度な運動をしよう

適度な運動をすると、血行がよくなり、基礎代謝《たいしゃ》もアップします。便秘や肥満、冷え症の解消にも大いに役立ちます。尿失禁があると、もれるのを心配してついつい閉じこもりがちになりますが、気分転換のためにも、軽い運動をおすすめします。筋力がつけば、骨盤底も1人で必死に支えなくてもよくなり、元気を取り戻せるでしょう。

どんな運動でもかまいませんが、ゆっくりした動きでインナーマッスルを鍛えるピラティスや太極拳、手軽にできるウォーキングなどがおすすめです。どこでもいつでもできる、呼吸法やストレッチもいいですね。ただし、重いものを持ち上げるような筋トレや激しい腹筋運動など、骨盤底に負荷をかけるような運動は避けたいものです。まずは、体を動かす習慣をつけましょう。

規則正しい生活をしよう

私たちの体は、自律神経の支配を受けています。交感神経と副交感神経がバランスよく働くことによって、膀胱もゆるんだり収縮したりしてうまく排尿できるようになっているのです。

しかし、女性ホルモンのバランスがくずれたり、ストレスがたまったり、不規則な生活をしていると、自律神経はスムーズに働けなくなってしまいます。閉経前後に不定愁訴《ふていしゅうそ》が起こるのは、女性ホルモンの急激な減少によって、自律神経のバランスがくずれてしまうからです。

自律神経を元気にすることが、気持ちのよい排尿につながります。そのためには、ストレスを上手に発散し、規則正しい生活をすることが大切です。

自律神経の働き

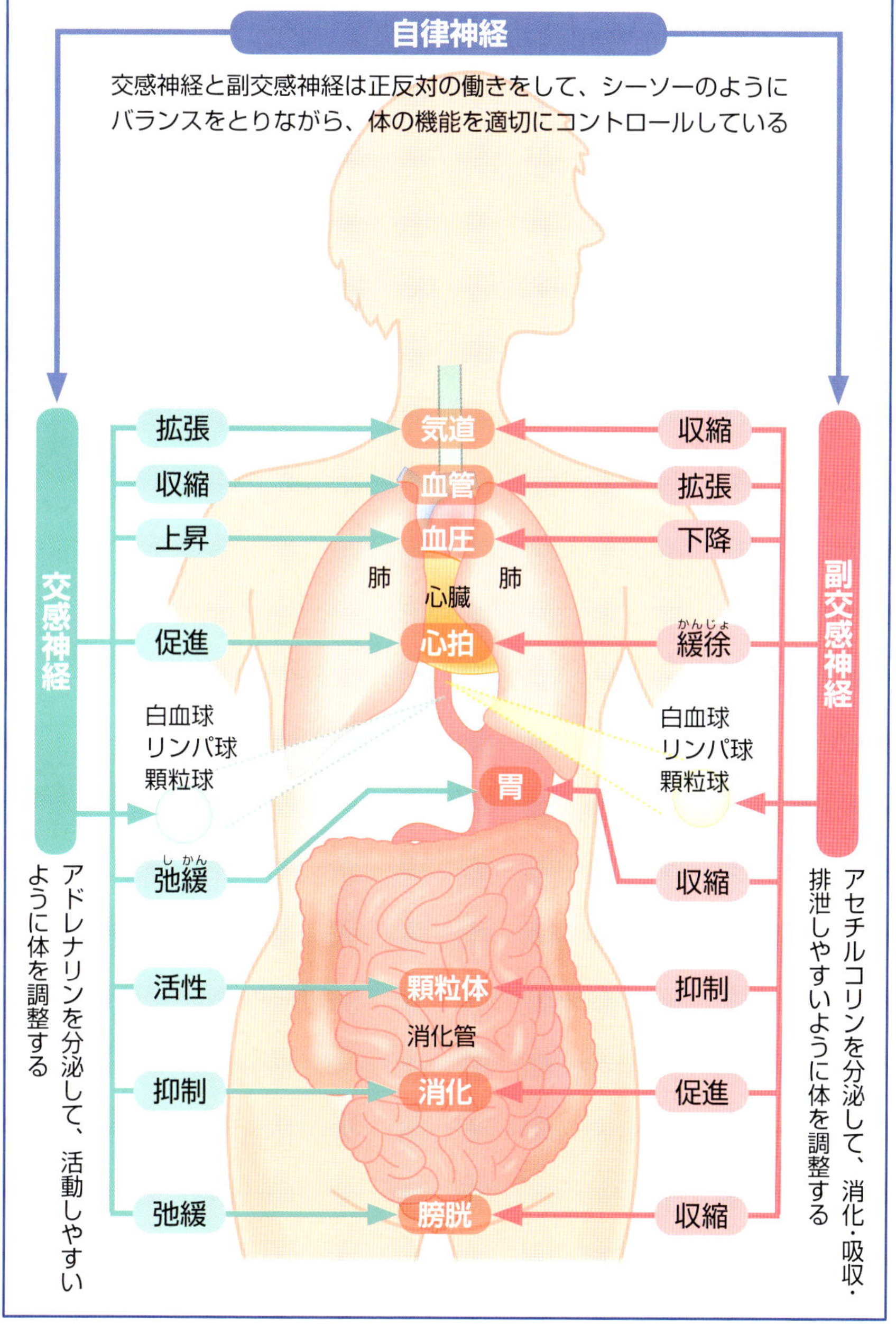

自律神経
交感神経と副交感神経は正反対の働きをして、シーソーのようにバランスをとりながら、体の機能を適切にコントロールしている
交感神経
拡張
気道
収縮
収縮
血管
拡張
上昇
血圧
下降
肺
肺
心臓
促進
心拍
緩徐《かんじょ》
白血球
リンパ球
顆粒球
白血球
リンパ球
顆粒球
胃
副交感神経
弛緩《しかん》
収縮
活性
顆粒体
抑制
消化管
抑制
消化
促進
弛緩
膀胱
収縮
アドレナリンを分泌して、活動しやすいように体を調整する
アセチルコリンを分泌して、消化・吸収・排泄しやすいように体を調整する

体を締めつけないようにしよう

いつもきついコルセットやガードルでおなかを締めつけていると、ちょっと腹圧がかかっただけで尿失禁しやすくなります。また、おなかまわりの贅肉を内側に絞り込むことになるので、骨盤底の負担が大きくなりますし、血行も悪くなります。きついショーツやパンティストッキングなども注意が必要です。足に合わない靴も変なところに力が入ったり、足が締めつけられて血行が悪くなったりして、骨盤底を傷めます。体を締めつけるものは避け、靴もぴったりフィットしたものを選びましょう。

刺激の強いものやアルコールはほどほどに

トウガラシやタバスコ、わさびなど、刺激の強いものは、膀胱を刺激して症状を悪化させることがあります。また、アルコールやカフェインには利尿作用があり、尿意を招きやすいのでとりすぎないようにしましょう。カフェインは、コーヒーや紅茶だけではなく、緑茶にも多く含まれています。

水分の摂取量は適切にコントロールしましょう。とりすぎても少なすぎてもいけません。ただし、夜間の頻尿がある人は、夜8時以降は水分の摂取を控えたほうがいいでしょう。

骨盤底筋体操《こつばんていきんたいそう》を続けよう

尿失禁が治ると、ついもういいかと思ってしまいがちですが、油断するとまた骨盤底はゆるみ始めます。家事をしながら、テレビを見ながら、通勤途中に、少しずつでいいですから、骨盤底筋体操を続けていきましょう。

尿失禁に悩まされない生活を確保するには、これがもっとも効果的です。

尿失禁を改善するためにしたいこと

- 肥満を解消する
- 便秘を解消する
- 冷えを解消する
- 適度な運動をする
- 規則正しい生活をする
- ストレスを上手に発散する
- コルセットやガードルをつけない
- 足に合った靴をはく
- 刺激の強いものをとりすぎない
- アルコールやカフェインをとりすぎない
- 適切に飲水コントロールをする
- 骨盤底筋体操を続ける

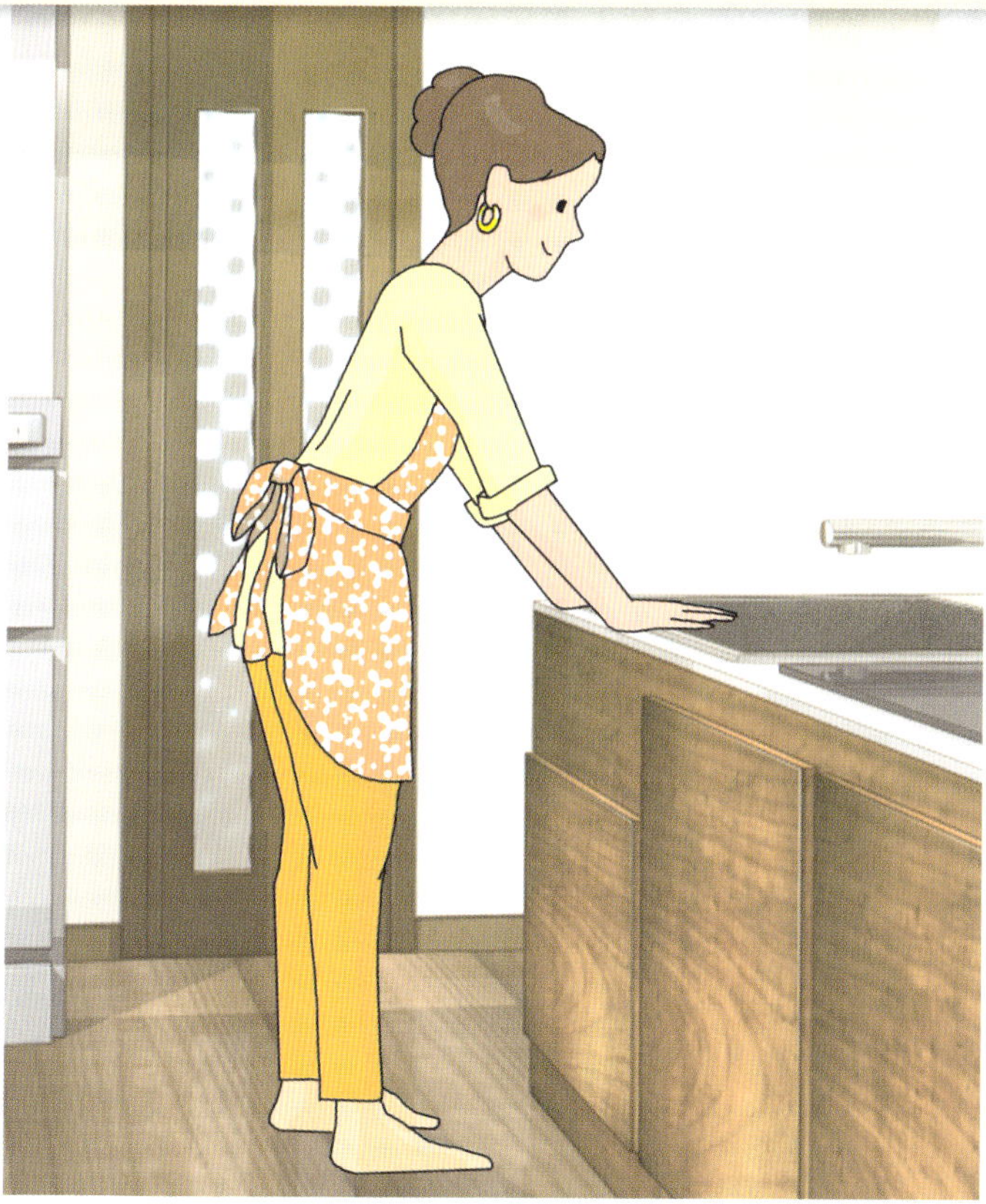

日常生活の工夫

アクティブに快適に過ごすコツ

尿ケア用品を上手に使おう

今はさまざまな尿ケア用品が販売されています。もっとも手軽に使えるのは尿もれ用パッドです。微量用から多量用まで、もれる量や使うシーンに合わせて選べるようになっています。長時間の外出や旅行にも対応できる大判もあります。臭いが気になる人は、消臭タイプやほのかな香りがついているものを選べばいいでしょう。

ときおり生理用ナプキンで代用している人を見かけますが、尿と血液では粘度がまったく違います。生理用ナプキンではすばやく尿を吸収できません。尿もれ専用タイプは、吸水ポリマーという物質で、尿を瞬間的に吸収して臭いも閉じ込めます。水分が逆戻りしないので表面がサラサラして快適です。

最近は、くり返し洗って使える布製のパッドも人気を集めています。肌触りがよく、消臭機能つきやかわいい柄つきのものもありますので、好みに合わせて選べばいいでしょう。

また、パッドを装着できる専用のショーツや、軽度の尿失禁なら単体で対応できる尿もれ用ショーツ、中程度までOKのパッド内蔵型尿もれ用ショーツなどもあります。

もれる量や尿失禁のタイプ、使う場面などに合わせて、上手に使い分けるようにしてください。ドラッグストアなどで買うのが恥ずかしい人は、通信販売を利用するといいでしょう。

主な尿ケア用品

尿もれ用パッド

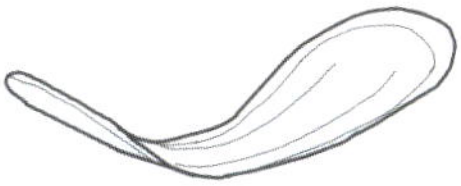

ライナータイプ

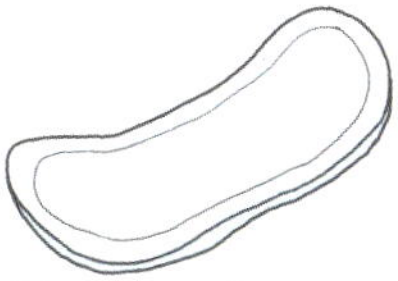

ナプキンタイプ

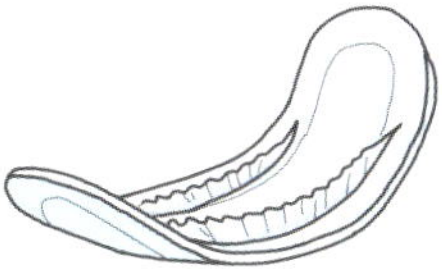

ギャザータイプや
羽つきのものもある

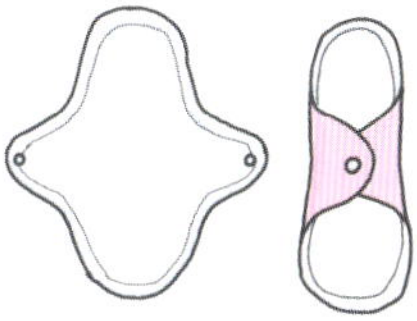

布製のものは
肌触りがよい

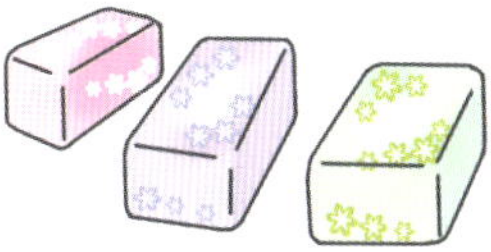

微量用から多量用までも
れる量に応じて選べる

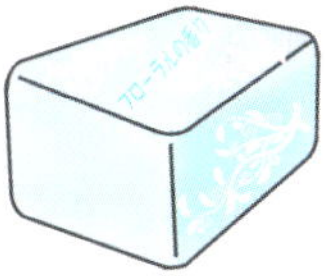

消臭効果があるものやほ
のかな香りつきのものも

尿もれ用ショーツ

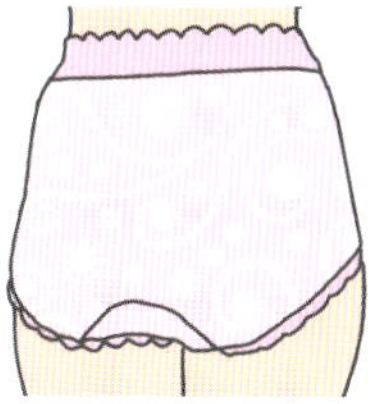

見た目は普通のショーツと変わらない

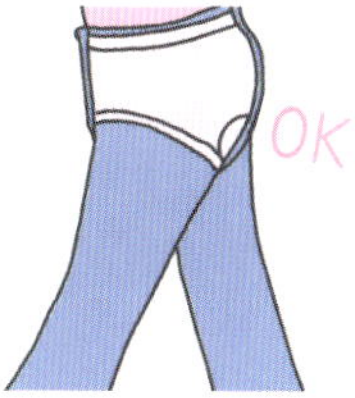

少量ならこれ１枚でＯＫ

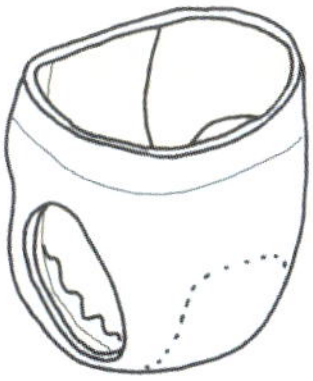

パッド内蔵型なら中程度の
尿もれまで対応できる

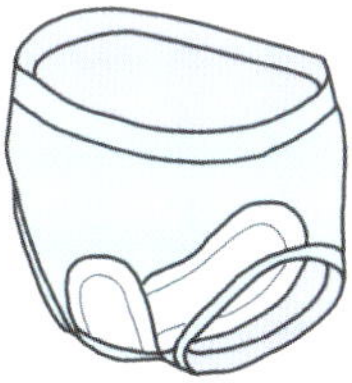

尿もれパッドを装着できる
専用のショーツもある

各製品の使用方法・目的を確認して、利用してください。

清潔を保とう

必要なときにパッドを使うのはいいのですが、もれたらできるだけ早めに取り換えましょう。尿もれがなくても、長時間同じパッドをあて続けていると、むれて不衛生になります。1日に2回ぐらいは取り換えるようにしてください。

パッドを使っていない人も、もれたらこまめに下着を履き替えましょう。湿ったままにしておくと不快なだけではなく、かぶれて炎症を起こしてしまうこともあります。

また、陰部を清潔に保とうとして排尿のたびにビデを使う人がいますが、これは逆効果です。腟を病原菌から守ってくれている常在菌まで流されてしまい、感染症を起こしやすくなります。排尿時にビデは不要です。洗浄力の強い石鹸でゴシゴシ洗うのも同じこと。やさしく洗い流す程度にしてください。

ゆったりした衣類を選ぼう

おなかを締めつけるものは血行を悪くし、骨盤底を傷めます。衣類もゆったりしたものを選びましょう。ウエストがきついものや、タイトなデザインのスカートやズボンは避けます。ベルトもゆるめに締めるようにしましょう。万が一もれても隠せるように、上着は丈の長いものにすると安心です。またスカートやズボンは、多少もれてもわからないような濃いめの色にするのも一つの手です。さらに、ズボンの股のところに裏側から防水スプレーを吹きつけておくと、表ににじみ出るのを防げます。

また、ハイヒールは腹圧を高めるので、尿失禁が起こりやすくなります。歩きやすいローヒールがおすすめです。

こんな服装がおすすめ

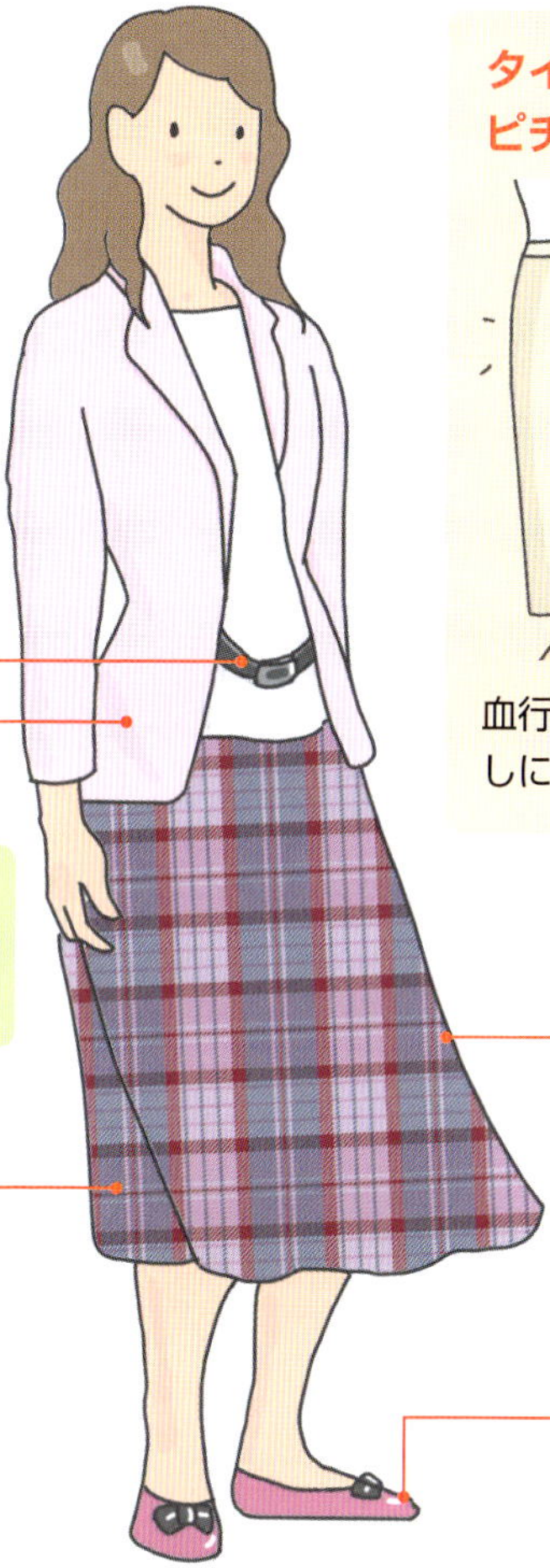

ベルトは
きつく締
めない

上着はヒップ
を隠す長めの
ものを

タイトスカートや
ピチピチのズボンはNG！

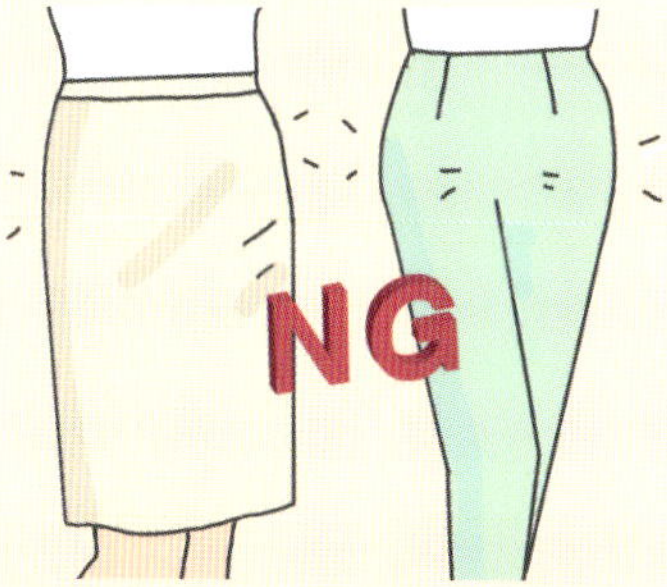

血行を悪くするし、トイレでおろ
しにくい。ぬれたときに目立つ

ゆったりした
スカートやズ
ボンにする

ハイヒールはやめて歩き
やすいローヒールにする

スカートやズボン
の色は濃いめにす
ると、多少もれて
もわかりにくい

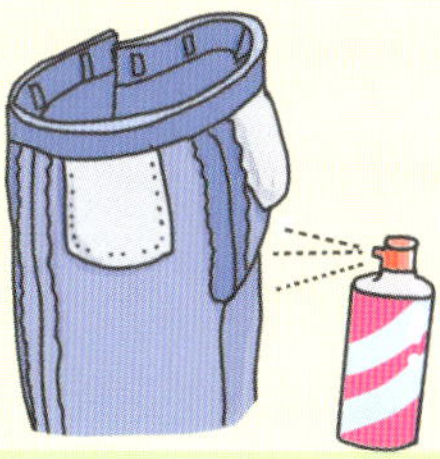

ズボンの股のところに
裏側から防水スプレー
を吹きつけておくと、
もれても表まで染み出
てきにくい

もれやすい動作は避けよう

あまり気にしすぎるのもよくないのですが、経験的にもれやすいと思われる動作はできるだけ避けるようにしましょう。たとえば、小走りになるともれるのなら、信号が黄色だからとあわてて横断するのではなく、青信号になるのを待つようにします。階段の上り下りがダメなら、エレベーターやエスカレーターを使う、水仕事でもれるのなら、その前にトイレに行っておく、エアロビクスでもれるのならスイミングにする、という具合です。

重い荷物は、骨盤底のためにもなるべく持たないようにしたいものです。スーパーではショッピングカートを使うようにし、キャリーバッグや車で持ち帰るようにしましょう。インターネットを活用して、重いものはすべて配達してもらうのもいいですね。

咳やくしゃみは止められませんから、出そうになったらぐっと骨盤底を引き締め、もれを防ぎます。

生活をエンジョイしよう

家に閉じこもっていないで、どんどん外に出ましょう。外出先では、トイレの場所を確認しておくと安心です。劇場や映画館、飛行機、電車などの座席は、トイレに立ちやすいように通路側をとります。旅行の際は、ゆっくりトイレタイムがとれるように、時間の余裕をもって行動しましょう。

しかし、いつもトイレのことで頭がいっぱいで十分に楽しめないのなら、必要に応じて尿ケア用品を利用することをおすすめします。長時間でも安心できる、お出かけ用のパッドもあります。

もっとも大切なことは、尿をもらさないことではなく、生活をエンジョイすることです。

尿ケア用品を使った感想は？

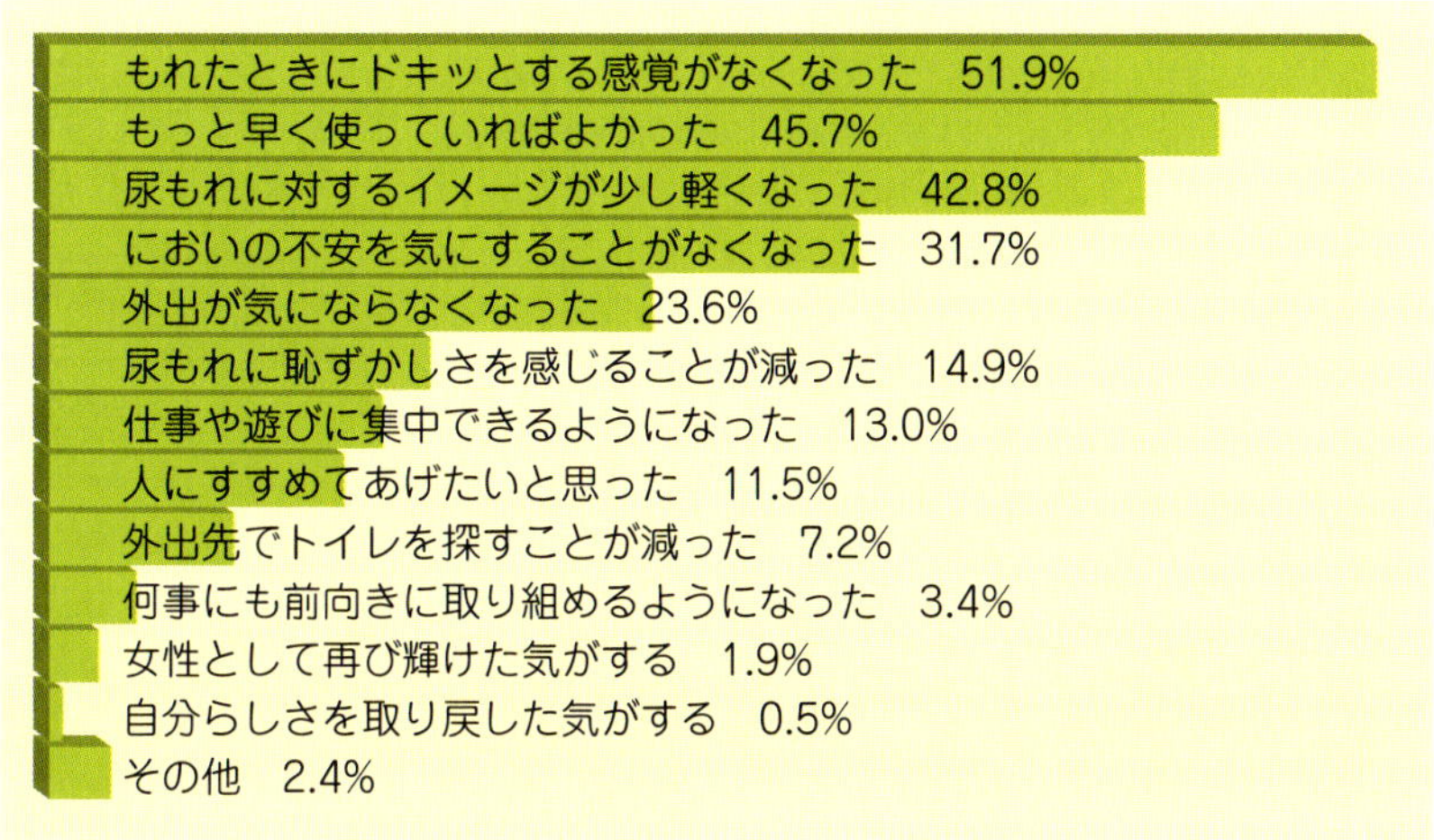

■表題：女性の「軽い尿もれ」と吸水ケア用品に関する調査
■調査主体：ユニ・チャーム株式会社
■調査方法：インターネットによるアンケート調査
■調査期間：2012年9月28日（金）～29日（土）
■調査回答者：全国の30歳～59歳の、軽い尿もれの自覚がある女性
①尿もれ吸水ケア用品使用者208名
※本調査では調査対象を、軽い尿もれ向け吸水ケア用品（吸収量70cc未満）の使用者に限定

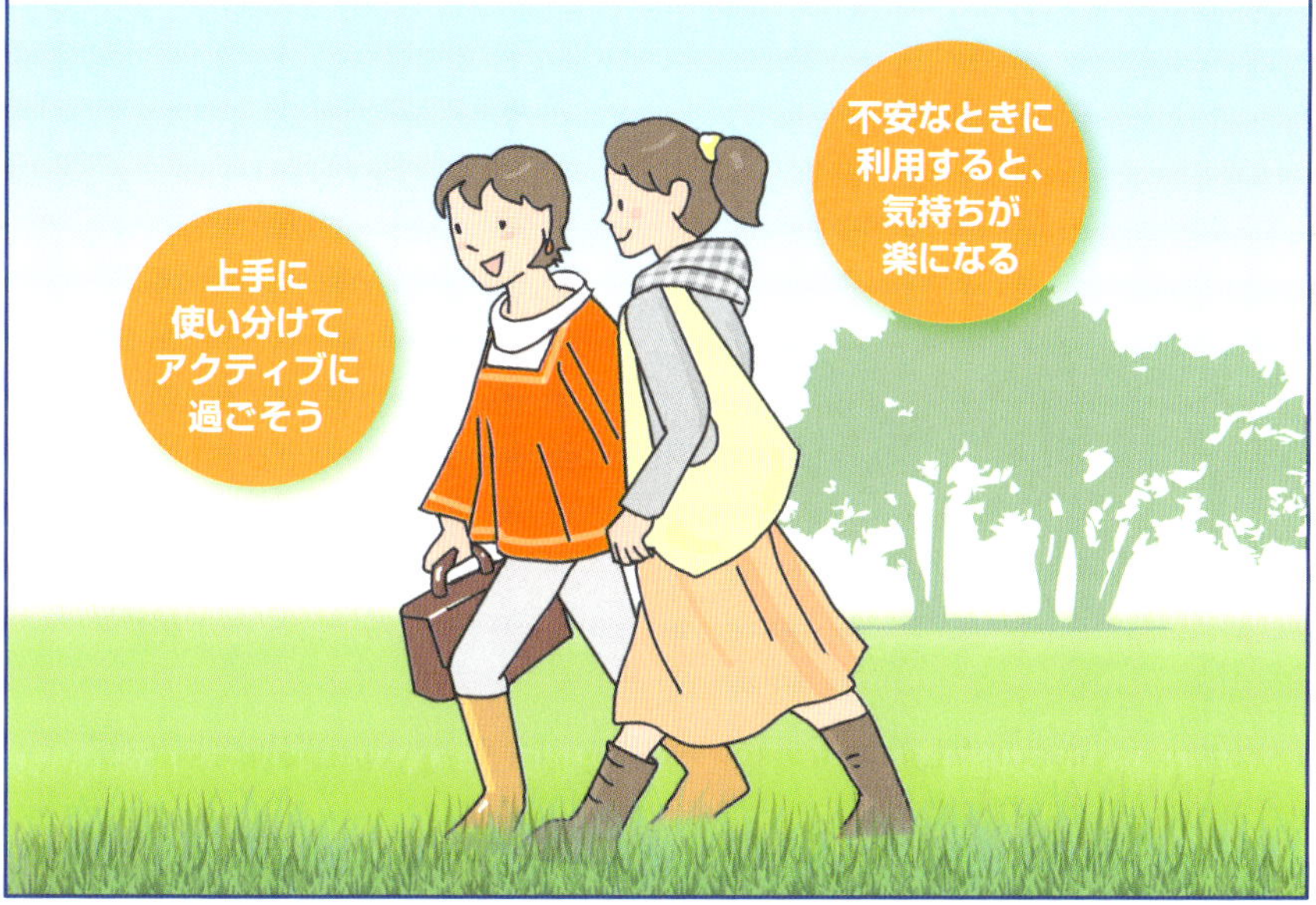

不安なときに利用すると、気持ちが楽になる
上手に使い分けてアクティブに過ごそう

頻尿・尿失禁の疑問を解決！Q&A

自分の頻尿や尿失禁はもう治らないのか、年をとってもっと悪化したらどうしようなど、頻尿や尿失禁は命にかかわる病気ではないとはいえ、心配のタネは尽きません。

そんな不安や疑問にQ＆Aの形でお答えしたいと思います。本文と併せて参考にしてください。

Q1

泌尿器科が近くにありません。産婦人科でもいいでしょうか。

A

もちろんかまいませんが、産婦人科では尿失禁まで手がまわらなかったり、詳しくない医師もいます。「尿失禁ぐらいで」と笑われ、ひどく傷ついたという患者さんもいらっしゃいます。「尿失禁外来」を設けているところなら問題ないですが、そうでないのなら、まずは電話で「尿失禁の治療を受けたいのですが」と聞いてみたらどうでしょう。そのときの対応で、きちんと治療してくれるかどうかわかるはずです。

Q2

骨盤底筋体操を始めたのですが、どうしても続きません。なんとかもっと簡単に鍛える方法はないでしょうか。

A

電気の刺激で治す干渉低周波療法なら、横になっているだけだから楽です。開始から3週間までは週2回、その後は月2回、保険の適用が受けられます。安価で楽で患者さんにとってはメリットが大きいのですが、残念ながら施設側の立場から見れば時間もかかり、装置を置く場所もとられるなどの理由から導入している施設は少ないのが現状です。干渉低周波療法をやっているところが近くにないか、探してみましょう。

骨盤底筋体操も、集中してやるのはおっくうでも、テレビを見ながらとかお風呂につかりながらなど、ながら体操なら気楽にできるでしょう。ちょっとした時間を利用してがんばってみてください。

Q3

子どもを産むと尿失禁が起こりやすいと聞きました。もうすぐ出産予定なのですが、骨盤底筋体操は、できるだけ早く始めたほうがいいのでしょうか。

A

出産直後は骨盤底も疲れていますから、しばらくはいたわってあげたいものです。骨盤底筋体操は、産後3週間を過ぎるころから始めるといいでしょう。1日2回程度、1〜2ヵ月ほど続けると、ほぼ回復して、尿失禁などなくなるはずです。

なお、少しでも早くたるんだおなかを引き締めようと、すぐにきついガードルなどをつける人がいますが、これは骨盤底をさらに痛めつけることになります。2ヵ月ぐらいは、下腹部を締めつけるものはつけないようにしてください。

Q4 **友達と旅行にいくことになりました。トイレがすぐに見つからなかったらどうしよう、尿がもれたらどうしようと思うと憂鬱《ゆううつ》です。どんなことに気をつければいいでしょうか。**

A 自由にトイレに行けるように、車やバスより電車を利用したほうがいいでしょう。荷物はできるだけコンパクトにまとめ、キャリーバッグで移動すると、重いものを持たなくてすみます。お土産もほどほどにして、重いものは買わないようにしましょう。焦ってトイレに駆け込まなくてすむように、ゆったりしたスケジュールを組んでください。

もし、切迫性尿失禁で水音を聞いたり、水に触れるともれる人は、水辺への観光は避けたほうが無難です。今は便利な尿ケア用品がいろいろ出ていますから、そういうときこそ積極的に利用するといいでしょう。あまり神経質にならずに、旅行を楽しんできてください。

ただ、いつまでも煩《わずら》わしい思いをしたくないのなら、思い切って受診することをおすすめします。治してしまえば、安心して旅行に出かけられます。

Q5 **くしゃみをすると、いつも少しもれてしまいます。受診したいと思うのですが、いろいろな検査を受けなくてはいけないのがいやです。どうしても受けなくてはいけませんか？　痛みはないのでしょうか。**

A 尿失禁の多くは問診や簡単な検査で診断がつくことが多く、すべての患者さんがいろいろな検査を受けるわけではありません。くしゃみをしたときにもれるのなら、腹圧性尿失禁だと考えられるので、まずは骨盤底筋体操で様子をみることになるでしょう。

手術を受ける場合には、必要に応じていくつかの検査を行います。患者さんの膀胱や尿道がどういう状態になっているのか正確に把握する必要がありますし、どの手術法が患者さんの身体へのダメージが少なくてすむか検討しなくてはなりません。そのために、必要な検査を行います。

さほど痛みはありませんが、ちょっと違和感があったり恥ずかしいということはあるかもしれません。心配なことや疑問があったら、どんどん主治医に聞いてください。まずは受診することをおすすめします。

Q6 **突然尿がしたくなり、我慢できずにもらしてしまうことがあります。このような尿失禁には膀胱訓練が有効と聞きました。自分でやってみようと思うのですが、何か注意することがありますか。**

A 膀胱訓練はいつでも始められ、自分で手軽にできていいように思われがちですが、膀胱炎などの病気があって、切迫性尿失禁《せっぱくせいにょうしっきん》になっていることもあります。この場合は、尿意を我慢するとかえって病気が悪化するので注意が必要です。

膀胱炎なら、排尿後に痛みや残尿感があるので、自分でわかるだろうと思われるかもしれませんが、意外に痛みもあまりなく気づかないうちにかかっていることもよくあります。膀胱訓練を始める前に受診して、膀胱に病気がないかどうか確かめてください。また、膀胱訓練はすぐには結果が出ません。根気よく続ける必要がありますので、医師と相談しながら進めたほうがモチベーションを維持できるでしょう。

Q7

トレッキングが趣味で仲間と山歩きを楽しんでいます。でも、このごろ尿失禁がひどくなり困っています、ふだんはもれることはなく、トレッキングのときだけなのです。尿もれ用パッドでしのいでいますが、うっとうしくてなりません。以前のように楽しむには、どうするのがいちばんいいのでしょうか。

A

診察してみないとはっきりしたことはいえませんが、腹圧性尿失禁だと思われます。そのような場合は、手術をおすすめします。骨盤底筋体操で改善を図ることもできますが、早く完全に治したいのなら、手術がいちばんいいでしょう。数日の入院ですみますし、安全性も高いので、思い切って医師に相談してみてください。さまざまな煩わしさを一気に解消できます。

Q8

TOT手術後に太ったりやせたりしたらどうなるのでしょうか？　テープの位置がずれたりしませんか？

A 多少太ったりやせたりしても、基本的にはだいじょうぶです。ただ、肥満自体が腹圧性尿失禁のリスクファクターですから、極端に太らないように気をつけることも大切です。TOT手術は、最近開発された手術なので、長期的な経過についてはまだ十分な報告が出ていませんが、極端な体重の変動がなければ、特に問題はないと考えられます。

Q9 切迫性尿失禁で薬を服用しています。症状はずいぶんよくなったのですが、ずっと飲み続けなくてはいけないのでしょうか?

A これはケースバイケースですね。薬を服用しながら骨盤底筋体操や膀胱訓練をしっかり行って効果があらわれ、服用をやめてもぶり返さない人もいます。しかし、やめたとたんに再発してしまう人もいます。この場合は、生活の質を改善するために飲み続けるのか、副作用がいやだから服用をやめるのか、患者さん自身が決めることになります。

なかには、ずっと服用しないで外出するときだけ服用したり、冬の寒い日にだけ服用すればだいじょうぶだという人も少なくありません。

副作用がつらい場合は、医師に相談してください。他の薬に変えると、ずいぶん楽になることもあります。

参考文献

- 女性泌尿器科外来へ行こう
  竹山政美・福本由美子・ひまわり会著　法研
- 尿もれ・尿失禁
  中田真木著　主婦の友社
- 女性の尿トラブル　気になる症状を改善する（別冊ＮＨＫ　きょうの健康）
  加藤久美子総監修　ＮＨＫ出版
- 尿トラブルは自宅で治せる
  楠山弘之著　東洋経済新報社
- フローチャートでわかる！　泌尿器科疾患別看護マニュアル
  後藤百万監修　メディカ出版
- 尿の悩みを解決する本
  本間之夫著　法研
- 婦人泌尿器科へようこそ
  奥井まちこ著／奥井識仁監修　保健同人社
- 気になるおしっこ　過活動膀胱を知っていますか？
  西沢理著　小学館
- 女性泌尿器科専門医が教える　自分で治す！　尿トラブル
  関口由紀著　主婦の友社
- 尿もれ治療がわかる本
  巴ひかる著　築地書館
- 40歳からの女性の医学　骨盤臓器脱　ＱＯＬを高めるために
  髙橋悟著　岩波書店

スーパー図解『女性の頻尿・尿失禁』

難解病名・医学用語解説

18頁

●抗利尿ホルモン

脳下垂体《のうかすいたい》の後葉《こうよう》という部分から分泌されるホルモンで、日中は少なく、夜間に多く分泌される。抗利尿ホルモンは、腎臓に働きかけ、水分の再吸収を促進して尿量を抑える。こうして体内の水分量を調整することによって脱水を防ぎ、体液を保持する。このホルモンが不足すると、尿量が増加し、多尿になったり頻尿になることがある。

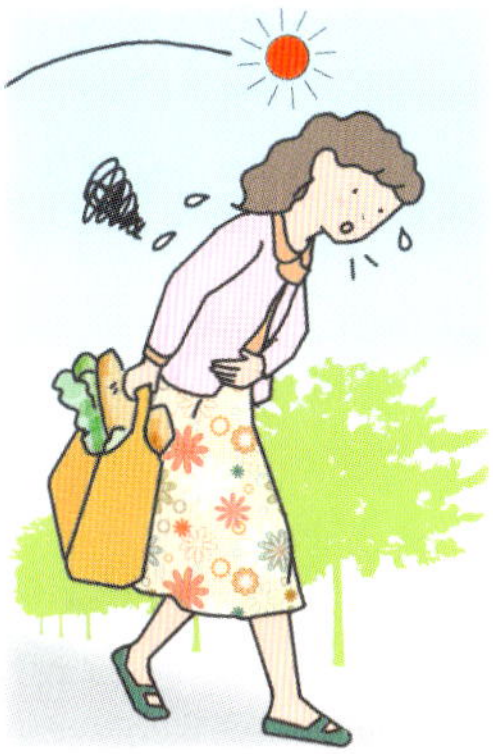

20頁

●尿路感染症《にょうろかんせんしょう》

腎臓から腎盂《じんう》、尿管、膀胱、尿道までの尿の経路に、細菌やウイルスが感染して起こる病気の総称。感染した部位によって、腎盂腎炎《じんうじんえん》、膀胱炎、尿道炎などに分けられる。腎盂腎炎では高熱が、尿道炎では排尿痛や頻尿などが見られる。

●膀胱水圧拡張術

間質性膀胱炎の検査と治療をかねて行わ

れる。膀胱に生理食塩水を注入し、満杯になると3～5分ぐらい放置して抜く。これを数回くり返すことによって萎縮した膀胱を広げる。正常な粘膜の再生を促す効果もある。

30頁

●尿崩《にょうほう》症《しょう》

なんらかの原因で抗利尿《こうりにょう》ホルモンの分泌や作用が障害され、腎臓で水が再吸収されないなど体内の水分調節がうまく行かず尿量が増える。そのため喉の渇きを覚えることがある。一般に抗利尿ホルモン製剤による治療が行われる。頭部のけが、脳手術の後などに生じることもあるので、その場合は脳外科を受診する。

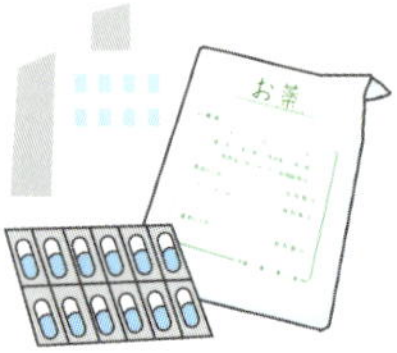

42頁

●パーキンソン病

脳内の神経伝達物質の一つである、ドーパミンの減少によって起こる進行性の疾患。ドーパミンには脳からの指令を筋肉に伝え、運動を円滑にする働きがある。そのため、ドーパミンが減るパーキンソン病では、指先が震える、動きや歩き方が緩慢になる、手足の関節が硬くなる、最初の一歩が出にくいなどの症状があらわれる。

●膀胱炎

膀胱炎には急性と慢性があり、前者は大腸菌などの細菌に感染して起こる。主な症状は排尿時の痛みや残尿感、頻尿《ひんにょう》、下腹部痛など。後者の慢性膀胱炎《ぼうこうえん》には、急性膀胱炎が慢性化する場合と、非細菌性のものがある。最近注目されている間質性《かんしつせい》膀胱炎《ぼうこうえん》は、非細菌性の慢性膀胱炎の一つ。急性膀胱炎では尿を出し終わるときに痛むが、間質性膀胱炎では尿がたまると痛むという特徴がある。主な症状は、極度の頻尿、膀胱の不快感、下腹部痛など。

58頁
●膀胱結石《けっせき》

膀胱内の尿が濃くなり、カルシウムやリン、尿酸などの物質が結晶化して石ができるもの。この石に膀胱が刺激されて尿意切《にょういせっ》迫感《ぱくかん》が起こったり、尿が流れにくくなって排尿困難に陥ったりすることがある。結石ができる部位によって、腎結石、尿管結石、尿道結石などに分けられ、総称して尿路結石という。

●膀胱がん

膀胱を覆っている上皮が、がん化することがほとんど。主な症状は肉眼でもわかる血尿で、数日で治まることもある。一般には痛みは伴わない。

83頁
●ウロビリノーゲン

不要になった古い赤血球は肝臓や脾臓で壊され、ビルビリンという胆汁色素となり、腸内に排泄される。ウロビリノーゲンは、このビルビリンが腸内細菌によって分解されたもの。健康な人でもわずかに尿に排出されるので、疑陽性（＋－）が正常値となる。ウロビリノーゲンが陽性（＋）の場合は、肝炎や肝硬変の疑いが、陰性（－）の場合は、胆石症や胆のうがんによって胆道が閉塞している恐れがある。抗生物質の長期服用によって陰性になることもある。

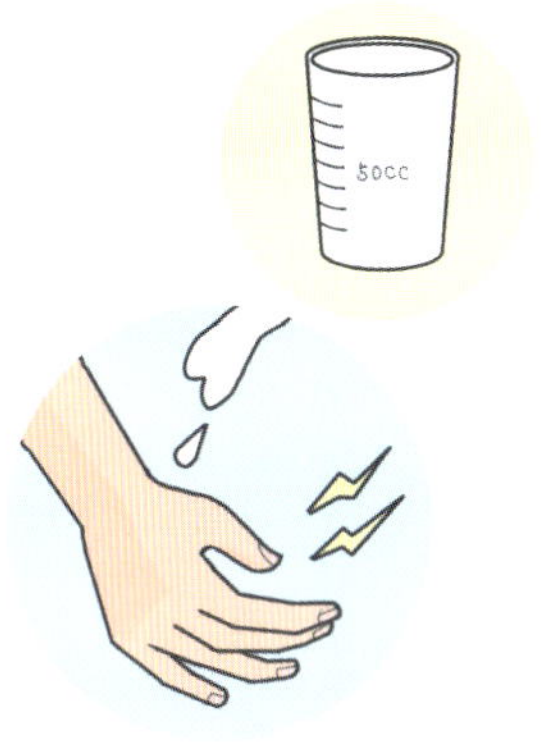

84頁

●萎縮性腟炎《ちつえん》

更年期や閉経後は、エストロゲンの減少によって腟壁の粘膜が萎縮し、自浄作用も低下する。そのため善玉菌が減り悪玉菌が増殖して炎症を起こしやすくなる。主な症状は、ピンクや茶褐色のおりもの、乾燥感やかゆみ、性交痛、出血など。

122頁

●気管支ぜんそく

気道にアレルギー性の炎症が起き、さまざまな刺激に対して過敏に反応するようになったもの。主な症状として呼吸困難や咳の発作、喘鳴《ぜんめい》などがある。抗原との接触、ストレス、激しい運動、過労、飲酒、風邪などが引き金になる。

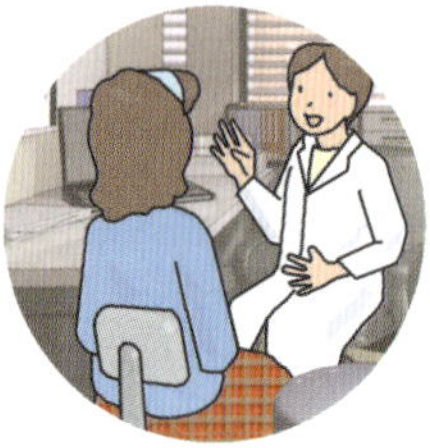

146頁

●アセチルコリン

脳内神経伝達物質の一つ。副交感神経や運動神経の末端から放出され、神経刺激を伝える。脈拍を遅くし、唾液の産生を促す作用がある。また、筋肉中に存在するアセチルコリンの受容体に働きかけ、筋肉の収縮を促す。睡眠や記憶、認知能力、学習などにも深く関与している。

●ムスカリン受容体

アセチルコリンの受容体の一つ。受容体とは、外界や体内からの刺激を受け取り、情報として細胞に伝えるしくみを持つものをいう。ムスカリン受容体は、アセチルコリンの指令を受け止め、情報に変換して心臓や脳、筋肉などに伝える。主な作用として、心拍数の低下、消化機能の亢進、血管の拡張、気管支や膀胱の収縮促進などがある。

●緑内障

視神経が障害を受け、視野が欠けていく進行性の目の病気。原因の一つとして眼圧の上昇があげられるが、眼圧が正常範囲でも罹患《りかん》することはある。中途失明の原因の第一位となっている。

148頁

●ノルアドレナリン

神経伝達物質の一つ。アドレナリンの前《ぜん》駆体《くたい》で、ホルモンとしても働く。副腎髄質や交感神経の末端から放出され、神経を興奮させる作用がある。血圧や心拍数を高め、体を活動に適した状態にする。不安や恐怖、ストレス、生命の危機を感じたとき、また覚醒や集中、積極性などが必要なときにも分泌される。

●β_3アドレナリン受容体

脂肪細胞や消化管、肝臓、筋肉などに存在する受容体。アドレナリンの刺激を受け止め、主に、膀胱や胆のう、腸管などに作用する。肥満や基礎代謝に関与しているともいわれている。

153頁

●多発性硬化症

なんらかの原因で、中枢神経の神経線維を覆っている、髄鞘《ずいしょう》が障害されて起こる。脳や脊髄《せきずい》、視神経などの髄鞘が壊れては再生する。壊れた部位によって、視力障害、運動障害、感覚障害、排尿障害など、さまざまな症状があらわれる。髄鞘が再生すると症状は改善するが、重度のときは回復しないこともある。

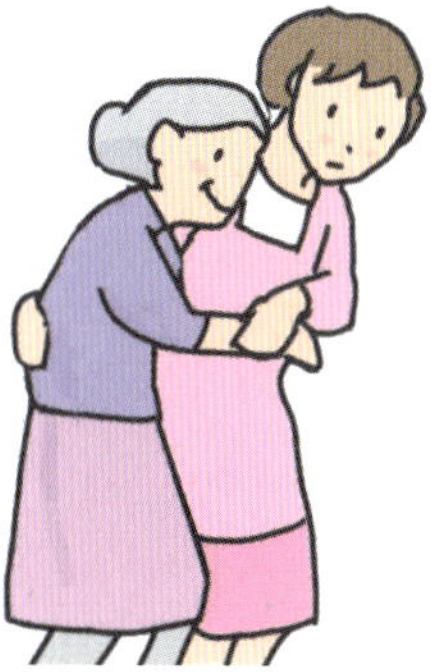

●監修

高橋　悟（たかはし・さとる）

日本大学医学部泌尿器科学系主任教授

1961年生まれ。85年群馬大学医学部卒業。98年東京大学医学部泌尿器科講師、03年東京大学医学部泌尿器科助教授、05年より現職。日本排尿機能学会、日本女性骨盤底医学会、日本老年泌尿器科学会、日本レーザー医学会理事。日本泌尿器科学会代議員。日本癌治療学会、日本泌尿器内視鏡学会、日本性機能学会、日本 Men's Health 医学会評議員

スーパー図解　女性の頻尿・尿失禁

平成25年5月23日　第1刷発行
平成25年9月26日　第2刷発行

監修者　高橋　悟
発行者　東島俊一
発行所　株式会社 法研
〒104-8104　東京都中央区銀座1-10-1
販売03（3562）7671／編集03（3562）7674
http://www.sociohealth.co.jp
印刷・製本　研友社印刷株式会社　0123

ISBN 978-4-87954-956-3 C0377　定価はカバーに表示してあります。

乱丁本・落丁本は小社出版事業課あてにお送りください。

送料小社負担にてお取り替えいたします。